Corrective
Exercise Solutions
to Common Hip and Shoulder Dysfunction

[美] 埃文·奥萨尔 (Evan Osar) ◎著

闫琪 肖梅 ◎译

肩关节 和 髋关节

运动功能障碍纠正性训练指南

人民邮电出版社

北 京

图书在版编目（ＣＩＰ）数据

肩关节和髋关节运动功能障碍纠正性训练指南 /
(美) 埃文·奥萨尔著；闫琪 肖梅译. -- 北京：人民
邮电出版社，2020.1
　ISBN 978-7-115-51867-5

Ⅰ．①肩… Ⅱ．①埃… ②闫… Ⅲ．①肩关节—运动
障碍—康复训练—指南②髋关节—运动障碍—康复训练—
指南 Ⅳ．①R684.09-62

中国版本图书馆CIP数据核字 (2019) 第193411号

免责声明

　　本书内容旨在为大众提供有用的信息。所有材料（包括文本、图形和图像）仅供参考，不能替代医疗诊断、建议、治疗或来自专业人士的意见。所有读者在需要医疗或其他专业协助时，均应向专业的医疗保健机构或医生进行咨询。作者和出版商都已尽可能确保本书技术上的准确性以及合理性，并特别声明，不会承担由于使用本出版物中的材料而遭受的任何损伤所直接或间接产生的与个人或团体相关的一切责任、损失和风险。

内 容 提 要

　　本书首先介绍了人体的基本运动模式和功能发展机制。接着，本书对肩关节和髋关节的解剖学结构、常见功能障碍与损伤，以及运动功能评估方法进行了详细讲解。最后，本书采用真人示范、分步骤图解的方式，对多种针对肩关节和髋关节运动功能障碍的纠正性练习进行了介绍，旨在帮助体能教练、物理治疗师、运动及健身爱好者正确地评估及改善髋关节和肩关节运动功能障碍，有效预防损伤并提升运动表现。

◆ 著　　　　[美] 埃文·奥萨尔（Evan Osar）
　　译　　　　闫　琪　肖　梅
　　责任编辑　刘　蕊
　　责任印制　周昇亮

◆ 人民邮电出版社出版发行　　北京市丰台区成寿寺路 11 号
　　邮编　100164　电子邮件　315@ptpress.com.cn
　　网址　http://www.ptpress.com.cn
　　固安县铭成印刷有限公司印刷

◆ 开本：700×1000　1/16
　　印张：20.75　　　　　　　　　　2020 年 1 月第 1 版
　　字数：362 千字　　　　　　　　2025 年 4 月河北第 20 次印刷
　　著作权合同登记号　图字：01-2017-9227 号

定价：148.00 元
读者服务热线：(010)81055296　印装质量热线：(010)81055316
反盗版热线：(010)81055315

目录

致谢

任何一个编写过书籍或完成过需要经过几个月努力才能完成的任务的人，都会明白挑战、思维训练、挫败感和兴奋感是完成任务的必经之路，也会明白幕后的特殊人物经常是匿名的，但他们在圆满完成任务的过程中发挥了重要作用。

首先，我要感谢乔纳森·钦斯（Jonathan Hutchings）和Lotus出版社给我的机会以及创作的自由，让我能做出对这个行业有价值的东西，很难找到比他们更宽容的出版合作者了。

特别感谢我的朋友和同事拉列·德雷伯（Laree Draper），感谢她和她的丈夫戴夫对我的全力支持。

对于教导、启发和激励我继续学习和发展的众多导师和行业专家，我永远心存感激。有太多的人需要被提及，但这里有几个人在我作为一位运动专家的成长过程中，扮演了特殊的角色。

琳达-乔伊·李（Linda-Joy Lee）是康复领域最亲切、最聪明的人之一。她对学习、教授以及分享纠正性治疗和运动策略的热情，帮助我了解改变一个人的运动控制系统的重要性和复杂性。和琳达一起学习和研究的这些年，我的技术能力和观察技巧得到了提高。

帕维尔·科拉尔（Pavel Kolar）博士对我们理解稳定性做出了很大的贡献，他的动态神经肌肉稳定技术和策略处于康复和运动再教育领域的前沿。科拉尔博士及其助理阿勒娜·科贝索沃（Alena Kobesova）博士，物理治疗师玛蒂娜·耶科沃（Martina Jezkova）和苏珊娜·苏珊（Zuzana Suzan）都是这一领域的非常谦虚的人物，我要感谢他们每个人对我的帮助。科拉尔博士关于动态神经肌肉稳定技术的研究对于本书中的纠正运动策略的制定有很大的影响。

已故的弗拉基米尔·扬达（Vladimir Janda）对我们理解肌肉抑制、肌肉失衡以及神经系统在运动模式发展中的作用做出了无法比肩的贡献。虽然他已故去，但他的研究永存于我们心中，我们将继续受益于他做出的贡献。

雪莉·萨赫曼（Shirley Sahrmann）是采用纠正性练习改善运动模式的先驱之一。从我职业生涯的开始，她的研究就启发了我，她的影响可以在本书中看到。

已故的乔治·古德哈特（George Goodheart）博士和艾伦·比尔德（Alan Beardall）博士完全改变了整脊治疗专业的面貌，他们通过精确的肌肉测试来理解肌肉的抑制和检测。古德哈特博士的应用人体运动学研究和比尔德博士的临床运动机能学研究改变了对肌肉抑制和运动功能障碍的患者的评估和治疗方法。

罗伯特·拉德纳（Robert Lardner）和埃德·弗莱赫蒂（Ed Flaherty）是两位优秀的物理治疗师，同样是非常重要的人物。我有幸和他们一起工作，他们无私而热情地分享着知识，而我的患者则是他们的知识的受益者。我很幸运，能认识这些人，他们既是专业的同事，又是朋友。

Integrative Movement Specialists™ 团队 I 、II 和 III：你们每个人把时间和精力投入到训练中，以更好地为患者服务。感谢你们让我成为你们中的一员。为让人们了解适当运动的重要性努力。

当谈到纠正性练习和改善运动模式时，格雷·库克（Gray Cook）处于行业的顶端。有人说天才就是让复杂的话题变得简单易懂，而格雷就有这样的诀窍。迈克·博伊尔（Mike Boyle）是行业中最伟大的体能教练之一。他不断学习和进步，展现了对技术的热情和奉献精神。他是一个会谦虚地承认错误的人，不让自负阻碍自己对新思想的接受。他们两人无私地分享着他们的智慧和经验，激励和鼓舞了健身行业的发展。

我想特意向以下人士表示感谢。

模特：史蒂文·施莫尔特（Steven Schmoldt，ACE-CPT，IMS）和梅丽莎·珀施（Melissa Posh）。感谢你们对本书的大力支持。

设施提供者：芝加哥核心健身。感谢你们在拍摄期间提供相关设施。

最后，特别感谢我美丽的妻子珍妮丝。你给我空间，给予我鼓励，让我不断接受挑战，做最好的自己。感谢你每天给予我的能量，成就我的梦想。

题词

谨以这本书献给我的患者，很荣幸能够为他们服务，并从中学习和总结经验。

绪论

写这本书不是为了让你同意这些观念，也不是说这就是做事的真理。当然，这种方法不会一成不变，也绝对不会适用于你的职业生涯中遇到的所有患者。这本书只有一个目的：让你思考。如果阅读这本书让你开始思考，或者它引出了问题，又或者它挑战了你的思维过程，那么我已经完成了我的工作。

随着体能专业人士可利用的资源越来越丰富，这本书与其他类似的书有什么不同？戴森真空制造商创始人詹姆斯·戴森（James Dyson）的一句简单而深刻的话语可以很好地总结这一点——"我们解决了其他人似乎忽视的显而易见的问题"。这个有力的话语让我产生共鸣，因为作为一名运动专家，我不断致力于通过解决被其他治疗师和培训师忽视的明显的运动障碍，为患者的运动功能障碍找到最佳的解决方案。

容易被忽视的显而易见的事情是什么？

1. 呼吸：大多数同行认为，患者向我们呈现着呼吸，他们使用的就是正确的呼吸策略。对于慢性疼痛、焦虑障碍和呼吸困难［包括哮喘、过敏和慢性阻塞性肺病（COPD）］的个案研究表明，这些人常会经历呼吸策略的改变。我们有多少患者符合这一类型？粗略地估计下，我认为是 75%，代表了那些难以采用恰当呼吸习惯的患者，和我曾经做过的一样，他们低估了实现理想的呼吸模式能带来的整体健康状态改善。

2. 适当的进阶：我们急于让患者（或患者自己想要）进行某些练习——认为他们需要完成体育运动、减肥或执行目标任务，允许他们进行就目前身体水平而言要求太高的练习。原因是什么？随着互联网和大众媒体（DVD、有线节目和电视节目）的爆发式增长，我们的患者从来没有这么多的信息来源，他们发现许多"专家"似乎有减肥、解决疼痛的"魔法"和让他们看起来像一名职业运动员一样表现出色的策略。他们带着期望和电视里的成功故事找到我们，期待我们提供类似的结果。不幸的是，他们只看到成功的故事（他们没有错，因为"专家们喜欢把失败在大众面前隐藏起来"），而看不到许多人由于痛苦、疲劳或功能限制而无法完成计划，也看不到那些"魔法"治疗并没有帮助到的人，而这些人最后通常寻求整脊治疗师、物理治疗师或健身专业人士的服务。

3. 教育、共情和赋权：我以前总认为我的工作是一名整脊治疗师，是该解决每个患者的问题，让他们脱离痛苦——如果我没有这样做，那么我让他们失望了。作为治疗专家，我认为我的工作是帮助患者进入最好的生活状态，获得他们梦想的身体，使他们能够进行任何想要的娱乐活动——如果我没有做到，那么我是失败者。所以，虽然我早年帮助了不少患者，但我从来没有觉得自己已经做得足够了。作为从业者，我也是失败的。为了寻求解决方案，我参加了许多的会议，并观察了同行们很长时间，许多人都阐述了他们所谓的成功故事，但这只是更令人失望。我慢慢意识到，许多"专家"只会述说他们的成功，而我观察到他们中许多人的患者的运动模式并不正确。多年来，当我在巡回演讲的时候，作为一名观察者和演讲者，我意识到大多数的顶尖演讲者，特别是在健身行业，都是和高水平的运动员一起工作——那些在大学或职业运动生涯中获得成功的罕见个人。令我震惊的是，近几年正是这些少数与高水平运动员一起合作的教练员，正在为锻炼和体能训练设定参数。这不一定有问题，除非你考虑到大多数在健身康复领域的工作者并不是与运动员合作。事实上，虽然我们的许多患者参加娱乐活动，但我们的患者根本不擅长运动，我们一直鼓励他们采用高水平运动员的训练方案和策略，这对他们是不利的。他们没有类似专业运动员的遗传基因、运动控制、训练习惯、心理素质或恢复习惯。不难猜测在普通民众中正在以惊人的速度发生着什么事情——重复性损伤案例增加、疼痛和抗炎处方药物数量上升，以及越来越多的退化、慢性疼痛和疲劳案例。

随着社会的发展，人们受到了更多来自身体、情感和经济的压力，我现在可以清楚地看到我们在这个行业中所扮演的角色，以及我们对患者的作用是什么。我们的责任有三项。

i. 教育：帮助患者了解什么是健康，基于个人的情况和需求判断哪些练习、运动和辅助治疗（药物、手术以及其他疗法）方法适合或不适合他们。

ii. 共情：满足患者的需求，不要带有任何预判，也不要自负，让他们知道我们在这里是为了向他们提供帮助。

iii. 赋权：通过积极地影响、倾听、鼓励患者，让他们与我们或其他能更好满足患者需求的人一起合作，找到解决方案，从而改变他们的生活。

我绝不建议患者花60分钟的时间躺在治疗床上，用呼吸和冥想塑形或摆脱痛苦（虽然这种方法也可能有一定的效力），来代替抗阻训练。我的意思是，如果我们作为专业体能人士有选择与患者合作的权利，那么我们也必须承担起的相应责任：评估和达成他们的需求的责任，在合作时提高他们的能力的责任，以及按患者需求给其健康问题提供解决方案的责任。

关于原则

"方法可能有一百万种，但原则很少。掌握原则的人可以成功地选择自己的方法。尝试方法的人如果忽视原则，肯定有麻烦。"［拉尔夫·瓦尔多·爱默生（Ralph Waldo Emerson）］

如上所述，如果想要找到健康问题的解决方案，那么我们必须实现想要的改变。我们想要实现这种改变，首先要了解人类运动的原则。虽然人类运动有很多方法，但只有三个简单的原则，适用于人体运动系统的康复、健身和体能训练。

这三个原则是：改善呼吸，实现最佳关节共轴性，将呼吸和关节共轴性纳入基本运动模式。这是什么意思？简单地说：

1. 必须改善呼吸，而改善呼吸必须配合激活深层稳定肌；
2. 必须有最佳的关节共轴性；
3. 呼吸和关节共轴性必须结合在一起，并纳入基本运动模式。

虽然这些原则可能看起来过于简单。帕尔默（B.J. Palmer）——整脊治疗领域创始人之子，曾经说过，"伟大的原则就像伟大的人一样简单"。这些原则对于人类运动系统的功能至关重要，三个原则缺一不可，否则将导致运动功能障碍。

你有注意到这里提及实现这三项原则的任何具体方法吗？没有提到普拉提，虽然普拉提包含这三项原则；没有提到瑜伽，虽然瑜伽练习中很容易看到这三项原则；也没有提到功能性训练、混合式健身、体育专项训练、巴雷方法、戴利方法、壶铃训练或任何其他无数种已经出现或将继续涌现的运动方法。为什么会这样？很简单——它们都是方法——只不过是让人完成其功能目标的不同方法而已。

读到这里，你一定会产生疑问，这也是在我的实践和研讨会上提出这个观念时经常会被问到的问题。我的患者使用哪种方法来完成这些原则？对此我简单地回答："看情况而定。"这个答案总是让提问者感到沮丧，它确实需要做一些说明：这在很大程度上取决于你的患者的功能目标、患者目前的水平及其健康史，最重要的是，培训师或治疗师在应用原则的基础上使用他们的方法时有多有效。我认为所有人都同意普拉提和混合式健身的训练目的不同，巴雷方法和壶铃训练之间的相似之处很少。然而，难道人们没有从进行普拉提、混合式健身和功能性训练中变得更好吗（这里的更好是指患者对更好的定义，其中包括增加力量、改善体态美感或更好的整体感觉）？答案是肯定的。那么哪种对患者来说是最好的方法？我会这样回答：方法的价值和有效性只与该方法在降低患者自身受伤的风险的同时，完成三项原则的能力成正比。如果你的方法确实如此，那么这是对于患者的最佳方法。请注意，我没有说预防伤害，因为不可能防止所有的伤害。不管怎样，目标总是通过教导患者如何更好地呼吸，提高其共轴性的能力以及执行基本运动模式来降低损伤风险。

这本书不是关于我或任何人的方法，而是关于如何将观念和原则整合到你的日常工作中，使患者能够实现其功能目标，同时降低其受伤的风险。如果完成这些目标，那么你的方法是有效的，你已经成功地证明了"专业"这个词。希望这本书能为你所用，以改进和加强功能性运动。

在阅读本书时，我只有一个小小的要求，那就是希望你能保持开放的心态。正如马尔科姆·福布斯曾经说过的那样："教育的目的是用一颗开放的心灵来取代空虚的心灵。"所以我提供这本书的想法是将其作为你的资源。

问题

"没有什么比运动更能说明问题的了"。[玛莎·格雷厄姆（Martha Graham）]

本书的重点是介绍改善人类运动的策略和技术。为什么关注运动？我们来参考一些统计数据。

- 美国每年的卫生保健费用约为 2.1 万亿美元，占其国内生产总值的 16%。到目前为止，这项费用超过了其他发达国家，但在 224 个国家中，美国人口预期寿命排在第 50 位。
- 美国人每年花费大约 2160 亿美元购买处方药，其中大部分费用与治疗肌肉骨骼病症有关。
- 关节炎和其他肌肉骨骼病症被认为是处于工作年龄的成年人发生慢性残疾的最常见原因。在美国，18 ~ 44 岁年龄段中每 1000 人中只有约 18 例慢性残疾，45 ~ 54 岁年龄段中经历这些病情的人数上升到 56 例，而 55 ~ 64 岁年龄段中人数上升至 99 例。
- 美国每年有近 1.57 亿人次求医治疗肌肉骨骼病症，每年花费约 2150 亿美元。
- 美国 18 ~ 64 岁年龄段人群的肥胖率在 1971 年至 2005 年期间翻了一番。

如果你认为这种流行病仅限于成年人，请看看关于儿童健康状况的统计数据。

- 参加体育运动的儿童，近一半损伤的原因是过度使用，其中绝大多数不是在进行体育比赛中发生的，而是在练习时发生的。
- 根据 2001 年美国电子伤害监测系统，大约有 14 000 个与足球有关的伤害记录。虽然这是有道理的，因为这种运动具有对抗性和接触性，但是篮球运动中也有近 70 万个伤害记录。
- 1997 年至 2007 年，美国在体育课中受伤的人数增加了 150%，其中大部分是扭伤或劳损型损伤。
- 美国有近三分之一的儿童存在肥胖现象。

从上面的数据可以看出，关于运动我们有一些根本性的认知错误，这些统计数据只是刚开始揭示目前的功能障碍状况。美国经济正在从 20 世纪初的以生产和制造业为主的经济，转向 21 世纪的以服务业为主，其特点是人们坐在计算机前办公的时间、会议时间以及电话时间变得更多。越来越多的高科技和自动化产品，减少了我们的活动量，还有营养不足和过度加工的饮食，这造成了人们的身体远远不能处理任何可能强加于其上的更多需求。例如，在美国每年发生大约 20 万人次非接触性前交叉韧带损伤。其中很多损伤情况是普通人在通过人行道时，周末在不平坦的地面运动时，或在走路突然改变方向时发生的。一个在上下班路上和工作时都坐着的患者，回家就坐下来，将不能应对重心或动力的变化，或者应对要求他们动态地做出反应的情况，比如周末参加高尔夫球或垒球活动。此外，他们可能没有全面的丰富的膳食营养，为他们提供发育、再生和优化身体结缔组织功能的基础物质，这使他们更加容易降低运动表现，增加患病或受伤的可能性。这些人也很可能没有利于恢复的睡眠模式，压力水平与管理压力的水平不一致，对已经不堪重负的身体系统进一步增加了压力。不难看出为什么他们会受到非接触性伤害以及现代社会中常见的过度使用伤害的困扰。

这些患者往往是需要健身专业人员提供服务的。不幸的是，健身专业人员经常会成为问题的一部分，而不是为这些患者提供有效的恰当的解决常见肌肉骨骼问题的方案。健身专业人员告知这些人，要去锻炼身体，加强他们"软弱"的背部或膝关节，或者只是运动就会让他们变得更好。在"如果没有痛苦，就没有收获"的前提下，鼓励人们只是"做"运动，或更加努力地"做"运动。

正如绪论中所提到，让普通人采用专业运动员和军警人员的训练方式是极具挑战的。然而请记住，职业健身教练提供服务的人群几乎就是这些专业运动员和军警人员，他们年龄在 18 ～ 35 岁（记得关节炎和其他肌肉骨骼病症的发生率在 44 ～ 65 岁年龄段增加了 3 ～ 5 倍）。他们已经达到了高水平或专业运动表现水平，代表了具有遗传学、技能、恢复习惯和训练优势的 1% 人口，这使他们能够执行高级别训练方案。他们具有高于平均水平的恢复率，这意味着他们能承受更大的压力。他们可以获得更多的健康专业人员，如按摩治疗师、运动治疗师，以及诸如漩涡浴缸、冰浴、超音波和电子肌肉刺激之类的治疗方式的帮助。他们每天接受治疗，在受伤时会更频繁。

普通患者每周最多接受一次或两次治疗，也可能会做一些自我保健，但难与运动员相当。普通患者很难保证每晚有 7 ～ 8 小时的优质睡眠。如果一个人在舞蹈、田径或军事训练上有能力达到高水平，尽管需要大量的训练和指导，但他们仍属于运动技能娴熟的少数人。他们通常可以选择更好的教练，并且花更多的时间集中训练。许多普通患者只是假设身体会按照他们想要的方式运作。很少有运动员不需要花费大量时间、精力和注意力就能达到高水平。当我们与普通患者合作时，这给我们带来了非常大的挑战。

挑战

吉姆·柯林斯（Jim Collins）在 *How the Mighty Fall* 一书中论述了癌症在早期阶段更难检测，但更容易治疗，以及在晚期阶段更容易发现，但更难治疗。

可以对运动模式进行类比——在早期阶段更难于检测代偿运动的细微之处，但更易于纠正；而慢性运动功能障碍更易于被检测到，但更难于改变。

什么使运动模式的纠正在后期阶段比前期阶段更具挑战性？我们患者的运动功能障碍最初是在什么地方出现？提出这些问题是非常重要的，这是探索的开始，以了解人体的奇妙和复杂性，为纠正和教育过程提供一个框架，帮助患者恢复功能。患者常常被告知除了药物或手术之外没有什么可以做的，但糟糕的是疼痛和运动限制都在他们头脑中。相较于医疗技术的进步，很不幸，运动功能障碍的发生率一直较高；不管怎样，因为先进的成像技术的帮助，使我们现在对于诊断过程有了更大的信心。

与此脱节的问题是没有医疗仪器或血液"测试"可以证明运动功能障碍。现有的测试能证明的只是给定区域内存不存在病理现象，而任何基于医学标准的测试都不能看到肌肉抑制。单脚站立不稳，不能用任何标准化设备进行记录。然而，这些不良的运动和稳定性策略的临床表现可以在 X 线片或 MRI 图上直观地显现出来。骨关节炎，准确地说退行性关节病，是糟糕运动策略的一个表现形式，并不只是简单的老化过程。肩部或髋部的非创伤性盂唇撕裂不是遗传缺陷所致，而是肱骨头和股骨头在其各自关节内不稳定所导致。椎间盘膨出和形成疝是不稳定策略的结果，导致椎间盘病变区过度挤压或不稳定。

那么这一切是什么意思呢？关键不在于遗传因果关系——父亲、母亲、祖母、姐妹或患者提及的任何其他人，而是在于个人的活动方式。我们必须教育患者，虽然他们不能控制遗传因素，但他们可以控制活动方式——如何吃饭、如何康复以及如何管理压力。帮助他们恢复功能，然后让他们做出改变。

为什么我们会失去功能，特别是稳定性、运动范围和运动效率？

虽然这些问题有多种形成原因，但基本上分为三大类：神经发育不良、创伤和习得行为。

神经发育不良：捷克斯洛伐克神经病学家瓦茨拉夫·沃伊塔博士致力于挑战儿童运动康复，他指出三分之一儿童从未发育出最佳的中枢神经系统功能。这通常表现为在青少年和成年人群中看到的不良运动模式和许多姿势或运动功能障碍。

创伤，包括手术、损伤（慢性和急性）和情绪：这些因素影响一个人的稳定和创造有效运动的能力。手术将导致肌肉抑制和改变整个身体的运动控制。创伤常导致受伤区域的反射性僵硬以及后续在稳定和运动系统中的代偿性改变。

习得的行为：我们采用的模式，不一定是基于神经学的模式，而是我们从生活中学到的。从生活方式（职业、运动和训练选择）到童年时期所习得的姿势和运动习惯，再到模仿我们所看到的让人看起来更苗条的"绷紧"模式，都对我们的运动模式的形成有显著的影响。不幸的是，我们用来改善运动功能障碍的方法——运动——却是一个经常被忽视的改变运动模式的方法。许多我们进行的练习与我们神经系统中根深蒂固的功能模式直接相反。想想爬行的小孩，脊柱绕着固定的四肢来移动。我们在健身房进行的许多练习，如杠铃下蹲、杠铃划船、肱二头肌弯举和卧推，按照与之相反的方式利用躯干和四肢：躯干是固定的，四肢在固定的躯干周围移动。

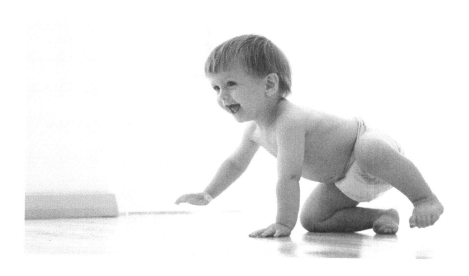

请注意上图中处于发育中的儿童如何围绕固定的四肢（右髋和左肩）移动脊柱。这同时促进肢体稳定性（右髋和左肩）和脊柱灵活性。我们让患者进行的大多数练习完全相反——他们围绕固定的脊柱移动四肢。通常，这些模式以双侧方式进行，即固定和锁定胸部，四肢产生代偿性过度运动。这并不意味着这些练习是不利的，而是指出长期进行这些练习将影响胸部的灵活性以及肩部和髋部复合体的稳定性。

指导患者时常常使用的运动提示有哪些呢？一般来说，我们提示患者"收紧核心""挤压臀部""向下和向后拉肩胛骨"。这些提示通常可以获得腹壁肌、臀大肌和肩胛骨后缩肌增加激活的预期响应。然而，患者最大的问题并不是激活原动肌，而是激活稳定肌以及协调使用这些肌肉的时间和效率。这些运动提示的结果是增加了问题，例如脊柱和髋部的压迫综合征以及肩胛胸廓的稳定性问题。

另外，无论我们是否愿意承认，大多数人都受到习得行为的影响。作为幼儿，我们观察并采纳父母、同龄人和受社会影响的姿势、习惯和运动模式。模特们被教导翘起臀部并过度伸展胸腰部，这影响了许多年轻女孩。此外，我们还受时尚的影响，包括穿高跟鞋、穿过度支撑的运动鞋和使用矫形器等，这些都会影响人体的稳定性和运动模式。

最终，这些习得行为可以导致脊柱和胸部的僵硬，这又导致常见的运动障碍，包括：

● 肩胛胸廓、胸腰段和腰椎骨盆区域的代偿性过度活动模式；

- 盂肱关节（肩部）和股骨髋臼关节（髋部）的反射性紧张；
- 改变呼吸力学，从而增加辅助呼吸肌的利用，并进一步延续这些模式。

虽然医疗领域很快将其归咎于遗传学和老年化问题，但神经系统发育不良、创伤和习得行为导致的不良稳定性和运动模式，是我们大多数患者发生退行性疾病、慢性疼痛和整体功能表现下降的常见原因。

解决方案

我们的工作，以及作为健身和保健专业人士的挑战，是帮助患者认识到运动方式与身体变化之间的密切关系。无论什么样的遗传学因素、创伤、疾病、过去的经历、理念以及过去的学习模式，我们都可以帮助患者创造积极的变化。这并不意味着患有多发性硬化症或中风的患者会恢复到患病之前的功能水平。我们的工作就是教导并使他们能够恢复力量、稳定、运动意识和信心，使他们能够达到目前状态下能够达到的最高功能水平，使他们能够挑战自己目前的水平，并相信神经系统的能力要远远超过人们通常所认为的。

改善运动功能不应要求患者与专业运动员有相同的投入，因为运动员需要达到精英水平，但是它同样值得关注。"简单地做"的日子已经结束了。技术规则和我们为此付出的昂贵代价——运动系统的功能障碍，意味着我们再也不能只简单地推荐锻炼，希望一切都能顺利进行。

我们需要一种提高个人耐受力的策略，采用最有效的技术来实现这个目标。虽然健身专业人员可以使用很多工具，但本书提供了基于人类运动功能原理的强大方法。

因为医生、整脊治疗师、物理治疗师和健身专业人员的很多患者出现四肢的运动功能障碍，这本书将专注于髋部和肩部，重点将是功能解剖学和人体运动学知识，以及常见的运动功能障碍和改善功能的纠正性策略。在讨论髋部和肩部时将很难不注意到胸腔骨盆三维复合体的问题。本书还将简要讨论胸腔骨盆三维复合体的问题，因为该区域的问题是造成许多常见的髋部和肩部病症的一个经常被忽视的原因，同时也是一个解决问题的入口。希望健身和体能专业人员能提高对常见功能障碍和简单的解决方案的认识，成为患者保持自身健康的引导者。

本书的组成

　　本书分为三部分，旨在帮助你充分利用所提供的信息。第一部分介绍运动和运动模式的组成，包括肌肉、关节、本体感受器和基本运动模式，还论述了一些潜在的被认为是运动功能障碍的发展和流行的关键的问题。第二部分讨论肩部和髋部复合体的功能解剖学和人体运动学知识，包括一些常见的功能障碍以及改善这些区域功能必备的知识，还包括对躯干、髋部和肩部的评估方法。第三部分将根据本书前两部分介绍的原则，展示纠正性练习和运动进展。本书中的表格包括对练习的说明，其中包括设置、对齐、激活策略以及患者应产生的感觉。附加表旨在为你提供临床的关键信息。希望本书能为你提供临床应用技术、策略或感悟，以帮助你将信息串联起来和增加更多相关性。

　　这些信息是由健身、体能和康复行业中无数伟大人士的集体贡献发展而来的，其中许多人在致谢部分被提到。再次重申绪论中提出的一个关键理念：这些信息并不意味着取代目前正在做的事情，或者说这是做事情的唯一方法，或者暗示事情应该这样做。正如拉尔夫·沃尔多·爱默生所说："我想谈谈我今天的想法和感受，但有一点要声明，明天也许我会把它全盘否定。"很可能在不久的将来，随着研究的持续发展和方法的不断改进，我们会找到更有效的方法，使我们能够对患者的运动做出更大的改变。在此之前，我们将坚持原则，充分利用与我们互动的每个患者所提供的机会。

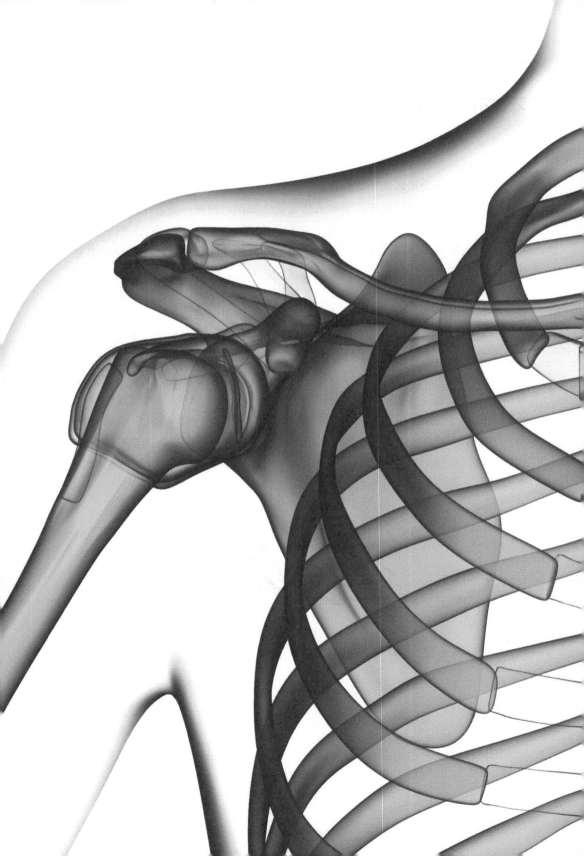

第一部分

运动介绍与
功能要素

第一章

功能运动系统

章节目标
认识和了解运动的功能组成部分
认识和说明肌肉的主要功能

生物力学

要了解运动，让我们先来简单地介绍一下生物力学。生物力学是研究运动和作用于人体的内部和外部的力。这项研究主要根据对关节力学、内力、外力和载荷的研究以及来自重力、动力和地面反作用力的影响。

人体运动学是基于肌肉系统的活动来研究运动的。对运动所涉及的生物力学有一个基本了解是非常重要的，有助于更好地理解肌肉系统的活动。

观察步态周期为研究下肢生物力学提供了一个独特的视角。人类的步态周期与生活中的许多运动一样，是通过运动链以协调的方式发生的一系列装载和卸载事件。为了方便演示生物力学，以及举例说明肌肉为什么以特定方式活动，下面将提供一个基本的步态周期评价。

当身体从触地期过渡到支撑中期时，下肢被认为进行负重并进行内旋。这个阶段旨在防止躯干的前倾，并且缓冲下肢重心的移动以及从脚沿着运动链传递的地面反作用力。请注意，在这个阶段，下肢运动链的大多数肌肉是离心收缩加载负荷，这将帮助身体利用肌筋膜系统的弹性和收缩功能，有助于节约能量并使接下来的蹬离动作更具效率。在这个阶段，髋部屈曲、内收和内旋；膝部屈曲、外展和内旋；足踝背屈、外展和外翻。

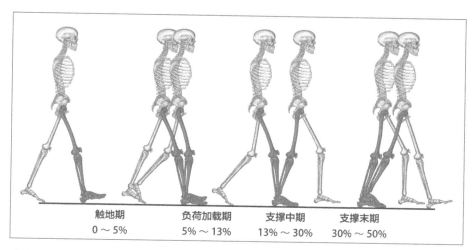

触地期	负荷加载期	支撑中期	支撑末期
0～5%	5%～13%	13%～30%	30%～50%

步态周期：从触地期到支撑末期

当身体重心从支撑中期经过支撑末期移动到对侧腿上时，下肢运动链转变为卸载负荷或加速阶段。这个动作利用肌筋膜系统的弹性以及肌肉的向心收缩帮助身体向前推进。在这个阶段，髋部伸展、外展和外旋；膝部伸展、内收、外旋；足踝跖屈、内收和内翻。

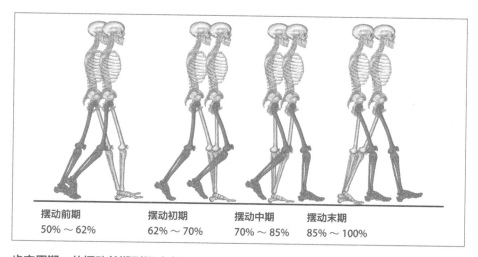

摆动前期	摆动初期	摆动中期	摆动末期
50%～62%	62%～70%	70%～85%	85%～100%

步态周期：从摆动前期到摆动末期

髋、膝和足踝在三个平面的运动总结见下表。

运动	矢状面	额状面	水平面
髋			
旋前	屈曲	内收	内旋
旋后	伸展	外展	外旋
膝			
旋前	屈曲	外展	内旋
旋后	伸展	内收	外旋
足踝			
旋前	背屈（踝关节）	外展（足）	外翻（足）
旋后	跖屈（踝关节）	内收（足）	内翻（足）

　　本节简要介绍了运动发展过程中的生物力学，以及来自重力、外力、内力和地面反作用力的影响。对生物力学的简要了解有助于启发对肌肉系统功能的认识，这将是接下来的重点。

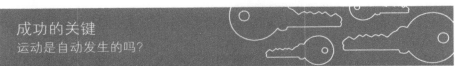

成功的关键
运动是自动发生的吗？

　　功能性训练专家经常会看步态的下肢旋前阶段，认为这些动作是"自动的"。换句话说，因为重力把身体拉向地面，当身体在腿上的移动时下肢保持相对固定，所以他们做出了错误的假设，即身体不必积极参与这些运动。然而，仅仅因为重力把身体拉到这些动作中，并不意味着运动就会自然发生。例如，患者腰部不稳定一侧的髋关节往往缺乏内旋。走路时，由于重力或来自周围的其他力，患者无法及时做出该动作。通常，会通过其他关节（例如膝关节或足关节）的运动来补偿这一运动不足。

　　在缺乏髋部内旋的情况下，他们将过度外展膝关节和／或足过度旋前。另一个例子，在下蹲模式和胫骨前肌的活动中也可以看到。下蹲时，膝关节在足上方运动产生了踝关节的相对背屈，但并不表示胫骨前肌没有参与运动。胫骨前肌通过将膝关节拉向足部来帮助膝关节屈曲。下蹲时从地板上翘起的脚趾通常表示趾长伸肌的过度活动，用来代偿抑制的胫骨前肌。胫骨前肌的抑制通常是因为不正确的下蹲力学，当出现膝关节疼痛或踝背屈受限时，必须对胫骨前肌进行评估。

关键： 重要的是要认识到没有自动发生的运动，在评估和纠正运动模式时，应考虑到与运动关节相关的所有肌肉。还要考虑到，虽然重力有助于运动，但不意味着肌肉系统不必在这个运动方向上工作。正如沃伊塔所说，肌肉在近端和远端两个方向上工作。因此，存在运动功能障碍时，肌肉的所有功能都要考虑和评估，这是至关重要的。

人体运动学

人体运动学是基于肌肉系统活动来研究运动的。肌肉系统还包括本体感觉系统和筋膜系统，对协调、高效运动的形成不可或缺。本节将对肌肉系统的组成进行更深入的了解，并研究这些结构在发展最优运动时的相互作用。此外，本节还将提出一个不经常被考虑的功能解剖学观点，它将对后面介绍的纠正性练习和训练范例起关键作用。

本体感觉

复杂的运动模式，例如足球比赛中的凌空抽射，骑自行车穿过坑洞时控制身体和重心，或者钢琴上弹奏乐曲时采用精细运动模式，都需要高度协调的本体感觉系统。本体感觉本质上是指身体在空间的意识，通过人体内特殊的系统和感受器接收信息，包括从眼睛和位于内耳的前庭系统接收信息。眼睛对于外部环境的预测和导航非常重要。正确的反射有助于保持眼睛与地平线水平，而不正确的反射可能是发生长短腿、扁平足或骨盆内旋等姿势改变的原因。

位于内耳的前庭器官提供姿势和平衡以及头部的位置改变和运动的信息。

还有几类感受器负责向中枢神经系统提供关于身体的位置、张力、速度变化和压力的信息。这些特殊的感受器被称为"机械感受器"，帮助感知身体内的运动意识感觉，也称为肌肉运动感觉。其中的几个随后进行讨论。

机械感受器的三大关键区域

肌肉如何知道该怎么做？肌肉总是在神经系统的指导下行动，它基于本体感受系统所获得的信息。机械感受器接收从每块肌肉到神经系统的持续反馈，包括身体在每个瞬间做什么的信息以及所发生的速度和长度的变化。本体感觉有三个关键区域，包括位于肌腹的肌梭，以及位于肌腱和关节周围结构的腱梭。肌梭位于与肌腱连接处的肌腹部（见下图）。肌梭内含有几条梭内肌纤维，随着肌肉长度的变化而保持拉伸。如果肌肉伸展得太长或太快，肌梭向中枢神经系统发送反射信号，引发肌肉的牵张反射和收缩。这有助于保持肌肉长度和关节位置，并尽可能减少潜在伤害。肌梭主要功能是使肌肉产生交互抑制，它在肌肉收缩期间抑制了功能性拮抗肌的活动。当肌肉由于损伤、创伤或过度使用出现继发性交互抑制时，可以通过轻拍、电刺激、持续的拉伸、轻快的手法按压和/或振动来激活肌梭。这些技术将在本书的纠正性练习部分进一步讨论。

肌梭活动可以引发"肌肉牵张反射"。这种反射引发兴奋肌梭的周围纤维收缩，产生反射性肌肉收缩。肌梭引起反射和协助肌肉收缩，因为：a）它可以使大脑以较少的神经能量引起肌肉收缩；b）不受负荷水平影响；c）减缓肌肉疲劳或额外的肌肉功能障碍（Guyton，1991）。

腱梭（GTO）位于肌腱和筋膜区域内。这些纤维含有感觉纤维，可以感受肌肉收缩张力的变化。

它们的反应是抑制肌肉，从而保护肌肉附着处免受潜在伤害。腱梭监测肌肉的内部张力和力量，并对肌肉张力的增加做出反应。它可以产生一种被称为"自发抑制"的抑制反应，有时候可以强烈到导致整个肌肉的松弛。这种反应也称为"伸长反应"，已经被提出但没有被证明可以防止肌肉在其骨骼附着部位的断裂或撕脱。腱梭还可能抑制过度活动的肌纤维，使肌肉在总体上更好地募集

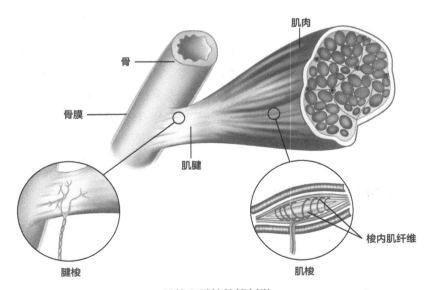

肌梭和腱梭的解剖学

所有肌肉纤维，从而最大限度地减少潜在的肌肉损伤（Guyton，1991）。

围绕关节的关节囊和韧带包含几种类型的感受器，负责监测关节位置和运动。虽然它们没有传递关节张力的信息，但在传递运动、位置、压缩、牵引和变形的信息方面是很重要的，并且对运动反馈和肌肉功能整合具有强大的影响（Umphred，2007）。

感觉反馈的另一个额外来源是皮肤感受器。这些感受器在手掌和脚底特别密集。它们检测压力和触觉，对于学习过程中的肌肉运动知觉以及发展最佳运动策略起到重要作用。

肌纤维类型

骨骼肌中有三种基本类型的肌纤维，即Ⅰ型、Ⅱa型和Ⅱb型，不同肌肉中三种肌纤维的百分比不同（Guyton，1991）。Ⅰ型肌纤维被认为是慢肌，因为它们的收缩速度通常比Ⅱ型也就是快肌纤维慢。Ⅰ型纤维有氧能力更高，被认为是抗疲劳肌纤维。Ⅱ型纤维能产生比Ⅰ型更大的收缩力量，但容易疲劳。Ⅱ型纤维进一步细分为Ⅱa型和Ⅱb型纤维，Ⅱa型纤维倾向于具有Ⅰ型和Ⅱ型纤维的特征；Ⅱb型纤维更倾向于具有Ⅱ型纤维的特征（Baechle and Earle，2000）。研究发现，在维持身体姿势的肌肉中，Ⅰ型肌纤维含量更高，并且可能具有较密集的本体感受器。较深层的脊柱肌肉，例如回旋肌和横突间肌，比较浅层的多裂肌多4～7倍的肌梭，因此，似乎起着长度传感器和位置传感器的作用（McGill，2007）。很可能，肩部和髋部的局部稳定肌同样含有比此区域整体原动肌更密集的本体感受器。肌肉纤维的功能总结见下表。

特性	Ⅰ型	Ⅱa 型和 Ⅱb 型
能源系统	有氧	有氧和无氧
收缩力量	低	中至高
颜色	红色	偏白色
易疲劳	低	中至高
纤维尺寸	小	较大
位置	深	较表浅
本体感觉	高	中至低
功能	维持姿势和稳定	运动和整体稳定

肌肉收缩类型

　　肌肉收缩有几种不同的类型。向心收缩或肌肉起止点相互靠近的收缩产生运动。这种肌肉收缩负责克服阻力、抵抗重力和／或加速身体位移。离心收缩时肌肉起止点相互远离，使运动减速。这些收缩形式在下面的例子中进行说明。

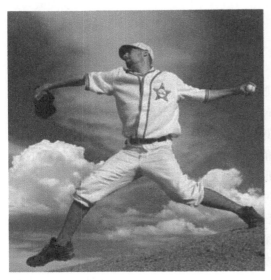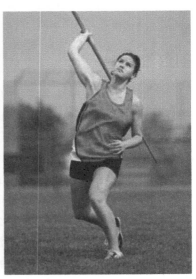

在棒球投掷的早期阶段，运动员必须离心收缩以减速躯干和左肩的旋转（左图）；标枪的早期阶段之后，运动员向心收缩以加速她的躯干和手臂运动（右图）

　　等长收缩是肌肉长度没有变化的收缩，在身体中起着两个重要的作用。

　　1. 稳定性：等长收缩对运动中肌肉收缩和关节稳定非常重要。稳定功能的丧失会使肢体失去最佳旋转轴线，从而导致运动效率下降、关节磨损增加（见第 27 页）。局部稳定肌有助于控制椎骨骨节间位置的稳定，而整体原动肌产生脊柱的大幅度运动。在肩部，肩袖肌肉以均衡的方式同时激活，将肱骨头稳定在关节窝中。类似地，髋部的局部稳定肌，包括腰大肌和深层的髋外旋肌，提供了股骨头的关节共轴性，使整体原动肌可以产生髋关节的一般运动。这些内容将在后续章节中进行详细讲解。

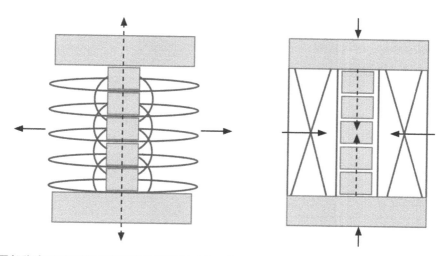

局部稳定系统提供了椎骨骨节间控制（左图），而整体稳定系统（右图）提供了躯干和脊柱的整体稳定性

    2. 步态或快速伸缩复合训练的缓冲阶段：等长收缩是离心和向心收缩之间的过渡。在离心阶段结束时，有段时间肌肉不再拉长，也尚未开始缩短。这通常发生在步态的支撑中期。α 运动神经元刺激主动肌收缩，并使用其在离心阶段储存的弹性能量（Baechle and Earle，2000）。如果这种过渡阶段持续时间太长，那么牵张反射和随后产生的向心力就会减少（Baechle and Earle，2000）。缓冲阶段的时长，有可能是精英跑者的第一名与第二名差距的决定因素，以及是否会导致重复性的运动伤害（如胫骨应力综合征或足底筋膜炎）和产生高效的步态模式的原因。人体与地面接触的时间越长，越有可能造成下肢运动链的软组织和关节的超负荷，并且随后需要更长时间离开地面。

    离心收缩本质上是肌肉系统的加载负荷或预先拉长，以帮助最大限度地使向心收缩阶段卸载负荷，而等长收缩在这些过渡之间起作用。这些作用和其他常见术语总结见下表。

离心收缩	等长收缩	向心收缩
加载阶段	稳定阶段	卸载阶段
旋前	稳定	旋后
减速	稳定	加速

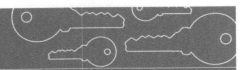

成功的关键
肌肉收缩与重复性劳损之间的关系

　　大量肌肉骨骼损伤是过度使用或重复性运动的结果。一般来说，这些伤害是由习惯性的运动模式引起的，在重复练习时这种运动模式一直被延续且不易发生变化。下肢常见的过度使用损伤，如髂胫束综合征、髌腱炎、胫骨应力综合征和足底筋膜炎，都是不良关节共轴和低效的旋前离心控制的叠加效应的结果。因此，纠正性练习应着重于提高患者关节共轴性的能力，然后教会患者如何脱离和回到这些控制位置。一旦具有这种能力，他们就可以将其运用到功能运动模式中，从而更精准地控制自己的肢体，进行更具有针对性的功能性运动。

　　关键：改善运动模式，减少过度使用损伤，需要患者发展更好的关节稳定性和离心控制能力，并且应该成为纠正运动策略中的首要目标。

局部稳定肌系统和整体原动肌系统

虽然没有任何一块肌肉是真正地孤立工作的，但是可以依据肌肉的主要功能活动对它们进行区分。霍奇斯、李、科默福德等人根据肌肉的位置、收缩时间、对关节的影响以及功能障碍的反应等特征，划分了局部稳定肌系统和整体原动肌系统。不管差异如何，局部和整体肌肉系统必须协调一致工作，以产生平稳、协调的运动。例如，局部稳定肌的故障会导致整体原动肌过度活动，迫使四肢的肌肉放弃其运动功能，转而协助稳定近端环节（Umphred，2007）。

下面给出了局部和整体肌肉系统的描述。

局部稳定肌系统，也称为"深层肌肉系统"，除了维持盂肱关节（肩部）和股骨髋臼关节（髋部）的稳定外，还负责躯干和脊柱的节段性稳定。这些肌肉的稳定性功能作用超过它们的收缩能力。下面有几个关键因素与其在稳定和运动中的功能作用有关。

1. 它们是非方向性的，这意味着无论运动方向如何，它们都是收缩的。然而，整体原动肌是方向特定的：某些方向运动将激活它们，而其他方向不会。例如，肩部和髋部的深层肌肉，统称为"肩袖"或"髋袖"肌肉，无论关节位置如何，都能各自保持盂肱关节和股骨髋臼关节的共轴性。相比之下，整体原动肌例如躯干和脊柱的表层肌肉，往往仅在运动方向需要它们的特定活动时才有反应。

2. 它们具有前馈功能，这意味着它们在整体原动肌之前收缩，在远端环节运动之前为关节提供近端环节的稳定。这是一种自动应答，此功能经常在损伤或关节功能障碍后受损。

3. 肌肉一般同步激活以提供节段性稳定，使原动肌可以完成使躯体运动的作用。在躯体运动期间，需要同步激活以保持关节共轴性以及平衡所有关节表面的力。

整体原动肌系统，也被称为"浅层肌肉系统"，由主要负责运动的肌肉组成。它们还负责整体稳定，通常是支撑型稳定策略的患者采用的肌肉活动方式。关节损伤后局部稳定肌会发生继发性抑制，与之不同的是，整体原动肌通常会通过增加收缩张力和过度活动对损伤做出反应。

躯干和脊柱以及肩部和髋部复合体的局部稳定肌与整体原动肌的区别在下页表格中详细阐述。

区域	局部稳定肌系统	整体原动肌系统
躯干和脊柱	膈肌	腹直肌
	腹横肌	腹内斜肌和腹外斜肌
	多裂肌和其他短节段的躯干/脊柱肌肉	表浅竖脊肌
	腰大肌和腰小肌	
	腰方肌	
	盆底肌	
髋部	腰大肌和腰小肌	臀大肌的表层纤维
	盆底肌	臀中肌
	孖肌	腘绳肌
	闭孔肌	股四头肌
	臀大肌的深层纤维	阔筋膜张肌
		髋内收肌
		缝匠肌
		梨状肌
肩部	冈上肌	胸大肌和胸小肌
	冈下肌	背阔肌
	小圆肌	前锯肌
	肩胛下肌	斜方肌
	肱二头肌	菱形肌
		三角肌
		喙肱肌
		锁骨下肌
		大圆肌
		肱三头肌

虽然以上讨论并不意味着任何一个肌肉比另一个更重要，但是在讨论肌肉的失衡和发展以及功能障碍运动模式的延续时，理解这些功能性肌肉的关系将很有帮助。

损伤和训练对局部稳定肌和整体原动肌的影响

反射性抑制可以描述为关节损伤后的肌肉抑制。有证据表明，这种抑制很大程度上影响局部（单关节）稳定肌，而不是整体原动肌。例如，被实验性地引发膝关节疼痛的患者或长期髌股疼痛的患者，股内侧肌显示出抑制和萎缩，而不是股直肌。

特定的训练方法可以改变肌纤维募集方式以及对局部稳定系统的抑制作用。已经有研究证明，进行六周的快速爆发力练习或快速伸缩复合训练，可以显著提高参与者的弹跳高度。然而，其比目鱼肌的力量随之下降，说明在这种训练中，相对于比目鱼肌（局部稳定肌），更优先募集了整体原动肌——腓肠肌（Ng，1990）。有运动功能障碍的患者进行康复训练时，存在以下情况。

1. 许多出现运动功能障碍的患者的稳定肌和原动肌之间存在局部不平衡。进行高水平的快速伸缩复合训练、跳跃或快速爆发力练习可能会使这种功能障碍持续下去，因为它倾向于调动多关节的整体原动肌，而不是局部的单关节稳定肌。这是纠正性练习期间和运动模式的恢复活动阶段早期，缓慢的、受控制的运动更有好处的原因之一。

2. 经历了损伤／手术／疼痛或关节肿胀的患者可能会出现反射性抑制，并表现出临床抑制迹象（局部关节稳定肌的无力和萎缩）。此时，进行高水平的快速伸缩复合训练、跳跃或快速爆发力练习将进一步训练整体原动肌，一般会以牺牲局部稳定肌为代价，导致功能障碍的进一步延续。

3. 更高层次的快速爆发力练习往往会导致更多的疲劳和代谢废物的积累。疲劳和痛苦会影响患者发现错误的能力，并阻碍理想运动模式的形成。另外，这使促发功能障碍模式（易化定律）越来越容易，同时建立理想的神经运动模式越来越难。

主动肌、拮抗肌、协同肌和稳定肌

主动肌也被称为"原动肌"，指在完成某一动作中起主要作用的肌肉。拮抗肌是与主动肌作用相反的肌肉。事实上，没有任何单独的肌肉负责任何特定的动作，只是肌肉参与某种功能的程度或多或少。隆巴德悖论（Lombard，1907）表明肌肉作为功能性主动肌起作用。例如，下蹲模式中，在运动的上升阶段，股四头肌和腘绳肌均收缩。股四头肌用于伸展膝关节，同时腘绳肌伸展髋关节并辅助膝关节伸展，从而在膝关节处提供功能性拮抗作用。身体的大多数运动包括跑步，都以这种方式运行（见下图）。

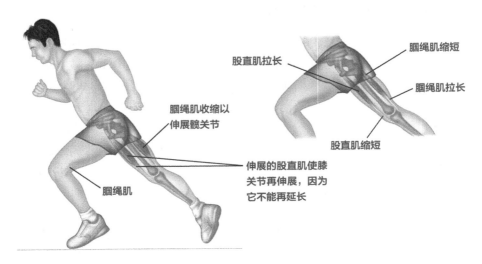

随着髋关节屈曲和膝关节屈曲，在身体前进过程中，支撑腿上的腘绳肌通过限制小腿运动来帮助膝关节伸展

协同肌是帮助原动肌的肌肉。肌肉很少以孤立的方式工作，在其所执行的具体动作中，协同肌可以起到辅助原动肌的作用，或者可以起到更多的使关节稳定的作用。当原动肌遭到疼痛、关节积液或神经不良输入的抑制时，协同肌需要承担起原动肌的作用。这被称为"协同肌主导"。

稳定肌负责保持固定的关节位置，以对抗相邻或远端关节运动。例如，当右侧斜方肌收缩使右肩产生运动时，左侧斜方肌和竖脊肌将采取行动来稳定脊柱，以防止左肩产生移动。

在手臂弯曲期间，肩胛骨稳定肌必须将肩胛骨固定并稳定在胸廓上，以抵抗手臂的重量和任何被提起的负荷。

当功能性拮抗肌在最佳状态下同步激活时，能够保持关节的正常位置。当存在肌肉抑制的情况时，一个或多个功能性主动肌发生功能障碍，关节被拉向功能性肌肉的方向。关节位置以及瞬时旋转轴线会发生变化，从而影响关节的稳定性。

了解肌肉功能

"发现地球、陆地和海洋形状的最大障碍，并不是无知，而是知识的错觉。"［丹尼尔·布尔斯廷（Daniel Boorstin）］

在学习任何知识的过程中都有一个共同前提——对某个主题的了解越多，对当前知识和已接受知识的质疑越多。了解肌肉功能就是一个直接例子。本节将扩展前几节的讨论，并对肌肉收缩的三个主要功能进行分类。此外，肌肉在发展理想运动模式中的几个功能性作用将对现有知识进行扩展，并向一些长久以来的观念发出挑战。

功能 1：执行动作

解剖学的教授常常根据单个肌肉的起点和止点来讲述肌肉功能。换句话说，肌肉的止点向起点运动，因此产生肌肉的指定动作。例如，肱二头肌的主要功能被认为是肘部的屈曲和外旋，其次要功能为肩部的屈曲。从解剖学位置即早期解剖学家研究身体找到的位置来看，这似乎是肱二头肌功能的有效解释。如果在日常生活活动中观察肱二头肌的功能，例如将玻璃杯放在嘴边，将碟子从洗碗机中取出或梳理头发，这些指定的功能似乎可以得到验证。

然而，就像是对身体只有一点点的了解并常常产生误解，这只是故事的一半。在研究儿童时，瓦茨拉夫·沃伊塔依据反射运动和儿童功能发育对肌肉功能进行了阐述。他指出，肌肉不只是简单地以近端方式工作，就像从止点向起点运动一样，肌肉的远端功能也很重要。事实上，他认为肌肉需要在两个方向上发挥作用，包括离心和向心（Cohen，2010）。

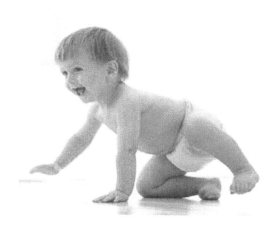

以肱二头肌为例，由于其起于关节盂唇的上缘，因此具有将肩胛骨拉向固定的上肢的作用，如在爬行儿童中所见。肱二头肌的开链功能或起止点的动作是进行肘部屈曲。而在发育中的儿童中，肱二头肌的作用是将肩胛骨拉向固定的手臂。因此，可以通过采用儿童发育模式来训练这个功能性动作，从而纠正运动功能障碍以及提高运动表现。

再以胸大肌为例,传统的肌肉解剖学书中列出其功能是肩关节的屈曲、内收和内旋。而对于发育中的儿童,胸大肌在爬行中同样起着重要的作用,其主要功能是将躯干拉向固定臂。体育运动中也可以看到这个功能,例如棒球投手、四分卫和标枪运动员保持引导臂稳定,并使用引导臂一侧的胸大肌来帮助躯干绕着手臂旋转。

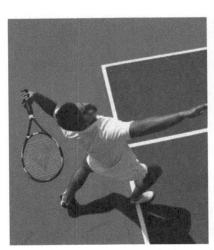
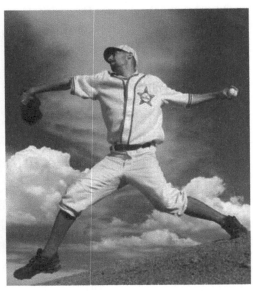

运动员的引导臂为躯干旋转提供了稳定的基础。以这种方式,运动员利用胸大肌及其他协同肌——引导臂的胸小肌、前锯肌和三角肌,来辅助躯干旋转。此外,利用上肢的交互作用,随着运动臂向外旋转,引导臂向内旋转(见上图),这样既有助于收紧运动链,又稳定了肩部复合体。

另一个例子是梨状肌,其功能被认为是外旋髋关节。虽然它以开链方式执行此功能,但在爬行儿童中,梨状肌可以使骨盆围绕固定的下肢旋转。这种动作可以在格斗运动中看到。运动员在执行回旋踢(下页左图)时,右侧梨状肌及其他髋外旋肌可使骨盆围绕固定下肢旋转。儿童使用右侧梨状肌,帮助骨盆绕股骨头旋转,推动自己前进(下页右图)。

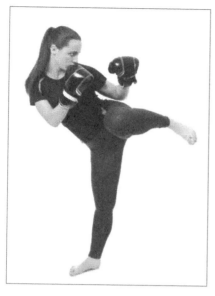
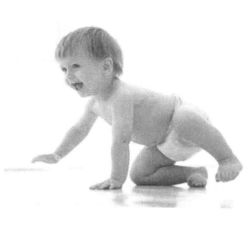

　　类似地，肌肉可以根据脚和手与地面接触的反应来完成动作。传统的解剖学主要观察肌肉的开链功能，换句话说，当脚离开地面时的功能。然而，当脚与地面接触时，它们的功能会发生巨大的改变。例如，在开链功能中，腘绳肌帮助加速膝关节屈曲和减慢膝关节伸展。在闭链功能中，腘绳肌起到减慢骨盆旋前和辅助膝关节伸展的作用。随着身体在固定的脚上前进，腘绳肌将协助髋关节伸展。当身体在脚上移动时，腘绳肌还牵拉胫骨（其远端运动环节）帮助膝关节伸展。同样，腓肠肌具有辅助膝关节屈曲的开链功能。当在步态过程中减速踝关节背屈时，随着身体在固定的脚上移动，它会继续拉紧股骨髁上的近端附着点以帮助膝关节伸展。

　　肌肉的功能理论的另外一个观点，是采用儿童运动发育模式，用上肢来驱动躯干运动。在爬行模式中，当一侧臂向前方延伸时，儿童使用对侧手臂来稳定上肢和脊柱。这种模式帮助儿童发展固定手臂和同侧胸部的稳定性，而自由臂有助于发展胸部的灵活性。这里有两个要点可以帮助我们理解这些动作。

　　1. 大多数肩胛骨稳定肌，包括背阔肌、大小菱形肌以及斜方肌的三个部分，都有脊柱的附着点。虽然这些肌肉从未被认定具有与脊柱相关功能，但与脊柱的连接表明它们在脊柱功能中起作用。

　　菱形肌、斜方肌和背阔肌共同作用，使脊柱向固定的上肢旋转。肘部支撑，如爬行或平板支撑位置，肱三头肌和肱二头肌可以将肩胛骨拉向固定的肘部（见下图左侧箭头指示的肌肉拉力线）。这个功能可以在发育中的儿童身上看到——俯卧的肘部支撑位置稳定了儿童的上肢。当对侧臂伸展时，支撑臂的肩胛骨稳定肌帮助脊柱旋转。

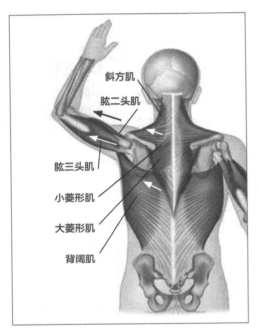
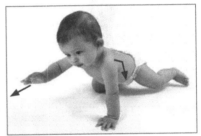

2. 当儿童的左臂稳定且右臂伸展时，左肩胛骨稳定肌帮助脊柱旋转。儿童用左臂稳定躯干，同时自由臂的运动有助于调动右侧脊柱和胸部。这是练习中一个重要的考虑因素，因为传统的抗阻运动常常会导致胸部僵硬。其主要原因是双侧模式要求手臂在移动时，胸部处于固定状态。在发育儿童中，这种模式很少发生，如果发生，通常不会以大阻力或重复的方式进行。

双侧模式如胸部推举、直立划船和弯举，需要胸部作为稳定点，负重的四肢在胸部周围移动。另外，杠铃下蹲、硬拉和农夫行走等模式也会导致胸部僵硬，因为胸部被当作负重的一个稳定点。在这些的模式中胸部应该固定，但持续使用这些模式会造成胸部僵硬。虽然这种类型的僵硬对于肌肉肥大和某些运动可能是有用的，但是胸部的肌肉肥大会造成肌肉的僵硬，并且由此导致胸椎灵活性不足，这通常会造成几种常见的运动系统功能障碍。以下是两个例子。

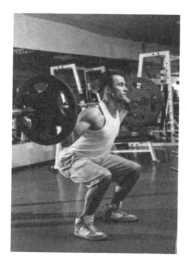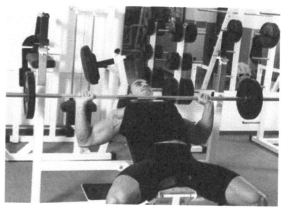

杠铃模式会造成躯干僵硬的例子：杠铃蹲起（左）和杠铃胸部推举（右）

i. 胸椎灵活性不足导致其运动减少，造成颈椎和腰椎区域的代偿性过度运动。这是这些区域脊柱不稳定的常见原因，并容易导致脊柱组织结构和椎间盘的病理学改变。

ii. 胸椎灵活性不足导致患者在呼吸过程中实现胸腔三维扩张的能力下降，辅助呼吸肌（主要是斜角肌、胸锁乳突肌和胸小肌）的活动增加，以帮助呼吸时抬高胸腔。这会引起全身性反应，包括头前伸和肩前倾，头痛和焦虑，总体氧合水平不佳和血压升高等。

如果要采用双侧模式或必须作为训练计划的一部分，应选择有助于调动胸部灵活性的模式。单侧和交替模式可以帮助恢复胸部的灵活性，通过自由臂来增加胸部的旋转，同时对侧臂来帮助肩部复合体和同侧胸部保持稳定。

这种肢体功能的观念似乎与 Gracovetsky 的脊柱引擎理论"脊柱运动带动四肢运动"相矛盾（Gracovetsky，2008）。然而，新提出的这个观念并不是否定他的理论，而是提出四肢运动可以用来帮助获得脊柱的稳定性和灵活性，帮助创造传统运动模式的功能表现方式。这两个功能理念将在本书后面的纠正性练习和训练策略中被应用。

功能 2：转移动作

传统解剖学书籍未讨论的另一个观念是，肌肉可以使它们并不跨越的关节产生运动。例如，股外侧肌和股内侧肌不跨越髋关节，但它们有助于髋关节的向内和向外旋转。脚固定在地面上，股外侧肌的斜行肌纤维的收缩将大腿拉

向其髌骨上的远端附着点，从
而产生髋关节的内旋。类似地，
股内侧肌有助于髋关节的外旋，
因为斜行肌纤维收缩将大腿拉
向固定的小腿（右图）。

当运动链的远端在地面固
定，股外侧肌和股内侧肌的共
同收缩可以帮助伸展膝关节，
并有助于将大腿和骨盆拉向
胫骨。

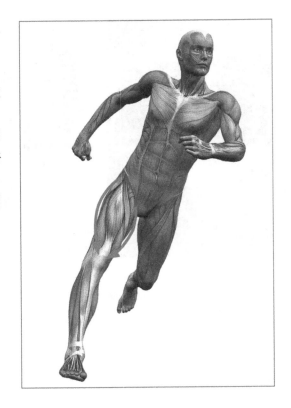

功能 3：作为其自身的拮抗肌

肌肉可以作为自己的对手，这取决于它们跨过的关节角度。下面给出了几
个例子。

1．胸大肌的上部纤维辅助肩关节屈，而下部纤维有助于肩关节伸。

2．斜方肌的上部纤维使肩胛骨上提，而下部纤维则使肩胛骨下降。

3．三角肌的前部纤维使肱骨屈曲和水平屈，而后部纤维使肱骨伸展和水
平伸。

4．臀中肌的前部纤维使髋关节屈和内旋，而后部纤维有助于髋关节的伸
和外旋。

5．腓肠肌的内侧头部使胫骨内旋，而外侧头部有助于胫骨外旋。

这种肌肉自身的拮抗功能使其能更有效地发挥作用，并在各种各样的关节
位置和功能活动中产生更流畅的运动。

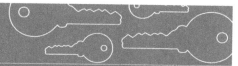

成功的关键
理解肌肉功能

　　在传统意义上，肌肉的功能是使远端附着点更靠近近端附着点。然而，它们还具有使近端附着点拉向远端附着点的重要功能。在运动功能障碍的康复训练中评估这两项功能很重要。

　　关键： 肌肉必须根据其附着点进行评估。因此，功能锻炼可以根据止点到起点或起点到止点的功能来选择，这取决于运动模式的预期目标。

筋膜

　　筋膜是致密、不规则的结缔组织片状物或带状物，它遍布全身，基本存在于所有结构中。关节囊、腱膜（例如腹部腱膜和胸腰筋膜）以及韧带和肌肉本质上都是组织排列良好的筋膜（Schleip et al.，2005）。筋膜，不同于韧带，曾经被认为是一种在肌肉和器官之间起着简单连接作用的惰性结缔组织。最近的研究表明，筋膜不只是简单的结缔组织结构，它实际上包含对机械刺激有反应的收缩纤维（Schleip and Klingler，2005）。事实上，这些肌成纤维细胞不仅在筋膜中被发现，而且在通常被认为是被动结构的韧带中也被发现（Schleip and Klingler，2005）。

　　研究已经发现，这些肌成纤维细胞在强直肌中比时相肌中更加密集，以增加这些肌肉的刚性（Schleip and Klingler，2005）。这表明，增加强直肌的刚性在关节稳定和姿势维持中起重要作用。激活这些纤维能短期内改善反射性肌肉活动，从而改善关节僵硬（Schleip et al.，2005）。

　　肌筋膜的收缩纤维的功能障碍被认为是慢性疼痛的原因之一。已有研究证明，韧带的机械感受器被抑制，会减少肌肉的激活反应。虽然这种反应只对猫进行了测试，据推测，类似的反应可能存在于人类身上，并且解释了关节软组织损伤后的肌肉抑制的原因。慢性腰痛患者的机械感受器密度下降，可改变本体感觉和理想的肌肉激活协调。韧带和筋膜的这些机械感受器密度下降，影响形成组织适宜水平的能力，因此导致关节僵硬，以及减少从这些组织到中枢神经系统的本体感觉反馈。

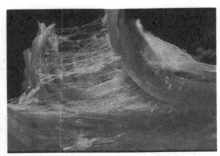

放大的肌筋膜组织——在棉絮状肌内膜筋膜中的单个肌纤维［照片由罗恩·汤普森（Ron Thompson）提供］

筋膜的功能

筋膜提供人体所有组成部分之间的互连，包括从肌肉到肌肉（形成连续的肌肉链）、肌腱到骨、肌腱到韧带或关节囊（从而改善动态关节支撑）、骨到骨、内脏到骨以及内脏到内脏的连接。总的来说，这些连接形成了一个相互依存的系统，负责支撑、稳定和移动身体。这种相互依存有助于发展和控制身体的张拉整体结构。

"张拉整体结构"（tensegrity）描述了肌筋膜系统处理张力和维持系统完整性的能力。这一概念最初由巴克明斯特·富勒（Buckminster Fuller）于1961年提出。张拉整体结构模型基于一种建筑设计——具有连续的抗张力连接系统和非连续的抗压杆或梁（骨）。例如，帐篷的拉线作为非收缩张力调节器，而帐篷的中央和支撑梁则作为抗压梁。在人体中，当骨骼对抗重力、自身体重和外加负荷以及肌肉收缩力时，肌筋膜韧带系统作为张力调节器起作用。

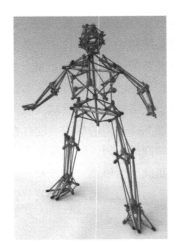
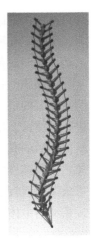

张拉整体结构在受力时倾向于分配张力而不是集中应变，身体也是一样的，结果是全身性应变模式代替了局部受伤［照片由汤姆·弗莱蒙斯（Tom Flemons）提供］

张拉整体结构使肌肉骨骼系统能够提供重要的富于弹性的支撑，不会被外部或内部产生的力压垮。由于急性创伤（手术或机动车辆事故）或重复性创伤（习惯性运动模式），破坏了这种张拉整体结构的功能，患者将采取代偿性稳定和运动策略。由于张拉整体结构的相互关联性，运动链上任何地方的筋膜张力的改变都会在整个系统中产生影响。

筋膜类型

筋膜可以在浅层例如胸腰段和足底筋膜以及更深层组织中被发现。浅筋膜有助于支持皮肤、肌肉附属物和足部脂肪垫等。有人认为这些筋膜的增厚，称为"支持带"，在手和脚上有助于防止手指和脚趾屈曲时的肌腱弯曲。类似地，胸腰筋膜用于限制腰部竖脊肌的收缩以帮助加固躯干。深筋膜支持肌肉和内脏，并为血管和神经提供通路。

筋膜虽然分散在身体的所有组织中，但在活动更多并需要额外支持的区域，例如下背部、髋部和足部，筋膜厚度增加。此外，这些区域已被证明含有的肌成纤维细胞的密度增加（Schleip et al.，2006）。

虽然筋膜增厚在整个身体是显而易见的，但是有四个明显的增厚区，包括背部的胸腰筋膜、腹部筋膜、阔筋膜和足底筋膜，这些肌筋膜网络直接帮助支撑下背部、髋部和足部。

胸腰筋膜

胸腰筋膜有三层，其功能是维持胸腔骨盆三维复合体（TPC）的完整性。内层连接腰方肌和横突间韧带。膈肌和腰大肌与该层具有广泛的筋膜连接，其功能是同步激活和稳定 TPC 的胸腰段。中层与内层混合并提供与腹横肌的连接。外层与其他两层混合，包裹竖脊肌的肌肉，还连接对侧背阔肌和臀大肌，形成后斜线。胸腰筋膜对稳定 TPC 和骶髂关节很重要，并增加对肩部和髋部复合体的支持，在躯干和脊柱的旋转控制中也很重要。因此，四肢的位置和运动控制的改变会影响 TPC 的稳定性，反之亦然。

腹部筋膜

腹部筋膜也被称为"腹腱膜"，包括提供腹肌附着部位的多个交互层。腹部肌肉及其连接的筋膜形成了几个交互层（形成"X"形的交互模式），其与TPC的稳定性合成一体，因此稳定髋部和肩部复合体。

腹部肌肉中最深的腹横肌，与腹部筋膜和胸腰筋膜都有连接组织。其纤维是身体中唯一纯水平向的纤维，在稳定和保持 TPC 完整性方面非常重要。腹部最大的肌肉腹外斜肌与前锯肌在前外侧肋缘处相互交织，并插入前腹部筋膜。它们与对侧腹内斜肌融合，形成围绕胸部和腹部前方的肌肉链。腹直肌远端与腹横肌、腹内斜肌、锥状肌和长收肌在耻骨联合处以筋膜相融合，从而帮助稳定关节。有趣的是，经常被遗忘的腹肌——锥状肌也负责牵拉腹白线，这可能为其他腹肌创造更好的筋膜连接。临床上，此肌肉通常会在失去髋内旋功能的患者中表现出抑制，因此在尝试恢复髋关节运动范围时，需要对锥状肌进行特定的纠正干预。

阔筋膜

阔筋膜也称为"髂胫束"，是体内最厚的扩展的筋膜之一，为臀大肌和阔筋膜张肌提供远端连接组织，其名称来自插入点。髂胫束位于股外侧肌的外

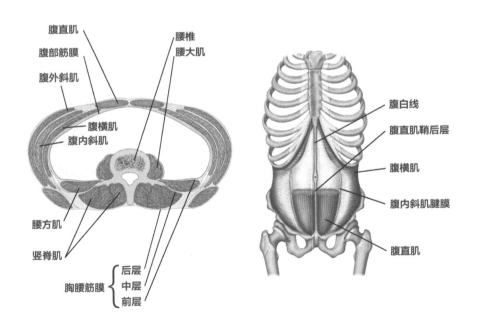

侧，并连接在胫骨外侧髁上。股外侧肌的收缩将其横向推入髂胫筋膜，在髂胫束上形成液压放大器效应，随着臀大肌和阔筋膜张肌的同步激活、收缩，帮助将下肢转变成刚性杠杆，在下肢闭链运动时支撑体重。

足底筋膜

足底筋膜，本质上是跟腱的延续，起于跟骨的底部，覆盖足的底部，并附着在足的五个脚趾上。该筋膜作为足底肌肉的支撑物，有助于足部的稳定，以及身体的减震。

它还被认为是主要的稳定组织，因为在步态的支撑中期，当人的体重越过足的支撑结构时，它有助于防止足的塌陷。通过与跟腱、腓肠肌、腘绳肌、骶结节韧带、竖脊肌和颅顶筋膜等的连接，足底筋膜与整个身体直接连通。足底固有肌群的抑制通常可导致足底筋膜的结构完整性的损失，这会增加髋膝踝复合体的内旋应力，影响骨盆稳定性。同样，TPC 或下肢近端控制内旋的功能不良会使足底筋膜过载，造成许多常见的下肢筋膜间室综合征和过度使用综合征。

创伤和损伤的筋膜反应

研究证明，创伤和损伤会降低筋膜基质（如 I 型胶原纤维和透明质酸）的浓度。这会导致筋膜组织的改变，并易于导致炎症产生和瘢痕形成，同时阻碍肌肉恢复（Lindsay，2008）。这是髋部和肩部复合体运动功能障碍的另一个起因和根源。

筋膜和水合作用

肌筋膜系统对身体的水合作用水平很敏感。脱水的早期症状是痉挛和疲劳，而更高级别的脱水阶段则会产生关节和肌肉疼痛（Meyerowitz，2001；Batmanghelidj，1995）。外源性水合不当（不消耗足够的水合液体或消耗过多的非水合液体）以及制动（损伤后或慢性的关节活动范围受限）可导致组织流动性降低，造成粘连，并促使筋膜内的瘢痕组织形成（Lindsay，2008）。除了保持适当的细胞内液和血容量的明显好处之外，充足的水合作用也是改善筋膜内组织流动性的一种手段（Lindsay，2008；Chek，2004；Meyerowitz，2001；Batmanghelidj，1995）。筋膜内组织流动性的丧失是造成运动效率损失的重要原因之一。这也是在开始纠正性练习之前，要采用特定软组织技术如肌筋膜松解技术、拉伸或泡沫轴放松等的原因。

成功的关键
提高水合水平能辅助运动吗？

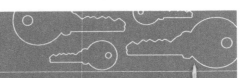

如上所述，体内的水合作用水平可影响组织的流动性。但提高水合水平能否维持或改善理想运动模式的发展？这是一个具有挑战性的问题，因为几乎没有证据表明这是可能的。有证据表明，缺乏适当的水合作用或水合不足造成肌肉痉挛和运动表现不佳，并已经显示出具体的变化，如肌筋膜系统内粘连的发展，这无疑会影响运动模式。然而，来自其他健康从业者的间接证据表明了适当水合和健康之间的有益关系。例如古德哈特指出，脱水的患者在肌肉测试过程中会显示出多种肌肉缺陷，喝一杯水会恢复一般的力量（Walther，2000）。

那么，一个人需要多少水或液体才能达到最佳的健康水平和肌肉功能？不幸的是，这几乎是一定会被质疑的问句，因为有这么多的不同意见。通常，研究只会增加混乱。例如，一项研究咖啡因和非咖啡因饮料的效果的研究表明，饮用碳酸饮料、含咖啡因热量和无热量可乐以及咖啡，健康男性的水合水平没有显著变化。然而，有趣的是，这项研究由可口可乐公司资助（Grandkean et al.，2000）。类似的研究发现，饮用普通水和其他饮料之间的水合水平没有差异。

那么每天 6 ～ 8 杯水的规则呢？每天 8 杯这相当于每天约 64 盎司（每杯 8 盎司）（1 盎司约 0.03 升），这并不科学，作为黄金标准经不起时间的考验。大多数人不太可能喝这么多的水，并且经常与研究相矛盾，研究人员认为没有证据表明需要消耗这个量（Valtin，2002）。然而，有趣的是，格兰德基恩及其同事研究认为，64 盎司的液体摄入量不足以代替丢失的液体的量。实际上，作者认为，64 盎司液体推荐量可能不足以保持足够的水合水平，并且还关注到支持液体摄入与癌症风险之间的反比关系的研究（Grandkean et al.，2000）。

关键： 那么每天需要多少水才能获得最佳的健康？卫生专家的共识，那些寻求优化健康的人，不仅仅是没有疾病就可以视为健康，很多人其实存在普遍慢性脱水的问题。保罗·赫克和史蒂夫·迈耶罗维茨推荐个体重的一半（体重 180 磅，90 盎司水）（1 磅约为 0.45 千克），而马克·琳赛推荐大约体重的 0.6 倍盎司数（体重 180 磅，106 盎司水）以维持最佳健康和组织流动性。对于大量锻炼和出汗的人，建议采用更大的液体摄取量。虽然研究人员和健康专家似乎没有达成一致，但有足够的临床证据表明，为了达到和维持大多数人的组织流动性和整体健康，需要增加饮水量。

第二章

运动发育

章节目标

确定儿童发育和成人运动的基本模式
了解运动效率损失的主要原因

功能的个体发育模式

人类的发育，也称为"个体发育"，建立在神经、肌肉、软组织以及关节等系统发育成熟的基础上。发育是从出生开始的过程，发育水平向前推进依赖于前面每个阶段的发育完成。本体论研究与运动研究相关，它不仅解释了理想的表现和运动，而且还解释了客户和运动障碍患者采取某种姿势和适应性运动策略的原因。

儿童首先学会通过感觉来运动：它是本体感受性的由运动性程序驱动的反射模式，并完成特定目标愿望包括喂养自己、运动、避免疼痛等。儿童采用的运动模式是每个阶段的典型代表，代表一个重大发育里程碑的必要进展。虽然许多物理和职业治疗方法已经根据儿童发育模式进行了调整，但它们的使用主要是针对儿童和成人神经系统疾病的人群。在 20 世纪初，梅布尔·埃尔斯沃斯·托德（Mabel Elsworth Todd）利用几个发育模式的体位如滚动和爬行，帮助患者改善平衡能力，并帮助与其合作的舞者和运动员重新恢复功能。这种训练被称为"意动法"，在运动领域的发展中发挥着重要作用。众所周知，摩西·费登奎斯（Moshe Feldenkrais）通过运动技术在他的意识中使用滚动模式。最近，捷克儿科医生瓦茨拉夫·沃伊塔（Vaclav Vojta）神经病理学家开始研究发育模式，并指出对脑瘫儿童的关键点进行特定刺激引发了特异性和可重复的反应。他还注意到成年人群的类似反应，这种方法可用于改变长期运动功能障碍，并最终成为其反射性运动技术的基础。

学习沃伊塔方法的帕维尔·科拉尔（Pavel Kolar）根据这些发育体位开发了一个练习系统（动态神经肌肉稳定技术），目的是使成年骨科患者建立正常的稳定性和运动模式。他利用儿童发育的每个阶段开发出一系列相应的纠正措施和高级运动模式，旨在帮助有稳定性问题和运动系统功能障碍的患者恢复这些原始模式。

下表列出了几个儿童发育的里程碑，这些里程碑是依据沃伊塔的"反射性运动"和科拉尔的"动态神经肌肉稳定技术"划分的，介绍了将在纠正性练习部分使用的、每个阶段相应的纠正性练习模式以及它们被纳入的原因。许多练习建议改编自科拉尔的动态神经肌肉稳定技术，是本书中许多纠正技术和策略的基础。

时间	发育里程碑	相应的纠正性练习模式
6 周	婴儿抬起头，用前臂和上腹部支撑	俯卧胸部扩展的第一阶段 功能：发展最佳呼吸模式和颈部稳定肌的功能，包括深层颈屈肌和肩胛骨稳定肌（包括前锯肌）
3.5 个月	腿部（髋、膝、踝）三处屈曲的仰卧位，呼吸和腹部支撑同步激活	呼吸和核心激活，并且腿部三处屈曲抬高 功能：发展脊柱、胸部和骨盆的最佳位置，以及开发最佳的稳定性和膈肌呼吸策略，发展胸腔骨盆三维复合体的肌肉
	俯卧位双臂支撑	俯卧胸部扩展的第二和第三阶段 功能：进一步发展深层颈屈肌、肩胛骨稳定肌和脊柱伸肌的稳定作用
4.5 个月	上肢分化，并可在矢状面上达到中线稳定	面对墙壁用上肢支撑的平板练习 四足练习伴有躯干的旋转或延伸 功能：进行单侧上肢支撑，并保持颈部和胸 - 骨盆稳定
6 个月	腹链形成，能侧卧和转身	侧卧同侧模式 功能：发展肩胛骨和盂肱关节稳定肌，协调躯干与上肢和下肢之间的单侧稳定
	通过膈肌、腰大肌、前后腹壁深层肌肉的协调活动，胸腰段支撑仰卧位	改良僵尸虫式动作 功能：发展胸腰段交界处的最佳稳定性

续表

时间	发育里程碑	相应的纠正性练习模式
7～8个月	高位斜坐，三点支撑位置（两腿和一臂） 四足支撑和爬行（手臂推）	高级侧卧模式和斜坐位伸展 四足练习阶段 功能：进一步发展躯干的稳定性和协调四肢分化
6～9个月	爬行（臂与腿之间的对侧分化） 站起来，双臂扶持行走	高级四足练习阶段 蟹行和弹力带练习阶段 功能：发展髋关节稳定性和直立式进程
10个月	下蹲	下蹲阶段 功能：协调髋部灵活性，发展直立姿势的躯干稳定性
10～12个月	独立站姿和步行模式的发展	基本运动模式 功能：将呼吸和稳定性活动配合到基本运动模式
3年	单腿站立	单腿模式 功能：将基本模式转变为体育运动或工作与生活中的专项活动

　　虽然这些发育模式很少被认为是传统训练的一部分，但是其中几个在许多常见练习模式中会看到，并被作为功能稳定训练的一部分。

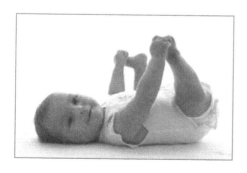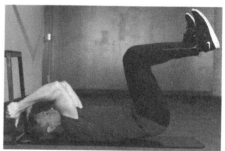

　　在仰卧时，小孩经常抓住脚抬起，将自己稳定在胸腰段交界处（左图）。这一策略有助于儿童深层稳定系统的发育，并使躯干、脊柱和骨盆相互对齐，以适应实现最佳直立姿势的要求。骨盆腹部提升应在右图中所示的这个位置进行训练，并且在功能运动模式中必须保持这种对齐。

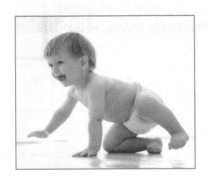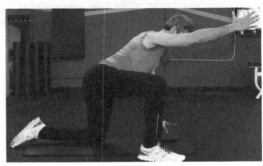

　　当孩子进行爬行时，他们在对侧肢体稳定，并在稳定肢体的周围移动躯干。对侧稳定跪姿伸展反映了这种模式——右图是一名患者在对侧肢体稳定，并伸展自由臂和腿。

　　被称为"神圣三角"（Kolar，2009）的三点支撑位置，除了提供支撑肢体的稳定性和移动肢体的灵活性之外，还是发展直立姿势的进程。儿童在左臂伸展时，左腿处于共轴位置（左下图）。这个位置有助于儿童获得髋关节共轴性和躯干的稳定性，以实现直立姿势。三点旋转通过三个支撑点（同侧髋、肩和对侧髋）重新产生许多相同的力。

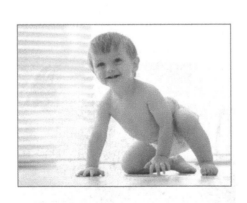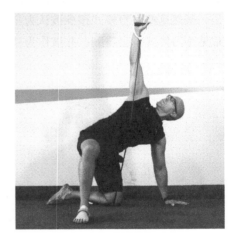

　　这些发育的里程碑为发展成人的基本运动模式奠定了基础。纠正运动功能障碍时通常有必要在纠正性练习方法中重温这些原始的、根深蒂固的模式。

基本运动模式

任何纠正性练习、康复策略或健身方案的最终目标都是提高基本运动模式的表现，并减少受伤的可能性。与一般人群的合作，最终目标是提高工作、运动和日常生活的效率。运动员可能会有与一般人群相同的目标，但他们通常会追求更高的运动效率，以增强他们的竞争力，同时最大限度地减少受伤的风险。无论最终目标如何，对于改善或改进患者的运动功能，这些基本模式至关重要，因为所有运动都是以下五种基本模式的组合。

在婴儿身上，有时被称为"原始运动模式"的基本运动模式是仰卧支撑、滚动、俯卧撑、四足式和爬行。这些模式最终将发展成为包括步态、水平位置变化、拉动、推动和旋转在内的五个成人基本运动模式。这些模式将在下面讨论。

步态：行走至跑步

我们的神经肌肉骨骼系统的基本功能是为我们提供从一个地方移动到另一个地方的能力。我们经常以不同的速度从一个地区迁移到另一个地区。我们的神经肌肉骨骼系统具有极高的效率和极强的适应性，我们能够以行走的方式移动或以更快的速度移动，如跑步或冲刺。我们可以利用不同的跑步或跳跃的姿势，跨越较大区域或不平的地形。

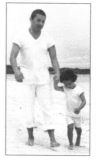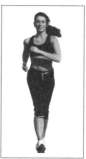

水平位置变化：下蹲、弓步、攀爬

人体的直立姿势使我们能够将体重分布在脊柱和骨骼上来保持重心。这种姿势是非常有效的，并且使我们可以有效地控制肌肉，执行各种各样的动作。从直立位，我们能够下蹲，降低身体重心并将物体从地面上提起。弓步模式使我们可以不对称地控制下肢以增加移动距离，向地面降低躯干或者在物体周围移动。使用上肢的拉动和下肢的推动我们可以攀爬到树上或山上，或者爬楼梯。

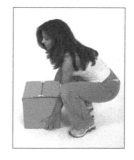

拉 / 推

除了各种精细运动任务之外，肢体还可以执行许多其他任务如举起重物。虽然肌肉本身只能进行拉的动作，但通过利用骨架作为杠杆系统，还能够执行推的动作。拉能将物体靠近我们的身体，推能将物体从我们的身边移开。我们的身体通常以交互的方式工作，其中一侧肢体在拉动，而另一侧肢体在推动，如步行、跑步或投掷动作中所见到的那样。双侧力量相互抵消，从而使我们保持身体平衡。

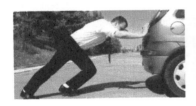 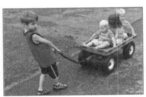

旋转

最后一个基本运动模式，可能是所有运动都包含的，因为所有运动都是旋转的。运动训练专家本·希尔（Ben Shear）说："身体不知道运动，只知道旋转"。该运动模式包括改变方向，它通过旋转和扭转来完成，也允许身体垂直于重力或对抗水平力运动。通过核心肌肉组织不同区域产生的力量的总和，人体能够使自身或物体加速和减速，如下图所示投掷或摆动球杆。此外，通过四肢或躯干的简单调整，旋转使身体可以移动和完成许多复杂的动作。

在设计一般训练和康复计划时，牢记这些基本运动模式是很重要的。在研究了五种基本运动模式之后，身体运动显而易见应该是结合所有运动平面的运动，它跨越运动链的所有关节，以不同的速度和适当的控制量来完成。不管怎样，所有的动作都可以被分解为单独的部分或板块。

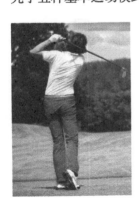

例如，即使是诸如高尔夫球挥杆的复杂动作，也是几种运动模式的组合。在瞄准阶段，随着髋关节弯曲，重心产生变化。在后摆阶段，躯干和骨盆的方向发生变化，四肢同时进行拉动和推动动作。在摆动阶段，当躯干和骨盆旋转时，躯干和四肢的运动带动着球杆。

通过观察五种基本运动模式可见，身体从未独立工作。它通过选择不同的运动模式，以综合的方式起作用，而不是优先选择独立的区域或肌肉群。身体不喜欢独立工作，并试图将力分布在尽可能多的关节上，以减轻任何一个区域的压力。这将是整合运动训练的基础：尽可能多地涉及肌肉群和关节，并指导身体精确地按照预先设计的方式整合运动。这并不意味着独立的康复、纠正性练习或训练是不必要的，但是一旦特定的功能障碍得到改善，就必须重新回归到基本运动模式中。采用这种运动观点最后要注意的是，作为教练和医疗保健从业者，在尝试提高运动员的运动表现或改善功能障碍时，对他的整个运动链必须有一个全局视角。在运动链上的任何地方的功能障碍都会影响到远端结构，从而对神经肌肉骨骼系统的整体功能产生重大影响。

运动功能障碍的自我延续模式

运动功能障碍的自我延续模式被认为是一个描述运动功能障碍模式存在的方法（Liebenson，2007；Rattray and Ludwig，2002；Page et al.，2010）。它以图形方式描述了神经系统的压力因素（包括急性和重复性创伤、情绪压力、交感神经系统紧张及疼痛）如何改变运动策略，基本上形成了一个功能障碍的自我维持的循环。该模型还可以解释，患有旧伤如腰痛和踝关节扭伤的个体发生重复性损伤的概率。

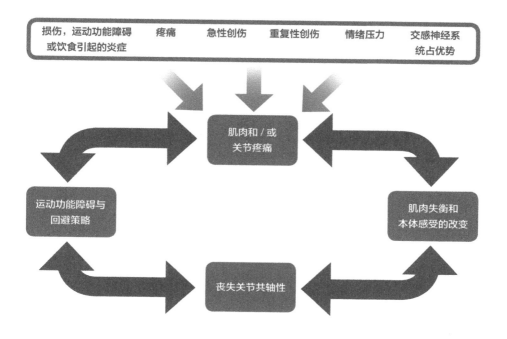

　　纠正策略的目标是通过中断功能障碍循环的某些环节来打破这个循环。教练或治疗师在什么时候介入其患者的循环取决于几个变量，包括功能障碍的持续时间、痛苦程度、哪里是功能障碍的最大区域以及患者功能障碍的"故事"意味着什么。在创伤的急性阶段，主要目标是在解决运动功能障碍之前控制疼痛。软组织技术、关节松动术、冰敷、消炎或止痛剂和休息，是这一阶段普遍采用的治疗方法。即使在急性阶段，特定的练习往往也是有用的，教练或治疗师应确保这些练习是专门针对患者的。对患者出现的多数慢性病情，教练或治疗师会通过解决运动功能障碍的根源即最薄弱的环节，来获得更好的结果。对于患有慢性疼痛的患者，快速减轻疼痛不太可能改变患者的感知和症状，而解决功能障碍循环中最根本的"驱动因素"通常会产生更好的效果。一般来说，这一阶段的练习总是在有控制的情况下进行，且这些练习对患者而言必须具有高度针对性，因为患者已经陷入了长期的功能障碍循环，需要针对问题的根源制定纠正性练习解决方案。

　　稳定灵活模型将在后文进行介绍，它有助于更加清楚地揭示这些功能障碍的循环是如何导致运动障碍的延续的。

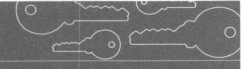

成功的关键
找到最大的驱动因素

　　临床医生在对慢性疼痛患者进行治疗时很容易发现患者的疼痛部位，但重要的是通过观察找到具有最大功能障碍的部位。慢性的疼痛往往是稳定性较差和运动策略不佳所致。因此，找到造成功能障碍的最大"驱动因素"或区域，或者被称为"最弱的环节"，是很有帮助的。试图发现最大功能障碍区域，将帮助临床医生更好地改善患者的运动模式。

　　关键：在对治疗急性疼痛的患者进行治疗时，处理相关运动功能障碍之前，应先控制疼痛源。在对治疗慢性疼痛的患者进行治疗时，应解决表现出最大的稳定性问题或运动功能障碍的区域。

关节共轴性

实现最佳的运动效率，同时使软组织和关节结构受到最小的压力，需要依赖一个前提：实现最佳关节共轴性。最佳关节共轴性是理想的关节连接位置，并且在运动链上关节周围具有理想的神经肌肉控制。关节的功能性拮抗肌以最大长度 - 张力关系为关节稳定和承受负荷提供肌肉协同作用（Kolar，2009）。

原则上来说，共轴性是稳定与灵活的结合。当患者关节的某一部位需要灵活运动时，必须能够稳定其他部位。灵活不仅仅是关节的简单灵活性，而是在关节运动范围内受控制的灵活。

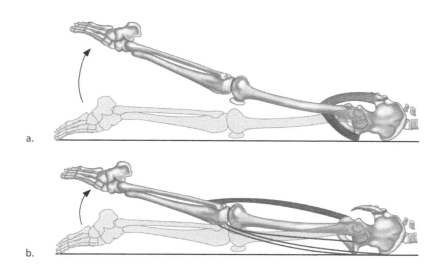

a.

b.

高效的运动需要协调的神经肌肉来控制关节的稳定和灵活。这种共同努力是为了建立最佳关节共轴性和发展高效的运动模式。

靠近旋转轴的肌肉可以保持最佳的旋转轴（图 a），而离关节较远的肌肉可以执行类似的动作，却不能保持关节共轴性位置（图 b）。在上述示例中，臀大肌更接近于旋转轴，因此能够保持关节共轴性，因为它有助于伸髋。腘绳肌离旋转轴较远，当它们成为主要的伸髋肌时，将导致股骨头在髋臼内向前推进。

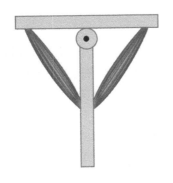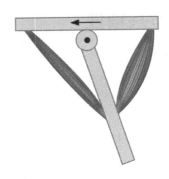

当所有肌肉最佳协同工作时，身体可以保持关节共轴性（左上图）。在肌肉被抑制（较薄弱的肌肉）的情况下，功能性拮抗肌（较粗壮的肌肉）在关节上发挥其牵引力，从而失去关节共轴性（右上图）。

髋部和肩部为这些理论提供了很好例子。例如，由于腰大肌是髋关节屈肌、臀大肌是髋关节伸肌，所以腰大肌和臀大肌互为拮抗肌。腰大肌和臀大肌的内侧深层纤维有助于股骨头在髋臼中的移动，从而保证髋关节运动期间的最佳旋转轴（Gibbons，2005）。肌肉功能受到抑制将促使协同肌张力增加以帮助实现关节共轴性。在这个例子中，如果腰大肌受到急性椎间盘刺激而发生抑制，其他髋关节屈肌如阔筋膜张肌和股直肌，将成为主要的髋关节屈肌。不幸的是，由于它们远离髋关节旋转轴，不能提供最佳的关节共轴性，因此当患者髋关节屈曲时，股骨头相对髋臼会向前推进（Sahrmann，2002；Lee，2008）。类似地，抑制臀大肌导致腘绳肌紧张以帮助髋关节伸展。随着旋转轴的进一步移动，患者髋关节伸展，腘绳肌将驱动股骨头在髋臼内向前。

这是一种非常常见的情况，将导致股骨前滑动综合征（Sahrmann，2002）以及丧失最佳髋部功能和力量。

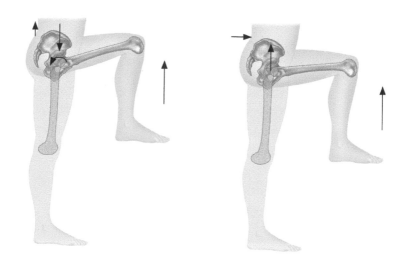

当最佳地同步激活髋部复合体的肌肉时（左图），个体能够屈曲髋关节并保持关节共轴性。当存在肌肉功能障碍时，关节共轴性丧失，髋关节主动肌的激活会驱动破坏旋转轴（右图）。

肩关节也存在类似的情况。肩袖肌肉负责维持关节窝内肱骨的共轴性。肩胛下肌是独特的，因为它有助于将肱骨向后拉到关节窝。在肩胛下肌抑制时，肩关节的其他内旋肌，主要是大圆肌和背阔肌，将协助控制肩关节运动。因为两个肌肉都离旋转轴更远，所以，它们将在关节窝中向前拉肱骨，产生肱骨前滑动综合征（Sahrmann，2002）。然后，患者将在其所有功能运动模式中都使用此策略，并且在每一个运动表现中巩固此模式。

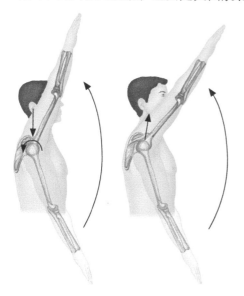

当最佳地同步激活肩部复合体的肌肉时（左图），个体抬起手臂并能够保持关节共轴性。当存在肌肉功能障碍时，关节共轴丧失，肩关节主动肌的激活会驱动破坏旋转轴（右图）。

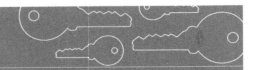

成功的关键
关节共轴性

关节共轴性是通过稳定和灵活的神经肌肉控制来实现的。虽然没有哪个肌肉的功能比其他肌肉更重要，但每个肌肉确实有最适合的独特行动，如果被抑制，改变了理想的共轴性，将改变关节的整体运动效率，改变整个运动链。较深的局部肌肉可能在运动期间对精准地控制关节位置发挥更大的作用。在恢复最佳运动模式时，这通常需要优先考虑。

关键：改善功能的关键之一是确保所有关节协同肌的同步激活，并发展理想的稳定策略和灵活模式，以提高患者实现最佳关节共轴性的能力。

关节共轴性丧失的不稳定的全身反应

受伤后，患者常常在受影响部位失去关节共轴性。神经系统会通过加强功能性协同肌反应以试图保护和稳定关节。这种加强也可能出现在丧失视觉或前庭感觉输入时，或者损伤后的总体本体感觉功能障碍时。

身体加强功能性协同肌，以在局部或全身不稳定的情况下进行支撑或稳定，身体可能会出现"绷紧"模式。这通常是导致慢性姿势习惯和不良运动模式的原因，以及解释为什么"特定平衡"练习（平衡板、摆动装置等）实际上会延续不良习惯，而不是帮助患者纠正平衡不佳。虽然这种现象可以在全身的任何地方看到，但是有几种代偿策略在躯干或下肢稳定性差的患者中更为常见。

- **肩关节绷紧**：背阔肌、大圆肌、胸小肌和菱形肌经常会出现过度活动的迹象，试图稳定躯干。这种模式将导致肩胛骨下回旋，并带来躯干僵硬。这些患者通常将在步态周期中表现出较差的躯干旋转和手臂摆动，以及手臂过顶动作的限制。

- **躯干绷紧**：竖脊肌的过度活动通常在胸腰段的位置，它可以导致胸腰段伸展。腹外斜肌一般是腹壁比较常见的过度活动肌肉，会导致骨盆后倾和躯干弯曲，并使胸廓的胸骨角变窄。腹内斜肌的过度激活将导致胸廓的扩张。一般来说，腹壁肌或竖脊肌的过度活动将导致相应肌群的反射性同步激活，导致躯干和脊柱的僵硬。

- **髋关节绷紧**：髋关节紧绷也称为"臀部绷紧"（Lee，2008），将导致股骨头前置和髋臼关节的过度挤压。这也可能导致单腿站立时髂骨绕股骨向后旋转。这是一种常见的代偿策略，特别是当失去单腿站立的稳定性时。

- **脚趾抓紧**：患者基本上会采用两种脚趾抓紧的策略：脚趾爪抓和脚趾卷曲。脚趾爪抓通常称为"锤状趾"，表现为近端跖趾关节伸展和近端指间关节屈曲。脚趾卷曲表现为跖趾关节和指间关节屈曲。脚趾屈肌的这种过度活动导致踝关节背屈的减少，以及脚底、膝关节和/或躯干的代偿，特别是在单腿姿势时以及在平衡受到影响的情况下。

这些代偿模式在整个功能活动中是常见的，如上所述，通常继发于肌肉执行该功能的能力受到抑制或损害时。由于患者神经系统的代偿适应性强，由此导致要求神经系统采用替代肌肉策略来执行当前的任务。这是运动功能障碍的主要原因，也是患者如此容易地延续其习惯模式的原因。下列表格中列出了一些较为常见的肌肉抑制情况、其协同肌代偿策略以及该策略导致的姿势或运动功能障碍。

位置	抑制肌肉	常见替代肌肉	导致的姿势和／或运动功能障碍
肩关节	肩胛下肌	大圆肌和背阔肌	肱骨头前滑动；盂肱关节灵活不良
	冈上肌	三角肌	肱骨头向上移位
	前锯肌、斜方肌上部、斜方肌下部	菱形肌、肩胛提肌、胸小肌	肩胛骨下回旋；颈部向抑制的一侧屈
髋关节	腰大肌和腰小肌	在髋关节：股直肌、阔筋膜张肌 在躯干和脊柱：竖脊肌、腹内外斜肌	在髋关节，股骨头向前滑动；在躯干和脊柱，躯干和脊柱的僵硬，胸腰段的过度伸展
	臀大肌	腘绳肌、梨状肌、竖脊肌	股骨头前滑动，腰椎前凸（竖脊肌主导）或骨盆后倾（腘绳肌主导）
	臀中肌和臀小肌	阔筋膜张肌、股直肌、腰方肌	骨盆无力（阳性特伦德伦伯征的一侧较高）；脊柱弯曲（代偿性特伦德伦伯征）
呼吸和躯干稳定	膈肌	斜角肌、胸锁乳突肌、胸小肌	加速呼吸频率，顶端呼吸模式，辅助呼吸肌过度紧张；颈部、躯干和脊柱僵硬；头颈前伸
	腹横肌	腹内外斜肌、竖脊肌	躯干和脊柱的整体僵硬
	盆底肌	梨状肌、闭孔外肌、股方肌	臀部绷紧，髋关节灵活性不良

功能的稳定 - 灵活模型

　　为了执行协调和高效的运动，运动链需要由稳定和灵活的关节相互交替组成。格雷·库克最早提出了人体各关节稳定性与灵活性交替的模型来描述运动链中各个环节的功能。应用他的模型可以确定，在足部、膝部、腰椎骨盆复合体、肩胛胸廓和颈椎部位需要稳定，而在踝关节、髋关节、胸椎、盂肱关节和枕骨下区域需要灵活。这个模型，并不意味着在足部、膝部或肩胛胸廓等区域不需要进行活动，而是作为运动链各环节的一般性的功能指导方针。

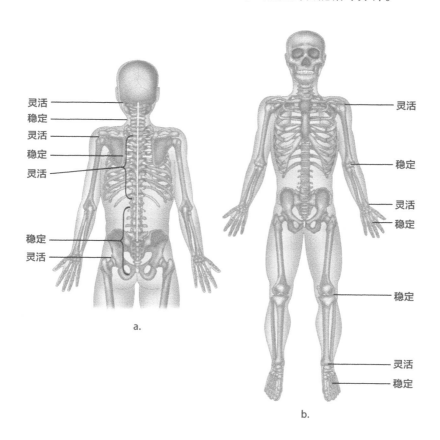

功能的稳定 - 灵活模型（a. 后视图，b. 前视图）

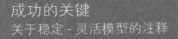
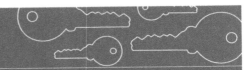

成功的关键
关于稳定 - 灵活模型的注释

　　虽然运动链的某些环节可能被设计更好地用于稳定，而其他环节被设计更好地用于灵活，但要注意的是，所有环节必须在某些特定时候是稳定的，并且在其他时候又能够灵活。例如，当负重时，腰部通常必须是稳定的。然而，以步态周期为例，每个节段需要贡献几度的活动，这对脊柱整体运动是很重要的。类似地，虽然膝关节被指定为稳定区域，但是胫骨和股骨仍然必须具有一定活动的能力，以便在步态周期中提供最佳的加载和卸载。

　　关键： 运动链的所有环节都需要一定的稳定性，以有效地加载关节；并且具有灵活性，以在功能上 "解锁" 关节产生运动。这两个功能都必须被重视，并分别在运动链的每个环节上协调运行。

　　当这些关系发生变化时，就会出现功能障碍。例如，需要稳定的关节变得过度活动；相反地，需要灵活的关节变得不够灵活。下表中按照稳定 - 灵活模型，描述了几种常见的功能障碍模式。

失去灵活的部位	常见的代偿模式
踝关节	增加膝关节外展（外翻）和 / 或增加足旋前
髋关节	骨盆后倾、腰椎弯曲和 / 或骨盆内旋（骶髂关节完整性丧失）
胸部	骨盆后倾、腰椎弯曲和 / 或肩胛胸廓区域不稳定增加颈椎运动
肩关节	肩胛胸廓区域不稳定和 / 或颈椎不稳定

　　一般来说，由于局部稳定性差以及远端灵活差（主要是膝部、腰椎 - 骨盆部和肩胛胸廓区域）而成为过度活动的部位是大多数患者首先抱怨疼痛的地方，也是他们寻求教练和治疗师帮助的原因（他们通常在这些地方疼得无法忍受时寻求医生帮助）。

　　膝部和腰椎的过度运动通常导致这些区域的过早退化，而在过度紧张的关节如髋关节也往往出现退行性问题，但是这些功能障碍的后果表现出来需要较长的时间。这就是为什么医学和整形界倾向于将这些疾病归因于关节退化和骨关节炎的遗传因素，而很少将其归因于患者的运动功能障碍。

这些关节功能的改变也将改变该区域的肌肉控制。例如，继发于胸部僵硬的肩胛胸廓关节灵活性丧失，使肩袖肌肉绷紧，肌张力增加以提高肩胛骨稳定性，这导致盂肱关节灵活性减小，当盂肱关节运动时将驱动肩胛胸廓关节移动，使肩胛骨功能障碍延续。此外，随着肩胛胸廓关节变得更不稳定，颈部变得更僵硬，因为颈椎肌肉紧张性增加以试图稳定和固定肩胛骨。这增加了颈部的压力，刺激了颈椎的周围神经，导致肌肉的抑制，并进一步延续了运动功能障碍。

在下肢也可以看到类似的情况。由于不良的髋关节稳定模式（例如"臀部绷紧"）或后关节囊的限制，患者髋关节灵活性丧失，将通过骨盆后倾或腰椎屈曲来完成动作。这将造成腰椎的过度活动和髋关节旋转肌和／或腘绳肌的反射性张力增加，从而进一步延续功能障碍。

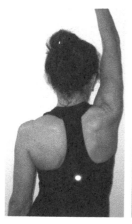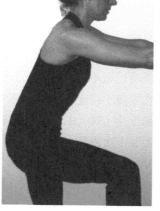

不良的灵活模式：盂肱关节失去最佳灵活性，导致患者过度外展并抬高肩胛骨（左图）。

髋关节失去最佳灵活性，导致患者骨盆后倾和腰部屈曲（右图）。

阻止这些功能障碍延续的关键是识别和纠正主要驱动因素，并建立正确运动模式，使神经系统采用新的运动模式。虽然一些教练或治疗师可能会争论，是否低可动性优于过度活动，反之亦然，但通常这种讨论如同母鸡或鸡蛋的辩论一样毫无意义。纠正策略的目标是制定符合各部位功能的纠正运动策略，使失去灵活性的关节重新变得灵活，使应该稳定的关节更加稳定。一般的经验做法是稳定近端结构（上述实例中的脊柱），然后引导四肢实现最佳灵活性，即髋部和肩部。这将是本书后面部分提出的纠正运动策略的基本前提。

纠正策略的目标是，通过改善功能障碍关节的周围肌肉的协同功能，来改善关节共轴性，并教导患者如何使运动链的适当部位实现最佳灵活性。然后，为患者提供练习策略，使他们将新的关节位置整合至基本运动模式中。这种方法通常需要使用特定的肌肉激活策略，来改善抑制的功能性拮抗肌的作用，这将在本书后面部分进行讨论。

损伤预测因素

虽然我们不可能百分之百地准确预测，但是有三个因素已经被证实可用来预测运动损伤：不对称的运动范围、旧伤和异常运动控制。

在下背痛患者中发现髋关节运动范围的不对称（Van Dillen et al.，2008）。在下背痛患者中，不仅髋关节旋转功能损失，而且左右两侧的运动范围也存在较大的不对称性。同样，埃里森、罗斯和沙拉曼（Ellison et al.，1990）发现，当与健康受试者相比时，下背痛患者的主要问题是髋关节向内旋转的损失。髋关节内旋的丧失是下背痛患者的常见临床症状。同样，肩关节内旋的丧失伴有颈部和上背部疼痛。在功能评估中，评估运动中的不对称性将是运动范围测试的基础。

旧伤被建议作为损伤的预测因子，尽管在文献综述中对踝关节外侧扭伤的预测因素中（Beynnon et al.，2002）发现没有一致性的因素可以预测踝关节损伤。但是，在关节损伤后已经发现机械不稳定性（关节积液、韧带或关节囊松弛以及受损的关节运动力学）和功能不稳定性（本体感觉、肌肉活化模式和受损的姿势控制）在损伤复发中起作用（Hertel，2002）。研究已经证明，实验性关节积液（将盐水溶液注射到关节中）对膝关节的局部稳定肌（股内侧肌）产生抑制（Hopkins et al.，2002）。下背痛和单侧坐骨神经痛症状的个体，被发现多裂肌和腰大肌发生萎缩（Dangaria et al.，1998）。卡马斯等人（Kamaz et al.，2007）在慢性下背痛患者中发现腰大肌、腰方肌和多裂肌萎缩性变化，巴克尔、珊雷和杰克逊（Barker et al.，2004）也有类似的发现。平衡测试中的不良表现也被证明是踝关节损伤的可靠预测指标（McGuine et al.，2000）。虽然这些研究可能无法令人信服地表明相关关系，但是有足够的经验和临床证据表明，以前的损伤和由此产生的肌肉萎缩与功能评估的结果相结合，可以作为未来损伤的预测因子。

此外，腰痛患者与无痛者相比，其运动控制的障碍和肌肉激活策略的改变，已被得到证实（Richardson et al.，2004）。在慢性腹股沟疼痛的运动员身上已经被证实，全身肌肉激活增加而不是躯体局部肌肉（Cowan et al.，2004），而在骨盆带疼痛的患者中，股二头肌和髋内收肌比腹横肌更早地被激活（Hungerford et al.，2003）。躯干神经肌肉控制的缺失已被证明是运动员膝关节损伤的预测因子（Zazulak et al.）。在303名大学生运动员的研究中，躯干肌肉激活的延迟被证明是发生下背痛的危险因素。对于有过背痛的运动员来说，未来背部疼痛的风险增加了两倍（Cholewicki et al.，2005）。因此，当尝试改善功能障碍运动模式时，识别运动功能障碍和改善运动控制必须是纠正性运动策略的组成部分。

结论

识别人类运动的组成部分，可以帮助教练或治疗师了解运动的一些细微差别以及运动效率低下的原因。

理解和领会神经肌肉筋膜系统的发展和推进作用，使从业者能够更好地设计和实施符合患者需求的纠正和渐进运动模式。接下来的章节将详细论述肩部和髋部复合体，更好地了解这些部位的复杂性，以及提高对理想运动学的理解，实现患者需要的功能改善、受伤减少及运动表现提高。

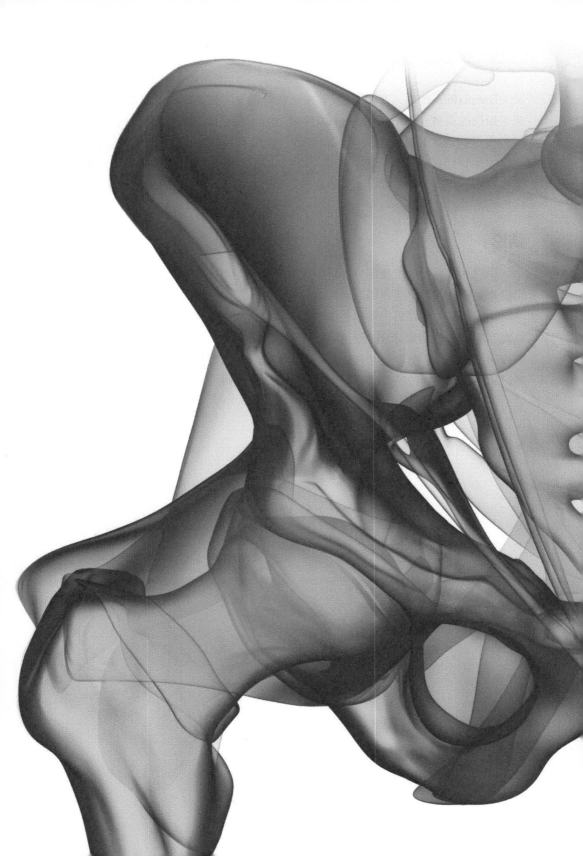

第二部分

深入了解和评估肩部和髋部复合体

第三章

肩部复合体

章节目标
深入了解肩部复合体的功能组成
确定肩部复合体功能障碍的关键区域
了解肩部复合体的理想运动力学

　　肩关节是一个复杂的关节系统，能够协调地工作使上肢的活动范围加大。肩部复合体起到连接和支持上肢的作用，使手臂在拉动、推动、抬起和投掷等动作中正确地定位。

肩部复合体的结构

　　肩部复合体由四个关节联合构成：盂肱关节（GH）、肩胛胸廓关节（ST）、肩锁关节（AC）和胸锁关节（SC）。这四个关节的共同作用使肩部复合体成为最灵活的关节复合体。然而，这种灵活性的代价是：稳定性不足。要准确地了解稳定性是如何产生的，那么了解关节运动学和功能解剖学的基本知识是必要的。

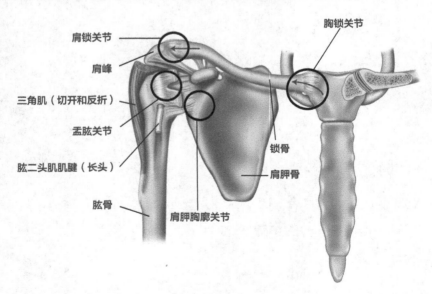

肩锁关节

肩峰

三角肌（切开和反折）

盂肱关节

肱二头肌肌腱（长头）

肱骨

肩胛胸廓关节

胸锁关节

锁骨

肩胛骨

盂肱关节

　　盂肱关节是由肱骨头和肩胛骨关节盂构成的关节（球窝关节）。尽管传统上被归类为球窝关节，盂肱关节可以更形象地被看作是高尔夫球搁在球座上。如前所述，这种结构可以产生大范围的运动，却以稳定性低为代价。因此，盂肱关节依赖关节唇、关节囊和关节周围的许多韧带提供被动支持以及由肩袖肌肉提供额外的动态支持。下面将更详细地讨论这些组成部分。

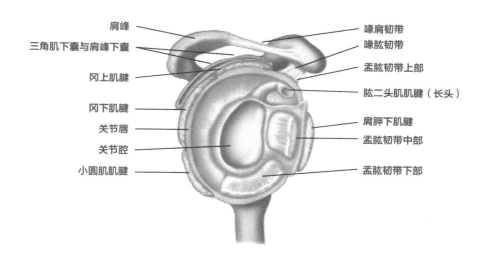

关节唇和关节囊

　　关节唇是围绕关节窝的纤维软骨环，帮助形成更深的关节窝，加大与肱骨头的接触面积。关节囊是围绕肱骨头和关节窝的纤维结缔组织结构。关节囊与三条盂肱韧带（盂肱韧带上部、盂肱韧带中部和盂肱韧带下部）融合，增加稳定性和力量。

肩袖肌群

　　肩袖肌群和肱二头肌长头与关节囊密切配合，为盂肱关节增加动态支持。肩袖肌群由四块肌肉组成：冈上肌、冈下肌、小圆肌和肩胛下肌。虽然每块肌肉在盂肱关节上都有其特定的功能，但是肩袖肌群以及肱二头肌长头腱共同作用，压低并稳定了关节窝中的肱骨头。肩袖肌群的具体功能将在下面讨论。

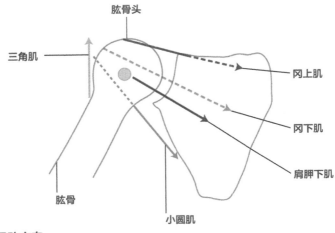

肩袖运动方向

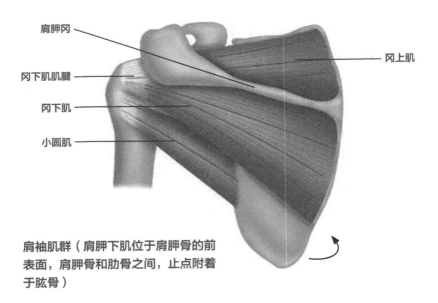

肩袖肌群（肩胛下肌位于肩胛骨的前表面，肩胛骨和肋骨之间，止点附着于肱骨）

冈上肌起自肩胛冈上窝，止于肱骨大结节嵴上方。

通常认为是冈上肌牵拉肱骨外展，但实际上是肱骨头在关节窝凹面内向下移动，从而导致外展。这种移动有助于抵消由三角肌产生的向上牵拉肱骨的力。冈上肌薄弱或抑制会使肱骨向上滑移，当肱骨被三角肌向上提拉时，导致肩峰下滑囊和冈上肌腱被挤压。

冈下肌起自肩胛骨后面，止于肱骨大结节嵴的冈上肌腱附着点下方。小圆肌起于肩胛骨的外侧缘背面，止于肱骨大结节嵴的冈下肌腱附着点正下方。当肱骨外展约60度至90度时，冈下肌和小圆肌共同作用使肱骨外旋，并导致大结节向后旋转，为冈上肌腱和肩峰下滑囊提供空间。此外，冈下肌和小圆肌有助于拉低肱骨头，在肱骨外展时帮助抵消三角肌的向上拉力。如果这些肌肉薄弱将使肱骨大结节处在内旋位置，并可能产生肩峰撞击综合征，发生冈上肌腱、肩峰下囊以及肱二头肌长头腱与喙肩顶部相互碰触的现象。如果患者在肱骨内旋的位置而不是中立的位置开始运动，也会发生这种情况。采用这种模式的个体，通常会在60度到120度的外展范围内感到疼痛，因为这时喙肩顶部与大结节之间处于最小空间位置。通常在120度以上无痛，因为这时肱骨开始下降。这就是众所周知的疼痛弧。

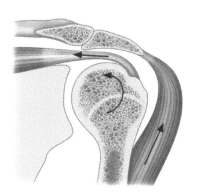 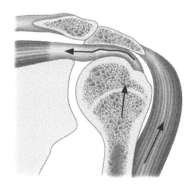

冈上肌撞击：如果最佳地同步激活三角肌和肩袖肌群，那么盂肱关节有最佳关节共轴性（左上图）。如果没有来自肩袖肌肉的最佳向下拉力，三角肌的收缩会使肱骨头上移，并导致冈上肌腱撞击到肩峰（右上图）。

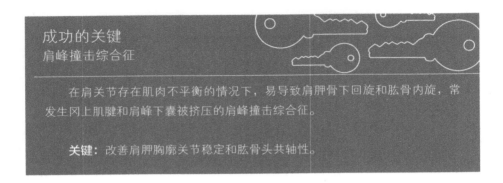

成功的关键
肩峰撞击综合征

在肩关节存在肌肉不平衡的情况下，易导致肩胛骨下回旋和肱骨内旋，常发生冈上肌腱和肩峰下囊被挤压的肩峰撞击综合征。

关键： 改善肩胛胸廓关节稳定和肱骨头共轴性。

肩胛下肌，是经常被遗忘的肩袖成员，它起于肩胛下窝，止于肱骨的小结节。它的作用是使肱骨头内旋、下降和内收在关节窝中。它有明显区别的两部分，受两组神经支配，根据上肢的动作具有不同的功能（Decker et al., 2003）。作为唯一的从后侧将肱骨头拉到关节窝的肩袖肌肉，它非常重要，抵消了三角肌后束、小圆肌和冈下肌向前的拉力。它作为其他肩袖肌肉的协同肌，维持肱骨头在关节窝中的共轴性。肩胛下肌薄弱或抑制将导致肱骨前滑综合征，因为其他较大的内旋肌肉（主要是背阔肌和大圆肌）会发挥主导作用，在关节窝中向前拉动肱骨。肩胛下肌薄弱或抑制还会导致肩峰撞击综合征和肱二头肌腱鞘炎。

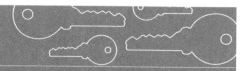

成功的关键
肱骨前滑综合征

　　当存在肩胛骨运动障碍并发生肩袖肌群代偿的情况下，肱骨将失去其最佳旋转轴线。这通常导致肱骨头向前滑动，在推动和拉动期间不能保持关节的共轴性。这是导致肱二头肌腱鞘炎最常见的原因。

关键： 改善肩胛胸廓关节稳定和肱骨头的共轴性。

　　肱二头肌虽然技术上不被认为是肩袖的一部分，但是由于其穿过肩关节囊，应该被特别提及。肱二头肌长头腱附着在肩胛骨盂上结节上，穿过肩关节囊，经肱骨结节间沟下行，止于桡骨粗隆。除了使肘关节运动，肱二头肌还可作为肱骨前面的稳定肌。肱二头肌肌腱位于肱骨结节间沟中，并在肱骨运动时沿着结节间沟滑动。肩关节位置的改变，特别是肩胛前倾或肱骨内旋，会导致肱二头肌肌腱在结节间沟运动发生位移。肱二头肌肌腱不在结节间沟内滑动，带来的慢性刺激可能会导致肱二头肌肌腱滑膜炎症，这被称为"肱二头肌腱鞘炎"。

肩胛胸廓关节

肩胛胸廓关节由肩胛骨在胸廓上的假关节形成。肩胛胸廓关节不是真正的关节，它缺乏韧带、关节囊、滑膜和滑液，但它与肩部复合体的完整性密切相关。肩胛胸廓关节的功能是定位肱骨，并将其置于最佳的位置，以改善盂肱关节的功能。肩胛骨的前表面是凹的，理想地位于胸部的凸面上。因此任何影响胸廓的姿势变化都会影响这种关系，从而损害肩胛胸廓关节的稳定性。

肩胛骨的中立位置位于第二和第七胸椎之间，距离脊柱中线约一至三英寸（1 英寸约 2.54 厘米）（Sahrmann，2002）。肩胛骨绕冠状轴前倾约 30 度，关节盂位于前外侧，这被称为肩胛平面。在该平面上的运动通常被称为肩胛平面运动，该运动被认为是抬起手臂过顶的最安全方式，因为会产生较少的关节囊扭转和肩袖肌肉的撞击。要注意的是，肩胛平面随着肩关节功能位置的变化而改变。

由于肩胛胸廓关节缺乏稳定关节（如髋关节）的闭合结构和关节的韧带完整性，所以肩胛骨在很大程度上依赖于胸廓的位置和肩胛骨稳定肌来保持肩胛胸廓关节完整性。了解正常的肩胛胸廓关节运动将有助于认识肩胛骨稳定肌的功能。

肩胛骨运动

肩胛胸廓关节有十种基本运动方式：内收、外展、上提、下降、下回旋、上回旋、内旋、外旋、前倾和后倾。下表中列出了肩胛胸廓关节的各种运动方式，另外，前伸和后缩也被列在表格里面，它们是指肩部复合体整体运动的术语。

术语	定义
内收	指肩胛骨彼此靠近或靠近身体的中线，肩胛骨的内收肌是斜方肌中部和菱形肌
外展	指肩胛骨彼此离开或远离身体的中线，肩胛骨的外展肌是胸小肌和前锯肌
后缩	整个肩部复合体沿着肩胛平面向后移动，肩关节后缩肌包括菱形肌、斜方肌和背阔肌
前伸	整个肩部复合体沿着肩胛平面向前移动，肩关节的前伸肌包括前锯肌、胸大肌和胸小肌
下降	肩胛骨沿胸廓的向下移动，肩胛下降肌包括斜方肌下部、背阔肌、胸小肌、胸大肌下部纤维和前锯肌下部纤维
上提	肩胛骨沿胸廓的向上移动，肩胛上提肌包括斜方肌上部、肩胛提肌和菱形肌
下回旋	肩胛骨沿着额状面向下的旋转，使关节窝指向地板，肩胛骨下回旋肌包括胸小肌、菱形肌和肩胛提肌
上回旋	肩胛骨沿额状面向上的旋转，使关节窝指向天花板，肩胛骨上回旋肌包括斜方肌上部和下部及前锯肌
内旋	当肩胛骨沿垂直轴向前倾斜时，发生肩胛向内旋转，该运动主要由胸肌负责
外旋	当肩胛骨的前内侧沿垂直轴接近胸廓时，发生肩胛向外旋转，该运动主要由斜方肌和前锯肌负责
前倾	前倾是沿着冠状轴的运动，肩胛上角接近胸廓，肩胛下角离开胸廓，该运动主要由胸大肌和肱二头肌短头负责
后倾	后倾是沿着冠状轴的运动，肩胛上角移开胸廓，肩胛下角接近胸廓，该运动主要由斜方肌下部和前锯肌下部纤维负责

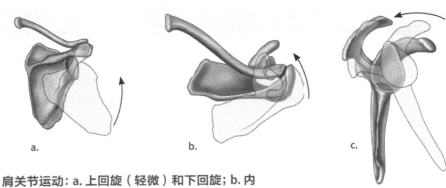

肩关节运动：a. 上回旋（轻微）和下回旋；b. 内旋（轻微）和外旋；c. 前倾和后倾（轻微）

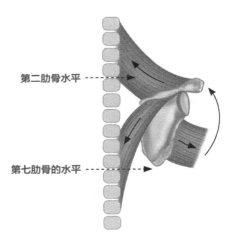

肩胛骨力偶：前锯肌及斜方肌上部和下部共同作用，产生上回旋并控制下回旋

第二肋骨水平

第七肋骨的水平

附属运动

肩胛骨缺乏最佳的倾斜模式，形成了我们熟悉的翼状肩胛的姿势。肩胛骨的翼通常是指肩胛骨过度前倾，其下角从胸廓拉开，而肩胛骨的上部与胸廓相对接近。肩胛骨的隆起是指肩胛骨的整个内侧缘从胸廓抬起，而肩胛骨的外侧缘与胸廓相对接近。

这两个姿态都是由于肩胛胸廓关节不稳定造成的，改善肩胛胸廓关节完整性的策略将在本书后面的内容中进行讨论。

肩部耦合运动

为了使盂肱关节在其基本运动平面运动，肩胛胸廓关节必须有相应的运动。这些耦合运动如下所列。

- **矢状面运动**：臂的屈曲需要肩胛胸廓关节的上回旋和后倾，同时臂的伸展需要肩胛胸廓关节的下回旋和前倾。
- **额状面运动**：臂的外展需要肩胛胸廓关节的上回旋，而臂的内收需要肩胛胸廓关节的下回旋。
- **横切面运动**：臂的内旋需要肩胛胸廓关节的前伸，而臂的外旋需要肩胛胸廓关节的后缩。

缺乏最佳肩胛胸廓关节动作将影响随后所有的上肢动作。

胸廓

虽然胸廓不属于肩部复合体，但是不讨论胸廓及其在肩胛胸廓关节完整性中的作用是错误的。胸廓构成一个可移动但稳定的肩胛骨底座。胸椎段（T 脊柱）应具有轻微的后曲率（脊柱后凸），其顶点在 T4-T6 椎体水平。试想一下，这种凸面形状作为肩胛骨前凹面的底座的重要性。按照生物力学要求，胸椎段应该随肩关节屈曲而伸展，随肩关节伸展而屈曲，并在肩关节外展时向对侧侧屈。对齐的改变、关节的移位和 / 或胸廓运动的变化将导致肩部复合体的代偿运动。

肩锁关节

肩锁关节帮助肩胛骨在过顶动作中处于最佳定位，尽管其贡献往往被忽视。它被分类为平面关节，由锁骨远端和肩胛骨肩峰的内侧面构成。虽然明显不如胸锁关节稳定，但肩锁关节被肩锁韧带和喙锁韧带被动地加固，并被三角肌前束、斜方肌上部和锁骨下肌动态地加固。这些肌肉将在下面进一步详细讨论。

肩锁关节的肌肉

三角肌前束

三角肌前束附着于肩胛骨肩峰内侧和锁骨远端，止于肱骨三角肌粗隆。三角肌前束有助于肩锁关节的前部稳定，并有助于肱骨的过顶动作。

斜方肌上部

起自颅骨后面、上七块颈椎和项韧带，止于锁骨远端和肩峰。斜方肌上部的作用是上提肩锁关节以协助肩胛骨上回旋。因此，斜方肌上部的抑制显著影响上提肩胛骨和稳定手臂过顶动作的能力。

锁骨下肌

锁骨下肌是肩部复合体经常被遗忘的肌肉，起自第一肋骨下面，止于锁骨中部三分之一处。它能使锁骨下降和抬高第一肋骨，在过顶动作中所起的作用较小。随着锁骨下肌的收缩，锁骨向下方和前方牵拉。在"S"形锁骨上的这个运动产生锁骨与肩胛骨的上回旋，肩胛骨通过韧带附着在肩锁关节上。锁骨下肌的抑制会显著降低过顶动作的范围和稳定性。

用于改善这些重要肌肉功能的激活策略将在后文介绍。

胸锁关节

胸锁关节是附肢骨与中轴骨唯一的骨骼连接。它是由锁骨的近端和胸骨的胸骨柄构成的鞍状关节。在肩部复合体的四个关节中，胸锁关节是最稳定的，但其对于最佳的过顶动作的贡献至关重要。胸锁关节被胸锁、锁骨间和肩锁韧带被动加固，并被胸锁乳突肌和胸大肌动态加固。

胸锁关节的肌肉

胸锁乳突肌

胸锁乳突肌（SCM）起于颞骨乳突，止于胸骨柄前和锁骨近端。除了对头颈部的作用外，胸锁乳突肌还可以稳定胸锁关节并提升锁骨和胸骨。在出现呼吸力学改变的情况下，胸锁乳突肌成为主要的呼吸肌，增加了颈部的压缩载荷并潜在地改变了胸锁关节的旋转轴。

胸大肌

胸大肌胸骨部分起于锁骨内侧半、胸骨前面和上位六个肋软骨，止于肱骨大结节嵴。当斜方肌上部、锁骨下肌和胸大肌的锁骨纤维提升锁骨时，胸大肌的胸骨纤维起到内收锁骨的作用，从而稳定胸锁关节。

颈椎

涉及肩部力学，颈椎值得被特别提及。几个关键的肩胛骨稳定肌，包括斜方肌上部、小菱形肌和肩胛提肌，都附着在颈椎上。肩胛骨的不稳定往往会导致肩胛提肌和菱形肌的过度激活。这些肌肉的过度活动扰乱了肩胛胸廓关节的最佳关节共轴性，并增加了颈椎的压缩载荷。由于来自 C5-T1 颈神经根的臂丛神经支配着上肢的许多肌肉，运动功能常常会受到影响。颈椎的慢性刺激通常是几个关键肩胛骨稳定肌被抑制的主要原因，包括由胸长神经支配的前锯肌。颈部椎间盘突出多发生在 C5-C6 椎间盘，胸长神经源自颈神经根 C5-C7，因此影响前锯肌的运动功能。由于肩胛骨稳定性丧失，造成向下回旋，前锯肌被抑制会增加颈椎额外压力，导致肩颈部功能障碍模式的延续。

颈椎的肌肉

虽然颈部稳定与肩胛骨稳定紧密相关，但是有几个关键的肌肉直接负责颈椎的姿势控制，即颈长肌、头长肌和多裂肌。

头长肌和颈长肌

头长肌起自 C3-C6 横突前面，附着于枕骨底部下方。颈长肌起自 C3-T3 横突前面和椎体，附着于上面几个椎骨的相似区域。总的来说，这些肌肉会使颈前屈和颈侧屈，同时还可以帮助头部和颈部旋转。然而，它们的真正功能是稳定，通过深层节段间的连接组织，帮助颈椎伸长，以抵抗来自肌肉的压缩力，如颈部竖脊肌、肩胛提肌和胸锁乳突肌。

多裂肌

颈椎多裂肌起于 C4-C7 关节突，止于 C2-C4 以上棘突。虽然其功能是伸展和旋转，类似于脊柱胸段和腰段的功能，但是颈椎多裂肌还可以抵抗椎骨的前向平移，在头部和颈部伸展以及肩部运动期间帮助保持颈椎的稳定性。

除了枕骨下的其他深层肌肉之外，以上三种肌肉具有提供颈椎和头部本体感觉的重要作用。与身体其他部位的深层稳定肌类似，它们还具有前馈作用，可以在手臂运动之前帮助稳定头颈部。损伤通常会导致这些关键稳定肌的抑制，需要表浅的颈竖脊肌、肩胛提肌、斜角肌和胸锁乳突肌增加激活，以帮助头颈部的稳定性。纠正性练习的目标是改善深层稳定肌的激活，同时减少表浅肌肉的过度活动。

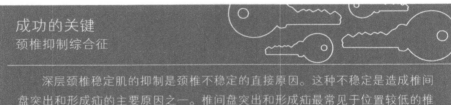

成功的关键
颈椎抑制综合征

深层颈椎稳定肌的抑制是颈椎不稳定的直接原因。这种不稳定是造成椎间盘突出和形成疝的主要原因之一。椎间盘突出和形成疝最常见于位置较低的椎间盘，并且是导致前锯肌抑制和肩胛骨不稳定的常见原因之一。

关键：对于曾有颈部或颈椎损伤和肩胛骨不稳定病史的患者，在进入基础运动模式之前，应着重于改善颈椎和肩胛骨的稳定性。

肩部复合体的肌肉

鉴于肩部复合体的运动范围和随后的稳定性要求，需要许多肌肉来负责维持这种精确控制。虽然之前已经讨论过几个控制肩部复合体的肌肉，但是肩部复合体的肌肉根据具体的连接部位基本上可以分为肩胛脊柱的、肩胛胸廓的、脊柱肱骨的、胸廓肱骨的及肩胛肱骨的肌肉。

肩胛脊柱

肩胛脊柱的肌肉起于脊柱，附着在肩胛骨上，包括肩胛提肌、斜方肌上部、小菱形肌、大菱形肌、斜方肌中部和斜方肌下部。前面已经讨论了斜方肌上部。肩胛提肌起于 C1-C4 横突后方，止于肩胛骨的上角。除了抬起肩部复合体之外，肩胛提肌的作用还有使颈部向同侧屈曲和旋转。它是使肩上提（耸肩）和脊柱侧屈的斜方肌上部的协同肌；然而，肩胛提肌与斜方肌上部还是一组拮抗肌，不仅因为肩胛提肌能使肩胛骨下回旋，斜方肌上部能使肩胛骨上回旋，而且还因为肩胛提肌能使颈部向同侧转，斜方肌上部能使颈部向对侧转。

大小菱形肌附着于 C7-T5 项韧带、棘上韧带和棘突。菱形肌的作用是使肩胛骨后缩和下回旋，因此它是肩胛提肌的协同肌，并且是斜方肌上、下部的拮抗肌。它是肩胛胸廓关节的重要的内侧稳定肌。

斜方肌中部从 C7-T3 连接到肩峰和肩胛骨冈后缘。它的作用是使肩胛骨后缩和稳定肩胛骨的内侧缘，并且是菱形肌的协同肌。

斜方肌下部附着于 T4-T12 的棘突和棘上韧带以及胸腰筋膜，止于肩胛冈内侧的平滑三角形表面。这个肌肉是重要的使肩胛骨下降的肌肉，因此与斜方肌上部、肩胛提肌和菱形肌功能相反。在肩胛骨上回旋时，它是斜方肌上部和前锯肌的功能性主动肌，因此与肩胛提肌、菱形肌和胸小肌的功能相反。

肩胛脊柱的肌肉共同地作用将脊柱向固定的方向旋转运动，这是改善功能障碍性脊柱弯曲的一种策略。

肩胛胸廓

前锯肌和胸小肌是从肩胛骨到胸廓的两块肌肉，每一个都值得特别注意。虽然没有肌肉是孤立地工作的，但前锯肌可能是稳定肩胛骨最重要的肌肉，而胸小肌可能是前倾肩胛骨最主要的肌肉。

前锯肌主要负责维持肩胛骨在胸廓上的稳定。此外，它通过使肩胛骨上回旋和外展来协助过顶动作。下部纤维具有当肩胛骨上回旋时将下方固定到胸廓的重要功能。如果这些纤维薄弱，当手臂做过顶动作时，将导致肩胛骨抬高；

并且当手臂从头顶位置返回时，出现肩胛骨不稳。当上肢固定后，前锯肌也可辅助躯干运动。

胸小肌位于从喙突到 3-5 肋骨，负责稳定肩胛骨；然而，如果斜方肌下部和前锯肌过度活动和不受控制，肩胛骨则向前方倾斜，形成前肩姿势。此外，胸小肌是辅助呼吸肌。在腹式呼吸不良的情况下，胸小肌变得过度活跃，以提升胸廓。胸腔位置升高和肋骨向外扩张，是普遍存在的呼吸功能障碍。由于每天进行约 22 000 次呼吸，临床上发现呼吸功能障碍的最常见原因是胸小肌以及斜角肌和胸锁乳突的肌肉紧张性过高。在爬行时，上臂固定，胸小肌可以协助肩胛骨周围的肌肉将肩胛骨拉过固定的肱骨头。

脊柱肱骨

背阔肌是独特的肌肉，因为它是唯一直接将脊柱连接到肱骨的肌肉，类似于髋关节的腰大肌。它起自骨盆、胸腰筋膜、腰椎和胸椎，止于肱骨。其作用广泛，包括后伸、内收和内旋肱骨。背阔肌斜行的肌纤维几乎与斜方肌下部平行，甚至与肩胛骨下方有筋膜连接。这些斜行纤维有助于使肩胛骨向下靠近胸廓周围，类似于前锯肌和斜方肌下部的联合作用。

作为后侧链的一部分，除了在加速和减速躯干及脊柱的旋转之外，背阔肌还是骶髂关节、腰椎和胸廓的主要稳定肌。当它僵硬和 / 或短缩时，会使骨盆前倾和胸腰段过度伸展。此外，由于其止点是肱骨结节间沟内侧，在肩胛骨稳定性差的情况下，背阔肌将使肩胛骨进一步向前倾和下降，在进行纠正性练习之前经常需要调整松解。在闭链运动或一只手臂固定时，背阔肌可以将躯干拉向手臂，并将脊柱向对侧旋转。

胸廓肱骨

胸大肌是从前胸部到肱骨的唯一肌肉连接，起于锁骨、胸骨和肋骨，止于肱骨结节间沟的侧唇。虽然没有直接附着在肩胛骨上，但它通过对肱骨运动影响肩胛胸廓关节。锁骨部纤维负责内收和屈曲，而胸骨部纤维主要负责使手臂越过身体（水平内收）。胸骨部纤维有助于盂肱关节伸展和内收。这些肌纤维共同作用使肱骨内旋，并有助于稳定胸锁关节和肋骨软骨关节（肋骨与软骨连接区域）。在闭链运动或一只手臂固定时，胸大肌和胸小肌将躯干拉向固定肱骨。当胸大肌过度活动时，肱骨内旋时会将其向前拉动，从而导致肱骨前滑综合征和肩部位置向前。然而肩关节功能障碍的患者中，胸大肌经常被抑制且随后被过度拉长。当胸大肌被抑制时，胸小肌变短、僵硬，背阔肌和大圆肌成为主要的内旋肌，将牵拉肩部复合体向下和向前。

肩胛肱骨

肩胛肱骨的肌肉起源于肩胛骨，附着于肱骨。这些肌肉包括三角肌的前束、中束、后束以及肩袖肌群（包括冈上肌、冈下肌、小圆肌和肩胛下肌）、大圆肌和喙肱肌。

三角肌后束有助于盂肱关节外旋和后伸。

当三角肌后束成为外旋的原动肌时，它会将肱骨在关节窝中向前拉并限制其向后滑动，从而导致肱骨前滑综合征。三角肌中束有助于外展，并且在冈上肌抑制的情况下，在关节窝中使肱骨向上滑移，这是发生肩峰撞击综合征的一个原因。三角肌前束负责盂肱关节的前屈、内收和内旋，并且当肩袖肌肉不平衡时，导致肩向前内旋。

肩袖肌群对于盂肱关节旋转轴的精确稳定和维护负有最高的责任，已在前面部分进行了讨论。

大圆肌具有与背阔肌相似的功能，辅助盂肱关节后伸、内收和内旋。当背阔肌和胸小肌的拉力使肩胛骨前倾时，大圆肌会将肱骨在关节窝中向前拉动并限制肱骨后后滑动，从而导致肱骨前滑综合征。喙肱肌的位置从肩胛骨的喙突到肱骨中部。它辅助三角肌前束使肱骨前屈和内收，并通过把肩胛骨向肱骨牵拉，使肩胛骨向前倾斜。

其他肌肉

肱二头肌和肱三头肌虽然经常被认为是肘部肌肉，但它们具有比屈曲和伸展肘部更多的功能。与同侧背阔肌和大圆肌一样，肱三头肌是后侧链的一部分，在发育儿童身上负责将躯干拉到固定臂上。除了使肩关节和肘关节伸展外，肱三头肌附着在关节后囊上，起到稳定盂肱关节的作用。

类似地，肱二头肌不仅仅具有屈曲和后旋肘关节的作用。虽然肱二头肌弯举对发展屈肘功能有重要作用，但在发育儿童，肱二头肌的作用是将肩胛骨拉到固定的肱骨头上。像肱三头肌一样，肱二头肌主要作为盂肱关节稳定肌起作用，有助于防止肱骨头向前滑脱。

那么这些发展模式如何用于对成年人进行训练？爬行是有效的，渐进模式如斜向引体上拉、传统引体向上、拉力器推拉模式和平板支撑模式，作为肌肉链系统的一部分，可以帮助恢复这些肌肉的原始功能。这些将在纠正性练习和训练部分进一步讨论。

肩肱节律和过顶力学

过顶力学包括屈曲和外展，需要肩部复合体每个关节精确地相互配合。以下力学与过顶力学有关，虽然每个患者的身体素质和运动经历不同，关节活动度也不同，但是理想的力学是相似的。

盂肱关节和肩胛胸廓关节之间的运动通常被称为肩肱节律。180 度肩关节运动的范围被认为是正常的屈曲和外展。在这个运动中，120 度是在盂肱关节完成，而肩锁关节、胸锁关节和肩胛胸廓关节共同贡献剩余的 60 度。盂肱关节 - 肩胛胸廓关节运动通常被认为是 2：1 的比例，其中肩胛胸廓关节每运动 1 度有 2 度的盂肱关节运动。这些数字并不总是得到所有专家的同意，可能纯粹是理论上的，因为手臂负重时通常会改变这个比例，也因人而异。各关节的运动如下所述。

在最初 90 度的肩部抬高期间，手臂在盂肱关节外展 60 度，肩胛骨上回旋 30 度，其中在胸锁关节有 25 度肩胛骨运动，肩锁关节贡献剩余的 5 度运动。

在最后 90 度的肩部抬高期间，盂肱关节外展增加 60 度，肩胛骨上回旋完成另外 30 度。这最终 30 度的肩胛骨运动是胸锁关节抬高的 5 度和肩胛胸廓关节抬高的 25 度的组合。

在上述的机制中，最明显的是过顶动作的分析不仅仅需要观察盂肱关节运动。胸锁关节、肩锁关节和肩胛胸廓关节的运动是整体运动的组成部分，同时也是上肢运动时稳定性的组成部分。因此，在康复和纠正性运动策略以及上肢练习中，控制这些关节的肌肉必须考虑。

上肢的功能障碍

在过顶动作中，缺乏最佳的肩胛骨稳定性将导致代偿。当患者抬起手臂做过顶动作时，注意以下几种常见的运动功能障碍。

- **非最佳的肩胛胸廓稳定**：肩胛骨向胸廓上方移动，而不是围绕它做旋转运动。

- **过度抬高和肩胛骨活动**：在肩胛提肌的上角附着点，紧张度增加，并且颈部被肩胛提肌牵拉向右旋转。

- **非最佳的颈椎和胸椎稳定**：左颈椎和右胸腰段的稳定性差，导致颈椎过度向右侧弯和躯干向左侧弯。

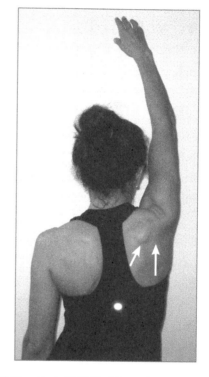

这种最佳稳定性缺乏往往是代偿关节部位疼痛的原因。最佳稳定性缺乏的患者遭受的疼痛，通常发生在过度活动区域。神经系统通过张力亢进的肌肉来进行代偿，这也是肌筋膜扳机点的对应位置。这个例子也说明，为什么肌筋膜处理集中于扳机点松解，往往不能产生长期的效果，因为主要问题是稳定问题，而扳机点是代偿问题。

- 许多患有肩胛骨不稳定或运动障碍的患者能够将其肩胛骨上回旋，但是，当他们把手臂放回身体两侧时，控制这个运动的能力很差——肩胛骨可以看到正在向前倾斜和下回旋，产生翼状肩胛。问题是双重的：肩胛骨过度向下回旋和 / 或其移动比肱骨更快。这两种情况都会引起辅助肌的稳定，并且是下旋综合征的常见原因。

请注意，左图中这个患者的肩胛骨在过顶动作中的控制相当好。然后注意，在右图中，当患者离心性放下他的手臂时，出现翼状肩胛和下回旋（箭头）。在患有肩胛骨控制问题的患者中，这种翼状

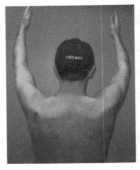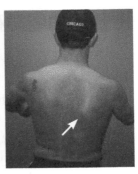

肩胛常发生在肩抬高大约 45 度位置，此时肩胛骨稳定肌处于最不利位置（最长的长度 - 张力）。想象一下，如果这个患者要做哑铃推举或直立划船，他的颈部和肩峰下结构将产生怎样的后果。翼状肩胛常见于盂肱关节肌肉紧张（三角肌和肩袖肌群）以及肱骨头与关节窝之间灵活不良的患者中。

下旋综合征和肱骨前滑综合征是上肢两个另外的功能障碍模式。这两个功能障碍模式将在下面进行讨论。

在患有下旋综合征的患者中，主要负责稳定肩胛骨的是肩胛提肌和菱形肌。在许多常见的练习中，例如缆绳后拉、直臂下拉、引体向上、肱二头肌弯举和肱三头肌缆绳下压，肩胛提肌会变得突出，这是因为前锯肌和斜方肌下部无法维持肩胛骨的稳定性。随着患者肩部负荷加大，"肩胛提肌标志"（见下图箭头）将出现。

请注意，当患者对抗较轻阻力的弹力带执行肩关节后伸时，肩胛提肌活动增加（见右图）。

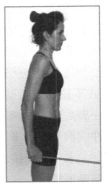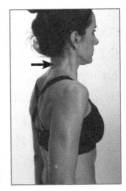

"肩胛提肌标志"在肩胛骨稳定性缺乏的模式中很常见。在许多常见的练习中，治疗师或教练可以感受到患者颈部外侧的肌肉张力增加，这意味着肩胛提肌过度活动。肩胛提肌应该相对放松，在功能运动模式中不应有明显的过度活动。这些患者进行阻力训练后经常会抱怨颈部紧张和 / 或头痛，因为他们使用脖子作为肩部复合体的锚点，而不是胸部。

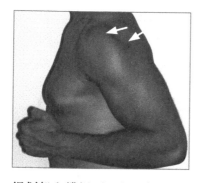

肱骨前滑综合征是肩胛肱骨的肌肉不平衡的常见结果，常在肩关节伸展时被观察到（Sahrmann，2002）。由于失去关节共轴性，关节后部会出现一个凹陷（见图中右侧箭头），并且当它在关节窝向前移动时可以观察或触摸到肱骨头（见图中左箭头）。这常发生在手臂做伸展动作时，例如拉动模式的向心阶段（如缆绳划船和缆绳下压）和推动模式的离心阶段（如缆绳胸部推举）。

在肱骨前滑综合征中，肱骨头的三分之一以上部分可以在肩峰前方被触及，肱骨头后部将在肩峰后方侧面被触及。

肱骨前滑综合征有四个主要原因。

1. 后关节囊短缩。为了保持关节的共轴位置，关节囊必须具有适当的伸展性。如果后关节囊短缩，不允许肱骨头向后移动，将导致肱骨头在肩关节伸展期间的向前移位。

2. 旋后肌短缩。如上所述，肱骨头必须保持在关节窝中。旋后肌、冈下肌、小圆肌和/或三角肌后束的短缩和/或僵硬，导致类似于后关节囊短缩的运动轴的移位。

3. 肌肉不平衡。回忆一下，肩胛下肌功能是将肱骨头拉回关节窝中。肩胛下肌和胸大肌薄弱或抑制，和/或背阔肌和大圆肌作为内旋肌起主导作用，将拉动肱骨头向前移动。

4. 稳定—灵活关系中的功能障碍。口头指令有利于动作指导，例如在拉动模式下"把你的肩胛骨拉下来"或"把肩胛骨挤在一起"等提示，会功能性地"锁定"肩胛骨，导致盂肱关节的代偿性运动增加。为了拉动负荷，肩关节唯一可用的运动是在关节窝内向前驱动肱骨。

在理想的运动模式中，肱骨头保持处于关节窝中部。肱骨头不应有前移位，肩关节后部未观察到间隙或凹陷。在肩胛胸廓关节和/或盂肱关节稳定性差的情况下，肱二头肌弯举常出现不良运动模式，在动作的离心阶段，肱骨头被向前驱动。

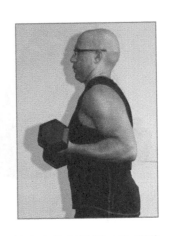

　　在肱二头肌弯举的离心阶段，由于盂肱关节和肩胛胸廓关节失稳，出现肩部向前位置（右图）。这些患者经常会抱怨肱骨头前方疼痛，这是肱二头肌肌腱受到刺激所致。

　　在运动模式中观察和纠正这个位置是很重要的，因为个体每重复一次错误的动作，都会使他们更进一步地建立永久性运动功能障碍。虽然后关节囊短缩是由于重复性损伤继发的软组织限制，但是旋后肌的短缩，通常是由于肩胛部肌肉对盂肱关节的运动控制差所致的不良运动模式或肌肉张力过高的结果。除了运动训练之外，关节后囊的松解、旋后肌松解和激活肩胛下肌都有助于扭转这个问题。在纠正性练习和功能模式中，触诊肱骨头和肩胛骨有助于监测和提示肱骨头和肩胛骨的适当位置。

上肢运动链的常见伤害

肩关节不稳定综合征

  肩关节不稳定综合征包括许多影响肩关节稳定性的常见状况，包括多方向不稳定性（多于一个方向的不稳定性）和肩关节的半脱位/脱位。最常见的不稳定方向是前面，这与肩向前脱位比例高于向后方脱位相关。虽然在创伤性外伤中常见，但是不稳定的多数原因是运动控制的改变，导致肱骨头在关节窝中向前移位。除了关节囊松弛和本体感受受损之外，肌肉激活模式的改变也被证明会造成前部不稳定（Myers et al.，2004）。胸大肌、肱二头肌短头、喙肱肌、三角肌前束和肩胛下肌为肩关节提供前支撑，并已被证明这些肌肉在前肩不稳定的个体中被抑制。这种不稳定性可能是肩峰撞击综合征以及冈上肌肌腱和关节唇撕裂的一个诱发因素。

肩峰撞击综合征

  肩峰撞击综合征常涉及以下肌肉组织：冈上肌肌腱，它从肩峰下穿过附着在大结节上；肩峰下囊和喙肩韧带，在肩峰前面下方；肱二头肌的长头，经过肩峰前面下方附着在关节盂的上唇。撞击综合征通常与肩胛骨运动障碍以及肩胛骨失稳、上回旋和后倾的缺失有关。虽然撞击可能发生在许多肩部运动中，但外展和屈曲60度至120度的范围（肩峰下空间最小和杠杆臂最长的位置）通常是患者体验到症状最多的角度。另外，肩袖肌群的抑制削弱了在过顶动作中压低肱骨头的能力，也会导致肩峰撞击综合征的发生。

  患有肩峰撞击综合征的受试者与没有撞击综合征的受试者相比，在肱骨抬起时出现肩胛骨后倾减少和内旋增加（Lukasiewicz et al.，1999）。肩袖肌腱的撕裂既是撞击综合征的原因也是结果。有趣的是，谢尔等（Sher et al.，1995）对96例无症状个体的研究中，34%没有报告肩痛的患者的MRI检查结果被诊断为肩袖撕裂。

盂唇撕裂

  关节盂唇的撕裂，常见于外伤，如跌倒时用手臂撑地，也常伴有肩关节反复损伤——与肩胛骨稳定性差以及肱骨头共轴性差有关。在患有盂唇痛的患者身上发现，肱骨头向前移位是一种常见的运动模式。后关节囊紧张、肩袖后部肌筋膜挛缩和肩胛下肌抑制（肱骨头后移），也是造成盂唇撕裂的原因。

肱二头肌肌腱变性

肱二头肌肌腱变性是肱二头肌腱的退行性病变，很多人将其与肌腱炎混淆。肌腱炎是一种影响肌腱的炎症状态。肌腱变性伴有肌腱胶原纤维的退化和变薄（Khan and Cook，2010），通常继发于过度使用。肱二头肌肌腱变性常发生在较差的肩胛肱骨力学和肱骨头前移的位置。肱二头肌肌腱位于肱骨结节沟内，是关节盂内肱骨的前方稳定肌。姿势的改变，例如肩胛前倾、后囊紧缩引发的肱骨头在关节窝中向前移位以及肌肉抑制造成肱骨头向前移位，会造成肱骨前面与肱二头肌肌腱之间摩擦增加。

过度使用诸如肱二头肌弯举、卧推和双杠臂屈伸之类的锻炼，以及任何在非最佳肩关节位置进行的上肢锻炼，都可能导致肱二头肌腱过度负荷。肱二头肌腱的微磨损将导致疼痛及稳定肱骨头的作用减弱。

胸廓出口综合征

胸廓出口综合征是由臂丛神经在颈部卡压引起，它穿过颈部的斜角肌前部和中部之间，在锁骨或胸小肌下面，顺着胳膊向下走。

这种综合征的特征是出现手臂和 / 或第 4、5 手指的神经根症状（麻木和刺痛）。

胸廓出口综合征有多种原因，包括：

- 呼吸模式改变，主要表现为辅助的呼吸肌主导，特别是斜角肌、胸锁乳突肌和胸大肌；
- 姿势改变，包括扬达的上交叉综合征和肩胛下旋综合征；
- 睡眠姿势，手臂外展并置于头下的姿势；
- 重复性压力损伤，如在电脑上工作；
- 强调躯干和肩部的长期前倾位置的练习，如卧推、双杠臂屈伸和骑自行车。

肱骨内上髁炎和外上髁炎

肱骨内上髁炎和外上髁炎通常被称为"高尔夫球肘"或"投掷肘"和"网球肘"，是由打高尔夫、网球和投掷等各种原因造成的过度使用损伤。在使用计算机、手机或编织等活动中，这些也是常见的累积性劳损。肱骨外上髁炎的根本原因是 C7 神经根引起的颈神经根病变。C7 神经支配肱三头肌和手臂的伸肌，颈部的占位性病变（椎间盘突出或骨赘）引起神经刺激后，会出现肱骨外上髁炎的症状。

结论

尽管上面讨论的这些情况都有多种不同的病因，但是其中有一条共同主线。成因通常源自以下问题的演化：

- 盂肱关节共轴性不良；
- 肩部复合体运动控制不良，特别是肩胛胸廓关节；
- 上肢离心控制不良。

虽然这似乎过度简化了上肢损伤过程，但它确实是大多数上肢运动功能障碍发生的关键因素。这些因素将构成本书后文中提出的纠正性练习方法的基础。

鉴于上述功能障碍，改善肩部复合体功能需要在三个关键领域对运动系统进行再教育。这些包括：

1. 改善颈椎和胸廓的稳定性；
2. 改善肩胛骨的稳定和上回旋；
3. 改善手臂放下时的离心控制。

制定纠正策略

在肩胛骨高峰会议期间，关于肩部功能和功能障碍的几个关键概念被提出（Kibler et al.，2009），结合本节提供的信息，有助于后续章节的纠正运动策略的提出。这些概念总结如下。

1. 肩胛骨必须有上回旋和后倾，同时伴有锁骨和肩锁关节的后旋，以使患者完成正常的过顶动作。改进这些功能是几个早期纠正运动策略的目标。

2. 肩胛骨运动受肩关节肌肉疲劳的影响，即使在完成任务之后仍可能持续。改善肩胛骨稳定肌的耐力是纠正性练习早期的主要策略。

3. 在过顶动作时，可以观察是否出现肩胛骨运动障碍（肩胛骨整体运动模式的改变）和节律失常（运动中改变了的动作，例如手臂下降期间离心控制差或肩胛骨与肱骨之间协调不良）。这是评估过程的关键组成部分，甚至在患者感知或报告问题之前，就可以发现运动功能障碍。

4. 教练或治疗师可以将肩胛骨置于正确的位置和 / 或帮助肩胛骨上回

旋和后倾，来确定是否能改善患者的运动和／或减轻疼痛。该测试由沙拉曼（Sahrmann，2002）首次提出，在确定肩部功能障碍与肩胛骨的关系方面具有临床可靠性。由于大多数功能障碍的肩关节都有肩胛骨的问题，因此改善肩胛骨的力学是纠正运动策略重要的第一步。

5．手法肌力测试是评估过程的重要组成部分，将在评估部分简要介绍。

6．肩后区域的紧缩与肩胛骨运动障碍、撞击综合征和盂唇撕裂有关，因此在纠正性练习部分提供了改善盂肱关节活动范围和肱骨头向后移动的策略。

7．在提供纠正性练习方法时，改善肌肉激活时间、关节位置和肩部肌肉的同步激活是很重要的。这些被包括在纠正运动策略中，以改善关节共轴性、肌肉同步激活和最佳肩关节力学时机。

8．侧卧位有利于激活肩胛骨稳定肌，并且该概念被应用于早期的纠正运动策略中。

9．受伤或手术后，上提肩胛骨的肌肉的活动增加。在手术后和患有慢性肩功能障碍的患者中，这一点是实际存在的。纠正策略的主要目标是，改善使肩胛骨下降和后旋的稳定肌（斜方肌上部和下部）的功能，同时限制提升肩胛骨的肌肉（肩胛提肌和菱形肌）的活动。

10．综合的方法包括准确的评估，以及改善软组织延展性、肌肉激活模式和纠正训练模式等干预措施，有助于纠正肩胛骨运动障碍和恢复理想肩关节力学结构。

第四章

髋部复合体

章节目标

深入了解髋部复合体的功能组成

确定髋部复合体功能障碍的关键区域

了解髋部复合体的理想运动力学

虽然髋关节在结构上是人体中最简单的关节之一，但髋部复合体的功能却绝不简单。然而，髋部的重要性和复杂性及其与下背痛和膝关节功能障碍的关系，常常在康复和训练中被忽视。同样地，实现理想髋部力学对于运动表现中产生动力的意义，常被忽视。本节将介绍髋部的基本解剖、生物力学和运动机能学原理，同时介绍其与骨盆和下肢的关系。

腰椎骨盆 - 髋部复合体的结构

正如不包括胸椎的肩部讨论是不完整的一样，不包括腰椎和骨盆的髋部讨论也是不完整的。类似于肩部复合体，腰椎骨盆 - 髋部复合体（LPH）由几个关节复合体组成，有助于下肢的稳定性和灵活性。这些关节包括腰骶关节（LS）、骶髂关节（SIJ）和股骨髋臼关节（FA）。

腰骶关节和骶髂关节

骨盆，由两块髋骨与一块骶骨连接而成，构成躯干的稳定基座以及上下肢的连接环节。髋骨由三块骨组合形成：耻骨、髂骨和坐骨。三块骨都参与形成髋臼窝，在后方与骶骨相连接，在前方形成耻骨联合。楔形骶骨由五或六个骶椎融合而成，并且与髂骨形成一个坚实的关节。

虽然它足够稳定，在跑步时的单腿支撑姿势能承受三到十倍体重，但是其旋转功能对于脊柱和下肢功能是至关重要的。许多人争论骶髂关节是否存在运动，然而关节软骨、滑液和关节囊在骶骨和髂骨关节表面上的存在证明了运动是存在的，更重要的是正确生物力学的需要，有效地使这个论点得到证实。任何继发于关节的固定（半脱臼）、关节病和／或关节囊限制而导致缺乏骶髂关节运动的人，都可以证实在腰骶、髋关节和／或膝部等区域出现生物力学改变的影响。

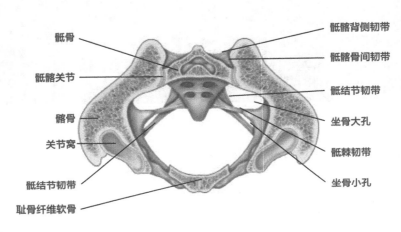

a.

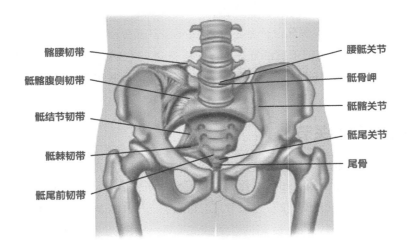

b.

腰椎骨盆－髋部复合体：a. 横向视图；b. 前视图

骶骨与 L5 椎骨形成腰骶关节。由于连接紧密，腰椎的运动会引发骶骨运动，同时骶骨运动也会引起腰椎强制性运动，这被称为"腰椎骨盆节律"。这些结构之间形成的角度被称为"骶骨底角"，可用于确定腰椎的前凸程度。虽然正常的骶骨底角是 30 度，但此类关节的运动控制是一个更大的问题，将在下面的肌肉部分进一步讨论。因为久坐发生的角度减小通常是导致腰椎不稳定的主要原因，它用于代偿股骨髋臼关节的运动。

骶骨回转和反转

回转是骶骨基面向前下运动，而反转是骶骨基面向后上运动。在单侧站姿下，回转对于锁定骶髂关节是必需的。骶骨不能回转是单侧站立不稳定的主要原因，也是经典特伦德伦伯步态的原因之一。另外，反转需要解锁骶髂关节以允许髋骨的前旋和髋部的伸展。无法解锁或反转骶骨，将造成腰椎骨盆处屈曲代偿增加，导致腰椎不稳定。

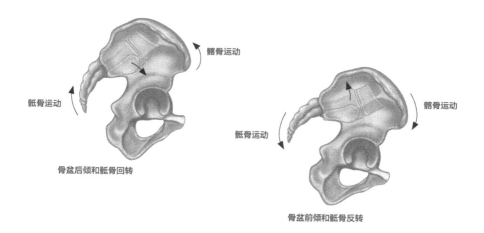

髂骨运动

骶骨运动

骨盆后倾和骶骨回转

髂骨运动

骶骨运动

骨盆前倾和骶骨反转

骶髂关节和腰骶关节的韧带

骶髂关节和腰骶关节需要复杂的韧带网络来维持稳定，最主要的是前后纵韧带、前后骶髂韧带、骶髂骨间韧带、棘上韧带、骶棘韧带、骶结节韧带和髂腰韧带。有趣的是，这些韧带都有特殊筋膜附着在肌肉链上，提高骨盆、脊柱和骶髂关节的稳定性，除了上肢和下肢。

股骨髋臼关节

股骨髋臼关节（FA），通常被称为"髋关节"，是典型的球窝关节。它由股骨头和髋臼组成。类似于盂肱关节，股骨髋臼关节是多轴的，可以产生多个平面的运动。这些运动包括矢状面的前屈和后伸、额状面的外展和内收，以及水平面的内旋和外旋。此外，还有上述运动的两个或三个组合形成的环转运动。在结构上类似于肩关节，它牺牲灵活性来获得稳定性。髋关节的稳定性有几个来源，最重要的是髋臼的深度以及半月形髋臼唇的存在。髋臼唇是一种围绕并加深关节窝的纤维软骨结构。因为髋臼唇不是完整的环形，所以髋臼横韧带支撑髋臼下面。

除了深化髋臼窝的作用外，关节唇在减震、关节润滑和力学分布方面的作用十分重要，可以抵抗股骨头在髋臼里的垂直和横向运动（Groh and Herrera，2009）。

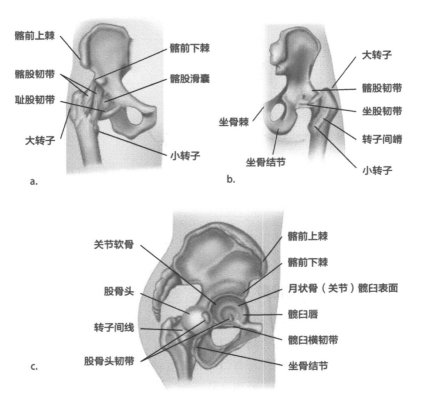

髋关节：a. 右腿，前视图；b. 右腿，后视图；c. 右腿，侧视图

股骨髋臼关节的关节囊和韧带

髋关节囊围绕关节表面，从髋臼窝的周围区域到股骨颈部，被动地稳定髋关节。关节囊与几种强韧带相结合，帮助支持髋关节。这些韧带包括髂股韧带、耻股韧带、坐股韧带和圆韧带。

- **髂股韧带**：髂股韧带，也称为 Y 韧带，如倒置的 Y 型，在髂前下棘附着，然后分开向远侧方向扩展，止于股骨转子间线（大转子和小转子之间）。它可以使关节囊前壁加厚，是身体最强韧的韧带之一，限制髋关节过度伸展和后旋（后倾）。
- **耻股韧带**：耻股韧带起自耻骨上支，斜向外下方止于转子间线前方。它可以使关节囊前下方加厚，限制髋关节外展和骨盆在股骨上侧倾。
- **坐股韧带**：坐股韧带起自髋关节后方的坐骨体，然后包裹在股骨颈上附着于转子窝。该韧带有助于限制髋关节内旋和伸展以及同侧髂骨的旋转。
- **圆韧带**：圆韧带位于关节内，从髋臼内表面止于股骨头凹。它有助于股骨头在髋臼内的稳定，其功能是传送血液和神经供应股骨头部。

股骨倾斜角和扭转角

股骨近端包括股骨干、股骨头和股骨颈。在股骨颈和干之间形成两个不同的角度。

第一个，称为股骨颈角，表示在额状面上股骨颈和股骨干之间的角度。该角度正常约为 125 度，角度的增加被称为"髋外翻"，而减少被称为"髋内翻"。虽然后天可以产生髋外翻和髋内翻，但它们更常见于先天变异，可以改变稳定性并限制髋关节的灵活性。髋外翻可以导致 Q 角（股四头肌角）增加。从髂前上棘穿过髌骨中点的线与从髌骨中点穿过胫骨结节中点的线相交形成 Q 角。Q 角的增加通常与髌骨侧移和内侧膝关节不稳定性增加有关。由于骨盆相对较宽，股骨角度增加，女性通常具有较大的 Q 角，这被认为是女性中前交互韧带撕裂发生率较高的原因之一。

第二个是股骨扭转角，它是股骨颈相对于股骨干在水平面的旋转角度。普遍接受的理想角度是前倾 15 度。前倾增加会导致脚趾向内的姿势改变，这通常被称为足内翻。后倾是当角度小于 15 度时，通常会导致足外翻，产生鸭子步或蹒跚步态。

股骨节律

股骨节律是股骨和骨盆之间的协调运动，可以产生更大的运动范围，而不会使任何一个关节过度使用。随着股骨前屈，如步态的摆动阶段，同侧髂骨后旋。而对侧股骨后伸时，髂骨前旋。例如，在脚尖离地阶段之前，随着股骨伸展，同侧髂骨向前旋转。在步态周期的类似阶段，对侧股骨和髂骨经历类似的运动。在髋关节外旋时，同侧髂骨将在水平面内向外移动；在髋关节内旋时，它将向内移动。在髋外展时，同侧髂骨的上部将在额状面向内倾斜；在髋内收时，它会向外倾斜。缺乏适当的股骨骨盆灵活和 / 或整体稳定性，将改变这种正常的节奏，导致代偿性变化。

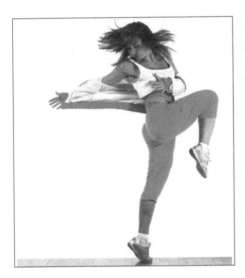 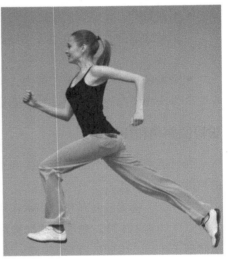

注意，在左图中，随着舞者右髋关节屈曲，同侧髂骨后旋和对侧髋关节相对伸展。在右图中在行走步态的脚趾离地阶段，跑步者的左髋关节屈曲，髂骨向后旋转；她的右髋伸展，髂骨旋前。

骨盆的功能控制

通过改变股骨头在髋臼窝内的位置，骨盆对齐直接影响髋关节运动。骨盆旋前导致髋关节相对屈曲，骨盆旋后导致相对伸展。维持和稳定骨盆在中立位置，是保持髋共轴性的关键。

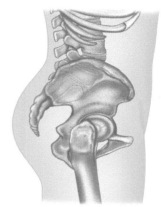

LPH 复合体力偶的最佳长度 - 张力关系，产生中立位的骨盆对齐。当髂前上棘（ASIS）和耻骨联合（PS）处于同一垂直平面（虚线）时，骨盆处于中立位置。

当髂前上棘位于耻骨联合前方时，骨盆处于前倾（旋转）位置。当髂前上棘落后于耻骨联合时，骨盆处于后倾（旋转）位置。骨盆的中立位置对于保持髋关节共轴性很重要。

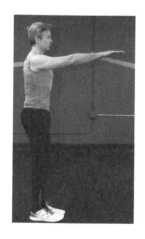
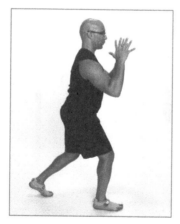

左侧图中个体显示骨盆处于中立位置，而右侧图中个体显示骨盆轻微前倾。轻微的前倾通常是执行运动时非常安全的姿势，因为屈曲的髋关节位置预加载伸髋肌，这也是许多专业训练的站位。此外，许多专家建议在尝试最大限度地提高运动速度和敏捷性时，可以有轻微的骨盆前倾。然而，关键是脊柱在骨盆上方保持中立的位置，使运动发生在股骨骨盆关节，而不是在胸腰段或腰骶关节。

负责控制骨盆矢状面定位的力偶如下图所示。

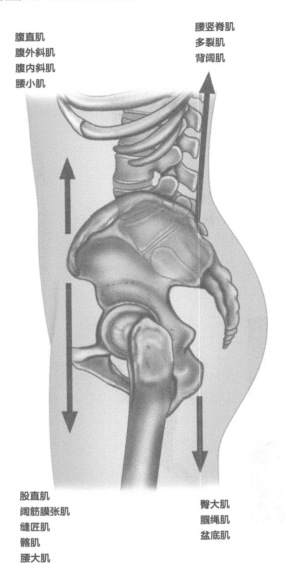

力偶	动作
腹肌、臀大肌、腘绳肌和盆底肌	骨盆后倾
腰部伸肌和髋部屈肌	骨盆前倾

髋关节和骨盆的肌肉

肌肉和筋膜的作用是提供静态和动态稳定性，不仅要稳定，而且还要移动髋骨和骨盆。许多日常活动中髋关节和骨盆承受的重量相当大，即使像散步这样看似平凡的活动。例如，单腿站立如在步态站立期，加在髋关节的重量是体重的两倍，上楼梯时增加三倍。跑步时重量可能是体重的四倍半，这需要直接承重肌肉和支撑躯干、下肢的肌肉复杂的相互作用。

髋关节和骨盆的肌肉很少单独作用，它们更像是肌肉链而不是孤立的肌肉单位。威李明（Vleeming）和迈耶斯（Meyers）都描述了胸部、骨盆和四肢的肌肉之间的筋膜的相互连接。一般来说，这些链是一个交替的肌肉筋膜连接，并且相应连接到邻近关节的韧带/关节囊结构上。这种连接方式使韧带和关节囊（通常被认为是被动的）变成相邻关节的主动稳定组织，同时使中枢神经系统对于关节位置的反馈更加及时。这些运动链提供髋部和骨盆所需的稳定性和灵活性。

前和后斜链

前和后斜链，顾名思义，斜行穿过胸部和骨盆，连接对侧肢体。前斜链由菱形肌、前锯肌、腹外斜肌、腹筋膜、对侧腹内斜肌、内收肌以及筋膜组成。该链可以稳定耻骨联合并控制胸部和骨盆的旋转。类似地，后斜链斜行穿过胸部和骨盆后方，除了控制躯干、骨盆、髋关节和整个下肢的旋转外，还稳定腰骶关节和骶髂关节。后斜链组成有背阔肌、胸腰筋膜、对侧臀大肌、髂胫束和腓骨长肌，并以筋膜相连接，附着于第一跖骨基部。该链有助于稳定内侧足弓和膝关节，使下肢成为一个刚性杠杆来支撑单腿站立时的体重。

后纵链

后纵链沿着腓骨长肌从第一跖骨基部连接到腓骨头外侧、股二头肌长头、坐骨结节、骶结节韧带，至骶髂关节筋膜和韧带，穿过骨盆附着于对侧腰椎的竖脊肌。通过脚后跟着地时向下牵拉腓骨，该链有助于稳定同侧下肢，有效地锁定踝关节和足部复合体的外侧。另外，通过骶结节韧带锁定骶髂关节而产生张力，是在单腿站立时支撑体重所必需的。

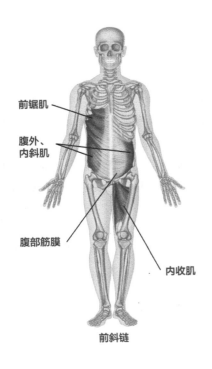

前锯肌

腹外、
内斜肌

腹部筋膜

内收肌

前斜链

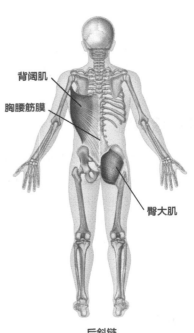

背阔肌

胸腰筋膜

臀大肌

后斜链

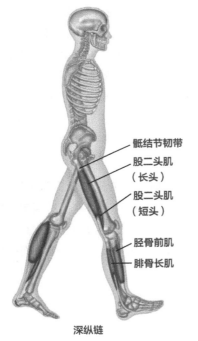

骶结节韧带

股二头肌
（长头）

股二头肌
（短头）

胫骨前肌

腓骨长肌

深纵链

髋关节和骨盆的侧向稳定机制

因为许多人表现出单腿站立不稳定，所以髋关节和骨盆的侧面或正面稳定性是 LPH 复合体的康复和健身训练的重要考虑因素。埃里森·格里马尔迪（Allison Grimaldi，2009）描述了侧向稳定机制的三个层面：表层包括臀大肌上部纤维和阔筋膜张肌；中层包括臀中肌三部分和梨状肌；深层包括臀小肌。他的研究表明，在卧床休息期间，髋关节和膝关节的深层稳定肌都出现萎缩；然而，臀大肌和阔筋膜张肌表层肌纤维没有发现变化。这些研究结果与髋关节退行性关节病患者相似（Grimaldi，2009）。这表明，与核心肌群相似，深层稳定肌的萎缩导致髋关节和骨盆灵活能力的改变。

侧向稳定机制的肌肉

臀大肌

臀大肌在运动中起重要作用，它是唯一有肌纤维垂直于骶髂关节的肌肉，说明其在压缩骶髂关节中的重要作用。臀大肌起源于多个附着点，包括髂骨、骶骨、尾骨、骶髂后韧带和髋关节韧带及胸腰筋膜。

因为与髂胫束后部连接，臀大肌成为稳定和控制下肢内旋的关键肌肉。通过胸腰筋膜与对侧背阔肌连接，臀大肌成为后斜链的一部分，用于压缩骶髂关节并在脊柱和上下肢之间传递旋转载荷。吉本（Gibbon，2005）的研究表明，臀大肌较深的尾骨纤维对于在髋臼中向后方拉动股骨起关键作用，有助于髋关节共轴性和功能控制。

臀中肌

臀中肌起自髂骨外表面前三分之二，止于股骨大转子。它的三个部分与臀肌筋膜相融合，功能类似于肩部三角肌。它是主要的髋外展肌和单腿站立时主要的额状面稳定肌之一。前部纤维有助于内旋和屈曲，而后部纤维有助于外旋和伸展。臀中肌的抑制导致阔筋膜张肌过度激活，以维持骨盆额状面稳定。

臀小肌

臀小肌位于髂骨外表面，臀中肌下方，附着于股骨大转子和髋关节囊上。虽然它协助髋关节外展和内旋，但是臀小肌的主要功能是抵抗股骨头被上拉和前拉，并且在运动中先拉股骨头回到关节囊内，以避免髋外展时的撞击。

阔筋膜张肌

　　阔筋膜张肌在功能运动如下蹲和弓步，尤其是在单腿站立期间很重要。它位于髂骨前外侧，髂胫束的上方。作为侧向稳定机制的一部分，它与同侧臀中肌和臀小肌以及对侧腰方肌共同作用，提供 LPH 复合体的额状面稳定性。在步态周期的脚跟着地阶段，阔筋膜张肌用于抵消臀大肌向后拉力，较大面积附着于髂胫束后侧。它还在摆动阶段帮助髂肌使髋关节屈曲。当髂肌或腰大肌无力时，阔筋膜张肌通常会成为主要的髋关节屈肌。当臀中肌无力或抑制时，阔筋膜张肌会作为额状面稳定肌而过度活动。由于阔筋膜张肌也是髋关节的内旋肌，如果上述功能之一成为主导，在单腿站位期间会产生髋关节内旋增加，从而代偿性驱动增加下肢旋前。当髋关节内旋时，髌骨和股外侧筋膜的侧向拉力增加，常导致髌骨轨迹的功能障碍和髂胫束综合征。在髋关节极度外旋的某些情况下，阔筋膜张肌可以成为伸膝肌，因为髂胫束移至股骨外侧髁的前面。

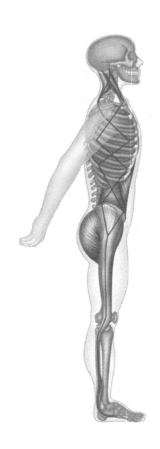

肌筋膜体侧线（Myers）

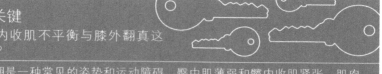

成功的关键
臀中肌 - 内收肌不平衡与膝外翻真这么简单吗？

膝外翻是一种常见的姿势和运动障碍。臀中肌薄弱和髋内收肌紧张，肌肉不平衡被认为是导致膝外翻的主要原因。然而，原因真的只是肌肉紧张和拮抗肌薄弱这样简单吗？如果是这样，那么为什么拉伸髋内收肌和加强髋外展肌只能对其中一些姿势和运动故障的患者有效？深入地了解正常步态的力学，能为这场辩论提供一些启示。

在步态的承重阶段，通过跖骨伸展以拉伸足间肌，从而产生下肢伸肌链的反射性激活（Michaud，1997）。在足承重阶段的目标是伸展跖骨以产生反射性反应，并最有效地加载足内侧骨（第一趾骨、第一跖骨和内侧楔骨）。如果这种运动被足内翻或僵硬的足弓、矫形充垫物或鞋面比较硬的鞋子（以防止过度旋转）阻碍，神经系统将认识到这一点并进行代偿，帮助改善足内侧负荷和跖骨伸展。常见的代偿方法是使膝关节处在更加外翻的位置。

此外，研究已经证明，在踝关节不稳的情况下臀中肌激活减少（Beckman & Buchanan，1995）。这将增加髋内收肌的紧张度，因为这些肌肉在单腿姿势期间代偿性提供额状面稳定性。

关键： 对膝外翻运动障碍患者进行赤脚评估，以确定他们如何加载足踝复合体。如果他们难以在单腿站位维持内侧足弓，并执行一系列功能评估动作（蹲下、弓步或步态）时，怀疑功能障碍可能来自足踝复合体，先解决这些失衡，然后再拉伸内收肌，加强外展肌。

髋部梨状肌和深层旋转肌

在步态承重阶段，梨状肌在髋关节内旋的减速中是重要的。它从骶骨前表面附着，止于大转子，作为骶髂关节的重要稳定肌起作用。梨状肌的僵硬，常是采用深层旋转肌稳定策略患者的骶髂关节紊乱的原因，李（Lee，2008）把它认为是"臀部绷紧"。

髋部深层旋转肌包括梨状肌、上下孖肌、闭孔内/外肌和股四头肌。虽然髋关节外旋主要由梨状肌和臀大肌执行，但髋部深层回旋肌也有贡献。迄今为止，对髋部深层回旋肌的"真实"功能的研究很少，但是它们的尺寸和位置，说明其作为骨盆底部的支撑肌以及作为骶髂关节和髋关节的局部稳定肌，具有重要作用。文献证实，闭孔内肌是骨盆底部的一部分，它支撑骨盆器官并提供

LPH 复合体的稳定性。深层旋转肌的过度激活常继发于局部稳定系统对 LPH 控制不良，常常发生在怀孕、创伤、手术和 / 或骨盆疼痛综合征中。这种过度紧张导致髋关节共轴性的改变，这可能是美国每年发生近 25 万次全髋置换手术的直接原因。

腰椎骨盆 - 髋部复合体的其他肌肉

除了上面讨论的肌肉链，还有其他许多肌肉支持 LPH 复合体。下面将讨论其中的几块肌肉。

腘绳肌

腘绳肌组成：股二头肌、半腱肌和半膜肌。

股二头肌起自坐骨结节后面，与半腱肌共享相邻起点。这种安排增加骶髂关节的稳定性，并且可能起到"控制缰绳"的作用，对膝关节远端运动产生更大的控制。筋膜将股二头肌与骶结节韧带相连接，与对侧竖脊肌和深层胸腰筋膜构成深纵链。深纵链通过拉紧胸腰筋膜来加强骶髂关节的稳定性。股二头肌通过与骶结节韧带的连接，可以降低动作的速度，如果短缩和绷紧，会限制骶骨回转程度。

半腱肌起于坐骨结节，在胫骨前内侧与缝匠肌和股薄肌有共同的肌腱附着点。它是直接穿过膝关节内侧的肌肉，因此有助于膝关节的内侧稳定性。

半膜肌有几条筋膜在膝后方穿过并支持膝关节囊后面（腘斜韧带），侧向包绕腘肌（腘筋膜），与关节囊内侧融合。米肖（Michaud，1997）报道，半膜肌有筋膜附着于内侧半月板后角，在膝关节屈曲期间向后拉，以防止撞击。

腘绳肌被认为是典型的屈膝肌，然而，其功能角色在步态中更加重要。在步态周期中，腘绳肌在摆动阶段结束时有助于减少髋关节屈曲和伸展膝关节。它们还将通过加速髋关节伸展和协助膝关节伸展来辅助步态的推进阶段。虽然俯卧和坐姿腿弯举是加强腘绳肌的传统锻炼方式，但它的主要功能使得这些练习受限并且可能产生反作用。

股直肌

股直肌起源于两条肌腱——髂前下棘的直头和髋臼边缘上的反折头，止于髌腱。股直肌是双关节肌，既是髋关节屈肌和内旋肌，又是膝关节伸肌并使骨盆前倾。它的离心运动减速髋关节伸展、膝关节屈曲和骨盆后倾。当腰大肌受到抑制时，它通常会成为主要的髋关节屈肌和骨盆稳定肌。

股肌群

股外侧肌、股内侧肌和股中肌作为伸膝肌，离心控制膝关节屈曲。然而，这些肌肉在下肢力学中发挥着更重要的功能作用。

- **股外侧肌**：股外侧肌起于转子间线、臀肌粗隆以及股骨粗线外侧唇，止于髌骨和髌腱外侧。它位于髂胫束下方，股外侧肌收缩推入髂胫束，有助于在单腿姿势时稳定膝关节和下肢。虽然不直接穿过髋关节，但是通过其与骨盆的筋膜连接及其在膝关节远端的附着，股外侧肌收缩有助于髋关节内旋。

- **股内侧肌**：股内侧肌起于股骨粗线内侧唇和肌间隔，止于髌骨和髌腱内侧。股内侧肌与内收肌融合以帮助膝关节内侧稳定。研究表明，股内侧肌在最后 10 度最为活跃，着重于终末伸膝角度练习（TKE）是改善内侧髌骨轨迹的一种手段。虽然股内侧肌似乎对控制内侧髌骨轨迹很重要，但 TKE 很少改善股内侧肌活动，需要更有效的方法来改善外侧髌骨轨迹问题。这个问题将在练习部分展开详细论述。与股外侧肌类似，股内侧肌不跨过髋关节，但是通过筋膜连接及其在膝关节远端的附着，股内侧肌激活有助于髋关节外旋。

- **股中肌**：股中肌起于股骨体上三分之二前外侧面，止于髌腱。股中肌协助伸膝肌，使膝关节伸展和减速膝关节屈曲。

内收肌

内收肌的组成包括耻骨肌、股薄肌和短收肌、长收肌和大收肌，在解剖学书中被定义为髋内收肌。书中对这些肌肉是否还助于髋关节内旋或外旋没有一致定论。然而，仔细观察这些肌肉的尺寸和复杂性，说明它们具有比之前赋予的更大功能作用。这些内收肌的广泛附着区域证明了这一点。例如，大收肌近端部分作为股内侧肌的起源，长收肌通过其腱膜附着在大收肌和短收肌后方及肌内侧肌前面，说明其在内侧膝关节稳定中起作用。内收肌也在诸如步态等功能活动中起重要作用。内收肌，连同臀中肌、臀小肌及对侧腰方肌，构成侧链。在单侧站立时，侧链负责 LPH 复合体的额状面稳定。内收肌还作为前斜链（同侧腹内斜肌和内收肌与对侧腹外斜肌和髋关节外旋肌）的一部分，在旋转运动模式下提供额状面稳定，例如在步态周期和投掷中所见。在步态周期中，内收肌在摆动阶段显示出激活增加，表明它们可以协助屈曲和向内旋转髋关节。在整个步态周期中，内收肌似乎有恒定的激活，前纤维有助于髋关节屈曲，斜肌纤维有助于髋内收（站立阶段），而后纤维有助于在步态最后阶段减速髋关节伸展。

腰大肌、腰小肌和髂肌

也许没有什么？肌肉比腰大肌更容易被误解，很多功能障碍起因都是它。类似于臀大肌，腰大肌在脊柱、骨盆和髋关节有着广泛附着区域和重要功能，为其作用提供了依据。腰大肌起自膈肌筋膜以及L1-L5腰椎横突、椎体和椎间盘的前面，止于股骨小转子以及骨盆底部筋膜。它有几个重要的功能作用，包括但不限于：

- 髋关节屈曲、外展和外旋；
- 髋关节伸展、内收和内旋的离心控制；
- 维持髋关节共轴性和最佳旋转轴（关键作用）；
- 作为TPC深层肌肉系统的一部分，有助于腰椎的压缩和稳定（关键作用）。

由于肌肉位置非常接近旋转轴线，因此它对脊柱运动的贡献最小（Bogduk，2005）。但是它在脊柱上产生显著的压缩力，特别是在仰卧起坐动作中。由腰肌收缩产生的脊柱压缩好处是产生脊柱刚性，抵消由髂肌收缩引起的骨盆旋前（McGill，2004）。此外，腰大肌提供脊柱稳定性，在下肢运动期间提供必要的反作用力。麦吉尔（McGill）还提出，腰大肌和髂肌是分开的肌肉，有各自独立肌腱和神经支配。准噶尔和纳什（Dangaria and Naesh，1998）的研究表明，在椎间盘突出区域有单侧腰大肌萎缩的倾向，最有可能是继发于疼痛抑制。巴克尔等人（Barker et al.，2000）指出，下背痛患者的多裂肌和腰大肌出现类似的单侧萎缩。

腰小肌起自T12和L1椎体前表面，止于耻骨线和髂耻隆起前面。据说近40%的人并没有腰小肌，但是腰小肌可能表现为腰大肌的筋膜分支（Gibbons，2005）。其功能是使骨盆后倾，抵抗其他髋部屈肌的前旋骨盆的拉力。

髂肌位于髂窝内，通过肌腱附着在股骨小转子上。它是唯一真正的髋关节屈肌，并外旋和外展髋关节。当脚固定在地上时，它成为强有力的骨盆旋前肌。它能减缓髋关节伸展、内收和内旋以及骨盆后倾。

下肢的功能障碍

在下肢模式中可以注意到几种常见的运动功能障碍，包括体前屈时中立位脊柱失稳和骨盆前倾能力缺失，额状面髋部失稳，骨盆失去正确的位置，以及单侧或单腿站立时稳定性普遍缺失。

中立位脊柱失稳

在身体向前弯曲时，患者通常无法维持中立的腰椎骨盆对齐。当他们弓步向前上体前屈时，通常会使用脊柱最活动区域弯曲，这往往是已经或将会发生疼痛的地方。注意患者胸椎屈曲向左，是因为他没有足够的骨盆前倾。另外注意他的颈胸段过度伸展，是因为他向前屈时被提示保持抬头。

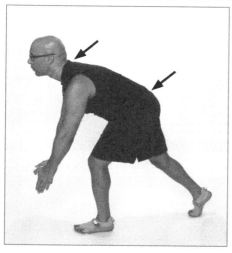

纠正：提示患者在前屈时保持中立的脊柱位置，特别是在提起重物和 / 或经历脊柱痛或腰痛时。这可能会限制他们整体运动范围，然而，这样会避免脊柱受到屈曲相关力量的损害。

髋部失稳

虽然在大多数单侧模式中常见到，但在额状面上最容易看出髋部失稳。侧向稳定链的作用是保持额状面的稳定性。在这个平面，髋部必须保持在负重腿内。当重心在站立腿范围外横向偏移太远时，可以观察到身体的不稳。

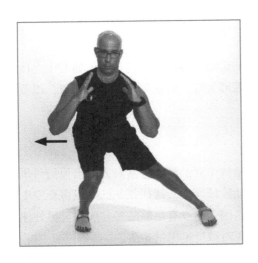

纠正：限制运动范围，使患者的重心保持在支撑范围之内。他们应该感觉到重量在里面，而不是在负重脚外面，同侧膝关节与足和髋必须保持在同一平面内。

骨盆中立位的缺失

在骨盆中立位位置，身体通过内侧稳定链控制骨盆，并使髂嵴保持水平，髋、膝和踝/足复合体保持对齐。当失去内侧控制时，骨盆在支撑侧横向移动，伴有下肢内收和内旋（左下图）。

在功能模式中，必须保持骨盆中立位。在分腿下蹲时，患者将手放在骨盆上，以帮助监测这个位置（右下图）。当他们失去控制时，骨盆倾斜并向前腿移动（左下图）。

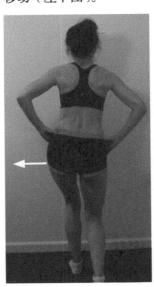

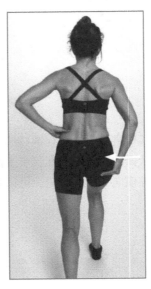

纠正：应该提醒患者激活深层臀大肌和深层髋部回旋肌将骨盆拉回到原位。如果他们不能在这个位置被纠正，那么需要激活臀大肌下部纤维和深层外旋肌。

骨盆中立位也必须在单腿桥式练习中保持。当抬起腿执行单腿桥时（左图），注意观察患者如何维持骨盆水平位。当他们疲劳时，失去控制，会使骨盆向抬起腿的这一侧倾斜

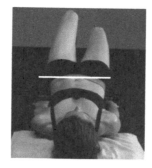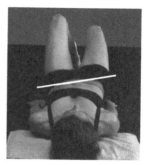

（右图）。应该通过将手放在骨盆上并注意激活核心，来提示患者保持最佳髋关节定位。教练或治疗师也应该指导患者连接内侧稳定链——足内侧纵弓、股内侧肌、髋内收肌和内侧深层臀大肌，帮助他们保持理想的髋部对齐。如果还没有显著改善，教练或治疗师可以尝试激活策略，如果这也不行，那么患者必须回归到能够充分稳定的运动模式。

单腿站立不稳

在健身房，许多患者被要求执行单腿运动。不幸的是，大多数患者没有被恰当地指导，也没有足够的稳定性来支撑自己。健身和康复行业认为，如果生活和运动大多在单腿上发生，那么患者就必须单腿执行下肢模式。还有，患者很少会被提示或评估单腿能力，除了事实上他们能做到之外。在单腿负重期间，有四个显示不稳定的主要标志。

1. 非代偿性特伦德伦伯征：阳性特伦德伦伯步态标志是在非支撑侧或髋关节屈曲侧的骨盆下降（左下图），通常伴随着髋关节外展和内旋，并导致典型的步态模式。这也是导致膝关节半月板、内侧副韧带和前十字韧带损伤的步态。

2. 代偿性特伦德伦伯征：代偿性特伦德伦伯步态发生时，患者将躯干向髋关节支撑侧转移来弥补稳定性的缺失（右下图）。该患者通常呈现出摇摆式的步态，因为躯干在额状面过度移动。

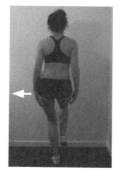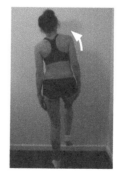

非代偿（左）；代偿（右）

3. 臀部绷紧和髋关节向前剪切：这种情况发生在患者通过过度收紧深层髋回旋肌来稳定单腿站姿时，回旋肌使髂骨后旋，并在关节窝中向前驱动髋关节。患者在站立姿势下骨盆侧面会呈现一个较大凹陷，当他们把重心移到站立腿上时，凹陷会增大。一般来说，该患者的重心通常保持在支撑腿上，同时也有腹部收紧情况。

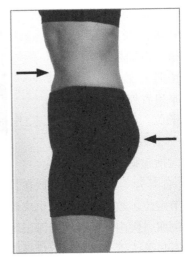

纠正：应该提醒患者在进行日常生活活动中放松髋部。在下蹲和弓步时展开坐骨结节，或将髋关节放置回窝中。

4. 脚趾抓紧：当患者过度利用趾长屈肌和后侧间隔的肌肉，而不是足固有肌来尝试稳定身体时，会发生过度的脚趾抓紧（见下图）。由于长期过度使用这种策略，在放松位置他们通常会显示趾间关节弯曲——趾爪状或锤状趾。

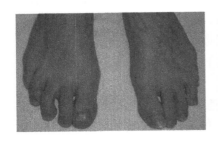 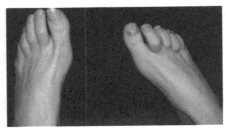

纠正：患者必须回归到一个他们可以成功并表现出良好稳定性的模式，直到稳定性提高。也可以利用适当的提示，但是如果患者表现出上述模式之一，那么很可能他们不能够按提示改正出现不稳定的迹象。在将他们进展到单腿模式之前，应改善功能缺陷区域及提高在分腿和支撑位的稳定性。

过度活动的后部髋部复合体

深层髋关节回旋肌的过度活动，或者被黛安娜·李和琳达·李（Diane Lee and Linda-Joy Lee）称为"臀部绷紧"，是髋部功能障碍的常见原因。

顾名思义，这种模式是由于深层髋关节回旋肌和浅表臀大肌的收缩引起，并且看起来好像人体站立或走动时一直在收紧。实际上，确实是。这种稳定模式是几个原因造成的，包括试图使屁股看起来更小（通常是女性）；盆底肌薄弱，导致深层髋关节回旋肌和内收肌反射性过度活动；下肢任何地方的不稳定，导致臀肌过度活动；从教练和治疗师那里学习的技巧，因为他们强调"尽可能地绷紧臀部"。

在大转子后面的髋外侧触诊，将显示由于髋深层外旋肌过度激活，而产生的凹陷或缩进（见下图）。仰卧位，通过将手置于髂前上棘内侧并轻轻向后推动，可触及股骨头。触及阔筋膜张肌（髂前上棘侧面）常发现张力增加或"丰满"。通过这种"绷紧"模式，股骨头在髋臼内向前推移。然而，股骨头前移部位正是髋关节软骨退行性改变最常见的区域。

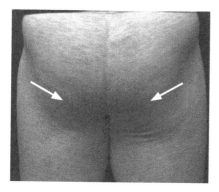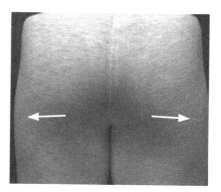

臀部绷紧（左）；患者被提示放松髋部（右）

通过提示使个体展开坐骨并放松髋部，臀后部区域的紧张度会发生改变（右图）。髋关节前部区域触诊将显示股骨头已经位于髋臼中心，这继发于臀后肌肉的放松。

虽然以往的技术对于松解臀部绷紧模式非常有效，但是一些个体需要更多特殊技术来减少深层髋关节回旋肌和 / 或髋关节后囊的激活。

下肢常见问题

2002 年一项关于跑步的研究报告显示，大约 2 000 名患者中，髌股关节疼痛综合征是最常见的过度使用的损伤，其次是髂胫束综合征、足底筋膜炎、半月板损伤和髌骨病变（Taunton et al.，2002）。这些损伤在许多重复性动作耐力运动中也很常见，包括骑自行车、跑步或户外行走以及使用椭圆训练机。几种常见的过度使用损伤影响了下肢运动链，这些病症有各种各样的原因，但许多人往往多种病因叠加。这些病症包括髂胫束综合征、髌股关节疼痛综合征、髋臼唇撕裂、腘绳肌拉伤、髋关节撞击和腹股沟疼痛以及前十字韧带撕裂。

髂胫束综合征

髂胫束综合征在运动员如跑步者中很常见，他们经常进行下肢载荷的重复运动。其症状是髂胫束的远端疼痛。髂胫束穿过股骨的外侧髁，与髌骨外侧副韧带相连，止于胫骨外侧。这种症状经常称为摩擦综合征，因为除了髋和膝的运动之外，还有阔筋膜张肌的反复收缩，导致髂胫束下部与外侧髁反复摩擦。这种情况有两个主要因素。

1. 臀大肌和阔筋膜张肌都连接髂胫束，在步态支撑阶段、蹲下、弓步、爬楼梯时负责下肢的稳定。在臀大肌抑制的情况下，阔筋膜张肌不受限制，造成髂胫束在外侧髁上更多向前拉动。当臀中肌抑制时阔筋膜张肌也可以作为额状面的稳定肌，或者当腰大肌抑制时作为髋关节屈肌。由于协同肌主导，阔筋膜张肌会变得更加擅长稳定下肢，因此它也将更多收缩驱动下肢，导致髂胫束摩擦。

2. 外展肌必须在单腿姿势时支撑约 2.5 倍的体重（Fagerson，1998），在跑步时显著增加。外展肌抑制与踝关节不稳有关（Beckman and Buchanan，1995），会引发稳定下肢额状面的阔筋膜张肌的协同肌主导。如上所述的生物力学变化的发生，将导致髂胫束摩擦综合征。

髌股关节疼痛综合征

髌股关节疼痛综合征（PFPS）是由髌骨和股骨髁之间关节面软骨的变化引起的疼痛状况。患者通常在走下楼梯或下蹲时感觉最痛。虽然有许多病因，膝关节过度向前剪切或膝关节内旋造成侧向髌骨轨迹是两个常见原因。通常在下蹲、弓步或下楼梯时由于踝关节背屈不足和 / 或髋关节屈曲，以及内旋失控，而导致这些模式。增加足外翻和膝内旋，也与股四头肌角或 Q 角的增加有关，并被认为是侧向的髌骨轨迹和膝关节退行性改变的原因。由于女性下肢离心控制不足和相对较大的 Q 角，髌股关节疼痛综合征在女性中更为常见。

与对照组相比，PFPS 的女性已经表现出离心控制差和内收位置增加（Baldon et al.，2009）。髋外展肌对髋关节离心控制不良，导致额状面力学增加。因此，建议对髋关节外展肌进行离心控制训练，作为重复性功能活动的预防措施（Baldon et al.）。

髋臼唇撕裂

髋臼唇撕裂首先在 1957 年被诊断（Groh and Herrera，2009）。由于磁共振成像技术和临床意识的提高，近年来髋臼唇撕裂的诊断和治疗有所增加。髋臼唇撕裂一般是重复性创伤的结果；但是突然的急性创伤例如腿劈开的跌倒也可能导致髋臼唇唇部受伤。这些撕裂在运动人群中更常见，特别是进行高水平活动的运动如跑步，需要大量髋关节内旋的运动如网球、高尔夫和棒球，以及需要快速切向动作的运动如武术、足球和篮球。常见临床症状包括髋关节僵硬，特别是在做内旋和外展时，关节内的咔嗒声或关节卡顿，以及运动结束范围疼痛。髋关节共轴性不良以及髋关节和腰椎骨盆 - 髋部复合体周围缺乏最佳肌肉激活的协同作用，是发生髋臼唇撕裂的常见诱发因素。在美国，大多数髋臼唇撕裂往往是发生在前面，说明继发于"臀部绷紧"策略的髋臼内股骨头向前移位，很可能是一种常见病因（Groh and Herrera，2009）。

腘绳肌拉伤

腘绳肌拉伤是影响运动员跑步、冲刺和跳跃的常见损伤。几乎任何需要爆发性速度、急减速或跳跃的运动中，"拉伤"或更准确地说腘绳肌拉伤是常见疾病。各种研究表明，股二头肌似乎是腘绳肌中最常受伤的肌肉，损伤往往会发生在步态摆动阶段离心控制末期，而有人则认为半腱肌和半膜肌易损伤。骶髂关节疼痛的患者与没有疼痛的相比，在单腿站立试验中发现是股二头肌和长收肌预激活，而不是腹横肌和多裂肌（Hungerford et al.，2003）。这表明在病理以及腘绳肌损伤康复和预防方面，控制腰椎骨盆 - 髋部复合体至关重要。

髋关节撞击、腹股沟疼痛和髋关节弹响症

髋关节撞击的特征是在髋关节内旋和内收期间，腹股沟内侧和 / 或髋关节

区域疼痛，它已被认为是髋臼唇撕裂、腹股沟疼痛和髋关节弹响症的前兆。髋关节碰撞以及由此导致的髋臼唇撕裂、腹股沟牵拉和髋关节综合征的恶化，被认为与缺乏最佳关节共轴性和股骨头在髋臼内部向前移动有关（Sahrmann，2002）。事实上，在超过90%患有腹股沟疼痛的患者中发现髋臼唇撕裂（Groh and Herrera，2009）。髋关节后囊受限和臀后肌肉肌筋膜挛缩，也称"臀部绷紧"（Lee，2008），也被认为是关节共轴性丧失的原因，从而导致髋关节向前移位，造成髋关节撞击和腹股沟疼痛。

另一个涉及髋关节的常见问题是产生"啪嗒""咔嗒"或"噼啪"声响的髋关节综合征。它的特征是当人们试图在弯曲髋关节位置伸展腿部时，可听到或可触知的弹响。可能发生在站立或仰卧位置，最常见于髋关节离心伸展接近终末范围时。关于弹响的来源，有几个理论，包括腰大肌肌腱滚过小转子或髋关节囊，腰椎或骶髂关节不稳定，或耻骨联合不稳定。这个弹响声已经被发现与髋关节不良对位和腰椎骨盆 - 髋部复合体的局部稳定系统受抑制有关。具体来说，臀大肌和腰大肌深部纤维对正确的股骨髋臼关节对位是必要的（Gibbons，2005）。临床上还指出，这种声音可能与腰肌的脊椎附着点不稳定有关。在临床上，稳定的胸腰段（腰大肌附着处）往往会减少或消除"弹响"。这说明，髋关节弹响症在一定程度上与 TPC 稳定性差、股骨髋臼关节共轴性不良，以及髋关节周围缺乏最佳肌肉协同作用有关。

前十字韧带撕裂

前十字韧带（ACL）、内侧副韧带（MCL）和内侧半月板（MM）的损伤在运动和非运动人群中都非常普遍。女性似乎面临更大的风险，无论何种职业或运动，此类伤害的发生率都较高。与许多肌肉骨骼问题一样，围绕这些伤害的起源也有一些讹传。为了简化讨论，前十字韧带、内侧副韧带和内侧半月板的伤害将被分组在一起讨论，因为它们具有类似的机制并且经常同时受伤。

前十字韧带包括起于股骨髁后方的两条韧带，止于胫骨髁间隆起。它是胫骨前移的主要限制因素，前移继发于膝关节的内旋和外翻力（Moeller and Lamb，1997）。它与后交叉韧带（PCL）一起作为膝关节运动的旋转轴起作用（Moeller and Lamb，1997）。

与男性相比，女性的前十字韧带损伤率高 3.6 倍（Myer et al.，2008）。与其他运动项目相比，女性参与足球、排球和篮球，前十字韧带损伤发生率更高。有趣的是，大多数涉及前十字韧带损伤都是非接触性损伤，这意味着没有直接创伤导致受伤。前十字韧带损伤的机制往往是膝关节的屈曲、内收和内旋，并且经常发生在人们试图减速和/或快速改变方向时。如果是这样，那么这些伤害背后的潜在原因是什么？女性受伤发生率高背后有几个理论，下面来讨论一下。

1. 女性有更大的Q角： 关于为什么女性膝关节损伤发生率高，给出的最常见原因是，女性具有比男性更大的Q角（或股四头肌角）。Q角是从髂前上棘到髌骨中点的线和从髌骨中点到胫骨结节中点的线之间形成的角度。女性的角度平均为18度左右，而在男性则平均为13度左右。随着膝外翻的增加，Q角增加，可能导致膝关节的几种问题，其中包括髌骨位置的改变（通常是向上的和横向）导致髌骨轨迹问题和髌骨软化症，以及胫骨的外旋增加了前十字韧带、内侧副韧带和内侧半月板的扭转力。女性Q角增大的原因包括：

- 较宽的骨盆，使髂前上棘位置更靠外侧；
- 股骨颈角度减小；
- 内侧副韧带、前十字韧带和足底韧带轻微松弛。

2. 生物力学改变： 下肢的对齐问题，包括髋部前倾、胫骨外旋和足旋前等因素似乎与女性膝关节损伤发生率有关。

3. 激素因素： 激素的增加，特别是在月经前和月经期之内，使女性足球运动员损伤增加（Biondino，1999）。

研究已经表明腰痛患者中前馈（预期）运动控制方面存在缺陷，导致腰椎骨盆-髋部复合体的稳定模式改变（Richardson et al.，2004），从而改变下肢的稳定性。另一项文献研究了在踝关节不稳患者跳跃着陆时地面反作用力的变化。有趣的是，在有踝关节损伤病史的个体中检测出多方面不稳定性，使研究者得出这些个体在运动控制方面存在缺陷的结论。这些信息对康复和治疗师来说是非常有价值的，因为它指出了评估下肢以往伤病史的重要性，以及对运动模式中神经肌肉控制改变和代偿结果的潜在影响。

另外还有研究证明，在单腿着地时（单腿跳跃），女性倾向于表现出比男性更大的内旋转力和更高的膝关节刚性。在膝关节较松弛的女性中，表现出对抗下肢晃动的腓肠肌和股二头肌的激活增加，这可能有助于预先提高关节的刚性。

大部分研究表明男性和女性在跳跃着陆时的生物力学不同。一些研究人员已经证明，女运动员落地时更快且膝关节屈曲度更大；其他人则证明，与男性运动员相比，女性运动员的膝关节和髋关节屈曲角度显著降低以及地面反作用力更高。关于肌肉激活模式的差异的研究显示，与其男性相比，女性大学生运动员的臀肌激活减少而股四头肌激活增加。股四头肌作为前十字韧带的拮抗肌，在胫骨上产生前剪切力，当过度活动时，增加前十字韧带的压力。相反，腘绳肌和比目鱼肌作为前十字韧带的主动肌，对抗胫骨的前移动，并且当被抑制时，胫骨在股骨下前移动增加。

额状面力学的离心控制不良也被认为是主要原因（de Marche Baldon et al.，2009）。继发于臀大肌和臀中肌的功能控制不良引起的膝关节外展，增加了前十字韧带以及内侧副韧带的压力。

尽管上面讨论的这些情况，每一个都有多种多样各自不同的病因，但是它们中有一条共同的线索。通常源于以下问题的演变：

- 股骨髋臼关节、膝关节和足踝复合体的关节共轴性不良；
- 腰椎骨盆 - 髋部复合体的运动控制不良；
- 下肢离心控制不良。

虽然这似乎过度简化下肢损伤过程，但它明确了下肢大多数运动功能障碍发展的关键因素。针对这些因素，提高髋关节和足踝的关节共轴性，改善下肢运动控制，将成为本书纠正性练习部分提出的练习方法的基础。

第五章

评估

章节目标
认识和了解肩部和髋部评估的功能组成
确定肩部和髋部复合体功能障碍的关键区域
确定肩部和髋部功能障碍的关键原因

在与患者合作之前，准确的评估是很重要的，无论其以前的训练或目前的功能目标如何。评估将有助于教练或治疗师确定采用哪种纠正性运动策略，并确定患者合适进行的时间。此外，评估将指导患者如何进行家庭锻炼，评估过程中将有助于培养患者的自我意识和反馈。换句话说，如果患者由于经济、距离、保险等原因，一段时间不能来接受治疗和训练，自我评估可以帮助患者自我监督进度，不依赖于教练或培训师。

功能评估

有效评估方法有许多，根据信息的类型，选择如下一些评估方法来考察肩部和髋部功能障碍，这些障碍包括最佳呼吸模式缺失，躯干稳定性缺失，不能保持关节共轴性从而导致肩部和髋部内旋缺失，以及躯干、肩部和髋部复合体的负载策略不良。这些测试被选出来，是因为它们具有准确评估这些功能障碍的能力。下面将提供每个测试的详细描述，以及低效的稳定性和运动模式的常见迹象。

评估目的不是要测试一个人整整一小时，通过一系列测试来发现每一个运动的错误，而是帮助教练或治疗师确定患者功能障碍的最大驱动因素。换句话说，导致个人功能障碍的最根本的运动或稳定失调是什么。

虽然可能有几个原因，但是其中有主要原因，而其他原因可能是次要的代偿问题。

通过彻底评估后，如果教练或培训师错误地选择主要驱动因素，并根据这个有缺陷的前提选择纠正性练习会怎样？最糟糕的情况是，患者没有改进，而最好的情况是患者改进一点，对于一些患者来说已经满足他们恢复活动或完成功能目标的需要。不幸的是，这种策略对许多慢性疼痛患者或精英运动员是无效的，这两类人群需要采取特定的方法来提高运动表现，这就是为什么必须精确地进行测试和评估，并对结果进行有效的解释以确定干预措施的优先级。

有时，尽管训练师或治疗师的本意是好的，可是采取了不正确的纠正方法。纠正策略可能需要数日、数月甚至数年的时间，取决于问题的严重性、复杂性或强度，如果选择的方法在两周内未显示任何功能进展，并且教练或治疗师确信患者严格执行训练，那么该方法可能不是正确的方法或者不是适当的时间进行干预。因此，应该在实施新策略后的两周内，重新评估其效果并采取新的方法。

患者经常会出现多层功能障碍或多种代偿策略。通常需要"剥离"语言层面，先解决主要的诉求，尽管它可能不是造成功能障碍的主要因素。例如，患者在打网球后会出现腰痛急性加重。评估后，教练或治疗师发现左侧髋关节内旋不足（如果是右手网球运动员，在其主导腿）、呼吸模式不良、胸部僵硬、踝关节背屈减少，并确定腰椎屈曲病变是患者背部疼痛的原因。可能几年前踝关节骨折后引发的髋关节旋转不足或踝关节运动失调是问题的根源，但直接的问题是急性腰痛和不稳定。在解决踝和髋问题之前，可能需要先稳定腰部并改善呼吸模式，为患者提供更及时的救助。如果患者疼痛是慢性的，尽管表现的症状和功能评估结果可能相同，但采用的方法会转向解决导致功能障碍的最根本问题，即教练或治疗师认为的脚踝、髋部或呼吸的问题。教练或治疗师的治疗方向取决于患者呈现的问题、目标、功能评估结果以及教练或治疗师的直觉。

纠正性练习方法能够建立在直觉上？不幸的是，并非所有事情都可以建立在实证基础上。评估提供的信息和所采用的纠正策略基于多种因素，其中之一是实证证据。正如柯林斯（Collins）在他的小说 *How The Mighty Fall* 中所论述的那样，某件事情缺乏证据支持但并不能使其发生无效。他以癌症为例，缺乏癌症的证据并不意味着病人没有癌症，只是现有测试癌症的方法没有显示出任何迹象。类似地，塔利布（Taleb）在他的书 *The Black Swan* 中，讨论了黑天鹅缺乏证据的情况，不能因为"我从未见过，也没有任何人见过黑天鹅"这一共同想法，就认为没有黑天鹅这类东西（Taleb，2007）。格拉德韦尔（Gladwell，2005）对适应性无意识的突破性研究中，通过被称为"薄切片"的过程，描述了专家用潜意识可以做出合理准确的评估，甚至在给定时间和信息非常少的时候，当提供太多信息时，决策过程可能会超载，这个术语被称为"分析瘫痪"。"更少"有时是"更多"的理念，得到了塔利布的支持。塔利布（Taleb）论述了信息的增加不一定会导致预测纠正确，只是增加个人对这些预测的信心。

> "……在另一个有说服力的实验中，心理学家保罗·斯洛维奇（Paul Slovic）要求博彩公司从过去的赛马赛中选出被认为对计算赔率有用的八十八个变量。这些变量包括各种与过去业绩有关的统计信息。博彩公司获得了十个最有用的变量，预测赛事的结果。然后再给他们十个，并要求再次预测结果。然后发现信息量的增加并没有导致准确性的提高，但是他们对自己选择的信心显著上升，从而证明信息是有害的。"（Taleb，p145）

另一方面，并不是说一项测试就能够提供所有必要的信息，并为制定特定的纠正策略提供依据。例如，有些人会选择过顶下蹲作为纠正方法的依据，声称髋内收（膝关节进入外翻位置）是内收肌紧张和髋关节外展肌薄弱的标志。向前移动的手臂表示背阔肌的长度不足或胸腰筋膜的伸展性不足。如果脚跟抬离地面，那么是跟腱和腓肠肌紧张的问题。虽然这些都是根据过顶下蹲评估的有效假设，但它们仅仅是假设。没有通过更直接的后续测试来证明，例如对内收肌的活动范围的评估，以及在膝外翻的情况下对髋关节外展肌进行的肌力测试，测试人员基于他们的偏见给出了错误的前提。

因此，评估应该是客观测试、临床直觉和经验的结合，同时应限制个人偏见。虽然所有评估都有偏差，但评估的目的应该是尽可能消除个人偏见，并进行额外的测试来验证测试结果。选择标准的另一个目的是使每个测试易于执行，无论任何测试者，都能够得出相对一致的评估结果。本章中选择的这些测试是考虑到这一目标，尽管肌肉功能测试对测试者的可靠性有一定挑战，如果他们从以前未做过精确的肌肉测试。在这些情况下，教练或治疗师可以省略肌肉测试，并采用其他测试来推进纠正、康复或训练策略的实施。必要时，教练或治疗师可以进行额外的测试，以清除临床的无效评估。

功能评估	
站立	**姿势**
	单腿站立
	早安动作
坐位	坐位髋关节屈曲
	坐位肩关节屈曲和外展
仰卧	胸腔：位置、灵活性和呼吸
	内旋活动范围：肩部和髋部
	踝关节活动范围
	手法肌力测试
额外测试	俯卧撑

姿势

姿势是身体的骨、关节和软组织的定位。正常的静态姿势需要很少的肌肉收缩或能量，这样被认为是高效的。正确的姿势是收缩和非收缩组织共同作用，从而在平衡的重心上实现最佳关节共轴性。

实现中立姿势对于在整个运动链中保持适当的长度 - 张力关系是很重要的。由于肌动蛋白丝和肌球蛋白丝的横桥连接的优化，肌肉可以产生最大张力的长度。如果这种关系发生变化，神经系统将需要通过不同肌肉的协同作用或不同策略，来建立所需的稳定或运动模式。

姿势评估是分析肌肉骨骼系统的一个组成部分，能提供患者稳定策略的总体情况。此外，姿势评估是教练或治疗师提供启动纠正运动策略的起点，同时可以监测患者进展。虽然姿势评估是全面评估的一部分，但并不能用来替代功能评估。姿势评估向检查者呈现出患者的特定策略，而功能评估是了解患者为什么采用此策略的过程。

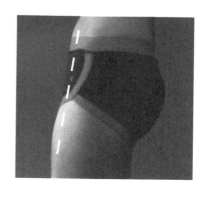

例如，如果患者在骨盆后倾位站立，臀后肌过度活动，髋关节位于髋臼前方，可以肯定的是，在诸如下蹲和弓步的功能运动模式中，他们将使用这种"臀部绷紧"策略。应该通过触诊大转子和髋臼，并在评估单腿姿势时监测它们的关系，来确认这一发现。

请注意，髂前上棘在图中虚线右侧位于耻骨联合之后。

姿势评估开始于从前面、后面和侧面观察患者。教练或治疗师应注意患者的对齐方式以及患者使用何种特定策略来保持自己的姿势。患者对策略的故意定型可以通过轻轻地推动患者来鉴别。例如，患者时站立，轻轻地推动患者，以确定他们的身体有多僵硬。在正常轻松的姿势下，患者应主要采用踝关节稳定策略，其系统的整体刚性不会太大。如果治疗师不能容易地推动患者，他们可能是采取绷紧或支撑策略。此方法可以在以下区域进行。

- 测试者轻轻地将患者的胸部推向另一侧，注意观察患者胸部的僵硬度。
- 测试者轻轻地尝试弯曲患者的膝关节，以确定患者的下肢的僵硬度，以及能否轻松地背屈足踝在矢状面移动膝关节。测试者也可以移动髌骨，它应该可以自由移动。如果静态站立下的髌骨缺乏移动性，表示股四头肌的过度收缩用于稳定。
- 测试者轻轻地尝试绕下肢旋转骨盆，观察患者能否轻松地将骨盆与髋关节灵活。

另一种姿势评估策略是重新建立患者的姿势，这可以为教练或治疗师提供有用的工具，确定患者对这种姿势定型，以及能否有效地改变其他姿势问题（Lee，2008）。例如，治疗师观察到患者头部前伸、右侧肩胛骨下降、胸部的侧弯、骨盆右侧高、右髋内旋以及右脚纵弓塌陷。治疗师可以帮助患者重新建立足弓来获得更好的脚站立位置，并看看对其他姿势改变有什么影响。如果这种调整纠正了大部分的姿势错误，这就是患者需要开始纠正性练习的部位。如果没有大的变化，或者它恶化了患者的姿势，治疗师会转到身体的另一个区域重新开始调整。

姿势评估

本节的目标不是描述理想姿势的所有细微差别，而是指出一些直接影响髋部和肩部的关键的对齐标志和常见的姿势错误。这不意味着身体的其他部位对髋部和肩部没有直接的影响。

脊柱、胸廓和骨盆

脊柱和胸廓应垂直堆叠在骨盆上，下肋骨处于相对近尾部位置。脊柱有颈椎和腰椎前凸以及胸椎后凸曲线。肩关节和骨盆水平位，无过度不平衡，无前后旋转或骨盆内旋。耻骨联合应垂直于髂前上棘。眼睛与地平线水平，颈部伸直（见下图）。

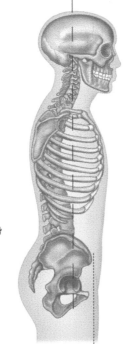

中立位姿势
（侧视图）

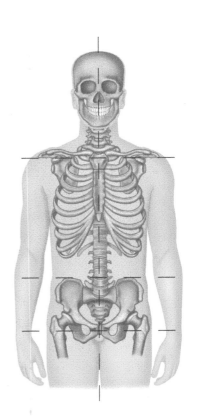

中立位姿势
（前视图）

肩胛骨和盂肱关节

肩胛骨大致位于 T2-T7 的脊椎水平位置之间。内侧缘应该相对平行于脊柱，与脊柱等距大约两到三英寸。如果患者肩胛骨的下角比上角更接近脊柱的中线，那么肩胛骨产生了下回旋。肩胛骨应完全平放于胸廓上。肩胛外展是整个内侧缘从胸廓移开，而翼状肩胛只是肩胛骨的下角从胸廓脱离。肱骨应位于关节窝中，约三分之一肱骨头可以在肩峰前方触摸到。如果超过三分之一可以被触诊，被认为肱骨头向前移位。肩关节应处于中立位对齐状态，不会有过度的内旋或外旋。一般来说，肘窝应朝向前方，手掌应以静止姿势朝向身体。

当肘窝朝向身体并且手掌朝向后面时，患者处于内旋姿态。评估肩部和肘部的对齐问题，是否来自不良肩胛骨定位还是前臂旋前肌的过度活动，方法是将肩胛骨重新被动地定位到理想的位置，再检查肘窝和手的位置。如果肩胛骨重新定位改变了肩关节和肘部的对齐方式，那么这是一个肩胛骨稳定性问题。但是，如果这个策略没有改变对齐方式，那么这是一个局限性的盂肱关节和肘部受限问题，需要对患者的盂肱关节和肘部区域采用特定的松解策略。

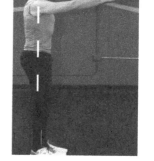

胸廓和脊柱的中立对齐

在这种对齐中，即使在肩关节屈曲 90 度的位置上，个体的胸部和腰部区域仍保持中立位脊柱曲度。头部在胸部正上方，并且维持胸 - 骨盆的柱状结构。

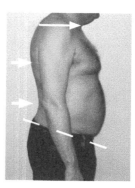

扬达的上和下交叉综合征

此人呈现出扬达所描述的经典的上下交叉综合征，胸椎后凸增加（中间箭头），头部前伸，肩部前伸，腰椎前凸增加（下方箭头）。注意肱骨头的超出位置（顶部箭头）。这种姿势在中年人、体力劳动者和表面稳定系统肌肉过度发达的人中更常见。

胸椎前凸

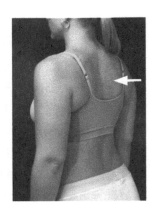

图像中的个体从中腰椎到上胸椎，向右侧呈现一个前凸曲线。这是年轻人和经常锻炼的人的常见姿势。健身专业人士和治疗师常使用诸如"挺起胸部"或"站直"等口头语言来提示个体出现这种姿势。这些人也将呈现头和肩前伸的姿势，经常使用胸部伸展作为改善这种姿势的策略。虽然看起来像是良好的对齐，但是竖脊肌紧张会导致胸部灵活性降低，以及降低膈肌向后移动的能力。

骨盆后倾

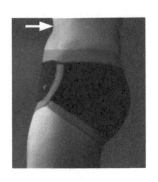

图中的个体呈现骨盆后倾和下腰椎弯曲。患者过度激活腹肌，表现在箭头位置过度收紧。在骨盆外侧触诊发现股骨头前移位和外侧臀肌的凹陷。这是患者采用的常见策略，也是教练和治疗师向患者提示的策略。患者必须学会放松腹肌和展开臀部，否则将延续功能障碍。

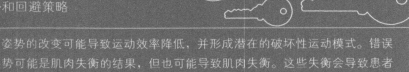

成功的关键
姿势和回避策略

姿势的改变可能导致运动效率降低，并形成潜在的破坏性运动模式。错误的姿势可能是肌肉失衡的结果，但也可能导致肌肉失衡。这些失衡会导致患者因肌肉抑制或疼痛而回避某些动作。通常患者甚至没有意识到他们正在回避某种运动模式，因为这已成为他们的"正常"策略。姿势改变导致错误的生物力学或组织损伤，只是时间问题。

关键： 纠正措施的目的是明确找出患者的稳定性问题以及回避策略，改善"弱链"，重新建立理想的姿势、稳定性和运动模式。

单腿站立

目的： 评估单腿站立的平衡能力及稳定策略。

患者： 站立位，双臂放于双腿两侧，最好是光脚或穿袜子。

测试：

患者将一条腿抬高至约 90 度，坚持一秒，然后放回地板上；另一侧重复该步骤。重复做几次，让测试人员能够了解从一侧腿到另一侧的转换情况。

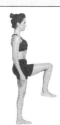

解释： 患者应该能够在支撑腿上以最小的重心移动抬起另一侧腿。

髋关节和骨盆： 骨盆应在股骨上方中心位置保持水平。额状面失稳将导致阳性特伦德伦伯步态。患者会通过横向弯曲躯干来代偿（代偿性特伦德伦伯步态）。"臀部绷紧"将股骨头在髋臼内向前推动，因为他们试图稳定髋部，在大转子后面形成一个凹陷。在测试期间，测试者通过轻轻地将手指放在站立腿前面，并将拇指置于大转子后面来触诊。在患者将髋关节置于屈曲位置的过程中，测试者可以了解患者髋关节灵活能力。单腿姿势下，站立腿的内旋是髋关节稳定性不良的另一个常见的迹象。

从前方观察时，患者的髌骨倾向于向内侧旋转，从后方观察时，腘窝同样侧向旋转。另外对这些患者站立腿的触诊，将发现阔筋膜张肌的活动增加，以及臀中肌后部纤维的活动降低。测试者还可以在触诊慢性膝痛或髋痛的患者时，观察到阔筋膜张肌的肥大和臀中肌的萎缩。

脊柱： 屈髋时，脊柱应该伸展和相对很小的旋转。如果在矢状面上腰椎过度屈曲或胸腰段过度伸展，或者在水平面旋转，表示脊柱稳定性差。

脚： 脚应在地板上保持相对稳定的三脚架位置，没有过多的脚趾抓紧或踝关节过度摇晃现象。过度脚趾抓紧是功能障碍策略。

早安动作

目的： 评估患者胸椎伸展和肩关节外旋的能力。

患者： 站立位，头和脊柱平靠在墙壁上，肩关节外展 90 度，肘部屈曲 90 度。

测试： 患者保持脊柱不动并外旋肩关节。测试者监测患者保持脊柱伸展和肩关节旋转的能力，同时注意运动范围内任何的不对称。

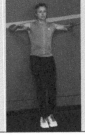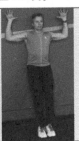

解释： 患者应该能够在肩关节旋转的同时，将脊柱在墙壁上保持伸展。

头和脊柱： 许多患者无法在墙上保持脊柱平直。测试目的不是将脊柱保持平靠在墙上的位置，而是要找出患者脊柱哪些区域不能伸展。他们可能由于头过度前伸和枕骨下伸展，或者胸椎后凸增加和 / 或胸腰段过度伸展，阻止他们达到该位置。测试者应该提示他们考察脊柱的位置是否适当，如果他们可以修正位置，那么该区域不是关键驱动因素。关键区域是患者通过提示也无法修正的区域。

肩： 目的是使肩胛骨后倾并绕胸廓周围滑动，以使患者前臂能够相对平坦地抵靠墙壁。很少患者是因为缺乏盂肱关节外旋，而无法达到这个位置。通常，除了肩胛骨缺乏后倾、下降和外展的能力之外，还有胸椎伸展能力不足的问题。

坐位髋关节屈曲

目的： 评估患者髋关节屈曲的能力，以及在单侧臀部支撑下稳定脊柱的能力。

患者： 坐在治疗床的边缘，双腿悬垂，手臂屈曲 90 度。

测试： 患者将一条腿从床上抬起，保持一秒，将其放回床面，另一侧重复该步骤。可以多次重复这个动作，让测试人员能够了解从一侧腿到另一侧腿的转换情况。

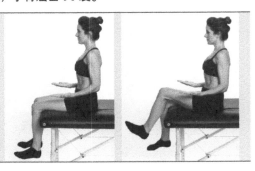

解释： 在脊柱稳定性评估中，坐姿限制了下肢。患者应该能够在固定的髋部上以最小重心移位抬起腿部。在腰椎骨盆 - 髋部复合体固定情况下，如果髋关节屈曲灵活不良或不稳定，他们将倾向于摇摆和 / 或侧弯脊柱。

脊柱： 屈髋时，脊柱应该伸展和相对较小地旋转。如果矢状面上脊柱屈曲过度、躯干侧弯或水平面旋转，表示脊柱稳定性差和 / 或髋关节灵活性不足。

坐位肩关节屈曲和外展

目的： 评估患者在肩关节屈曲和外展期间灵活盂肱关节并稳定肩胛胸廓关节的能力。评估上胸廓的灵活性和稳定性，同时对运动范围进行双侧比较。

患者： 坐在床的边缘，双腿悬垂，双臂伸直。

测试： 患者一侧直臂抬起（屈曲），持续一秒，放下，另一侧重复该步骤。在单侧和双侧进行这项测试。然后外展手臂重复这项测试，并执行单侧和双侧测试。

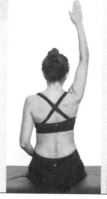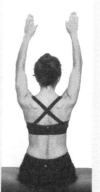

解释： 患者应该能够以最小脊柱和头部位置的改变，抬起手臂。

单侧测试时，脊柱在臂屈曲时应保持相对平直，在臂外展时向另一侧稍微侧弯。在双侧屈曲和外展期间，脊柱应在矢状面稍微伸展。这个动作应该是两侧对称的。10 度以上活动范围差异需要注意。

离心的注意事项： 当放下手臂时，患者必须能够离心控制肩胛骨。因此，特别重要的是直接观察患者肩胛骨，男性脱掉衬衫，女性穿着运动背心。如果测试人员不能看到肩胛骨，那么当患者做这个动作时，他们必须轻轻触摸肩胛骨的内侧缘和外侧缘。患者放下手臂时，肩胛下角的突出和快速、不协调的下降是肩胛骨控制差的常见症状。

胸部：位置、灵活性和呼吸

目的： 确定患者胸部的位置和灵活性，以及呼吸模式。这些评估将有助于确定患者的稳定性和呼吸策略。

患者： 仰卧在治疗床上，双腿伸直，双臂放于两侧。

测试： 测试者首先观察胸部的位置和患者静态时的呼吸策略。然后患者被要求进行最大吸气和最大呼气，在此期间再次观察患者。最后，测试者将手放在患者的胸廓上并沿其长轴轻轻摇晃，进行肋骨移动试验。

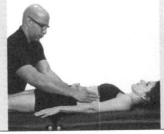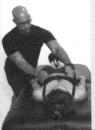

解释： 胸廓应该对称地平放在治疗床上，颈椎和腰椎呈现柔和的前凸曲线，胸椎有平滑的后凸。在肋骨移动试验中，胸廓应该柔韧，并且表现出相对均衡的移动性。如果试验中缺乏移动性表示僵硬，无论是来自"绷紧"策略的全身僵硬，或是胸廓整体缺乏关节灵活性。在慢性背痛患者、举重运动员、吸烟者以及患有哮喘、过敏和类似的慢性呼吸系统疾病并伴有宽而无法移动的胸廓的个体中，这种情况很常见。也可以通过让患者进行小幅度卷腹测试，进行腹直肌灵活性测试，注意观察腹中线的扩张或触诊腹直肌两侧的间隙。虽然在产妇中很常见，但是也发现于许多超重的男性，这是由于胸肋下角的扩张以及过度使用不良腹部稳定策略。

呼吸： 在呼吸时，应该有三维的呼吸，即肋骨应该向下、向外和向前移动。由于缺乏肋骨运动，上胸部和腹部呼吸的存在是呼吸功能障碍的常见症状。这些个体通常会表现出斜角肌和胸锁乳突肌过度紧张，因为他们倾向于过度使用辅助呼吸肌。他们将呈现头前伸姿势和枕骨下伸展，因为他们过度使用颈部肌肉进行呼吸和抬高胸廓。这种呼吸策略还将导致胸肋角增大和下肋扩张。

肩： "过度使用辅助呼吸肌"，导致胸小肌短缩，肩部离开台面。长期使用这种策略将导致胸小肌向上、向前牵拉肩胛骨并产生翼状肩胛。

内旋活动范围：肩部和髋部

目的： 评估患者盂肱关节和股骨髋臼关节的灵活能力，并且对运动范围进行双侧对比。

患者： 仰卧在治疗床上，双腿伸直，双臂放于两侧。

测试：

患者将肩关节外展到 90 度，肘部屈曲到 90 度。

肩部： 患者主动内旋肩关节，两侧手臂各一次。测试者可以轻轻地引导手臂，以确保纯轴向旋转。然后，测试者被动内旋患者肩关节，并触诊肱骨头前部和后部，注意患者关节活动范围以及是否保持纯轴向旋转。然后比较患者两侧的活动范围和盂肱关节的控制。也可以检查外旋。

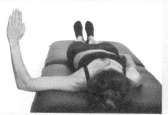 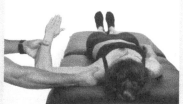

髋部： 患者主动内旋髋关节，两条腿各一次，测试者记录两侧活动范围。测试者面对患者，手握在患者的脚踝上方，被动内旋髋关节。另一侧腿重复，比较关节活动范围和体会相应的终末感。也可以检查外旋。

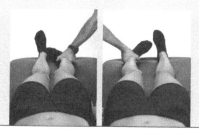

解释： 患者应该能够保持理想的旋转轴线，并显示两侧对称的活动范围。10 度以上活动范围差异需要注意。

肩部： 如果存在关节囊后部僵硬和／或外旋肌短缩（小圆肌和冈下肌）的情况，在主动和被动运动中，常见到肱骨向前滑动。在这些情况下，测试者可以积极地在关节窝中重置肱骨头位置，并重复测试。通常，在运动范围内存在显著的限制，并且不对称变得更加明显。

髋部： 有髋部内旋受限的患者，在髋部旋转受限时会弯曲膝关节和／或旋转骨盆。

踝关节活动范围

目的: 评估患者踝关节的活动范围,同时对其运动范围进行双侧比较。

患者: 仰卧在治疗床上,伸直双腿。

测试: 患者主动背屈一侧脚踝,并在另一侧重复(左图和中间图)。然后,测试者将患者的踝关节被动地背屈到其运动范围终末端,比较被动和主动运动范围以及左右两侧脚踝的运动范围(右图)。

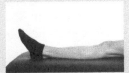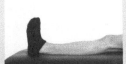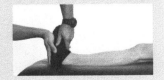

解释: 患者应该达到至少 10 度的脚踝背屈,这是无代偿步态所必需的(Michaud,1997)。测试者比较患者双侧运动范围,并注意受限侧是否有僵硬的或弹性的末端感觉。僵硬的末端感觉,通常表示关节存在结构锁定,而弹性的末端感觉通常是小腿后侧肌肉僵硬的结果。前者需要由整脊治疗师、骨科医师或物理治疗师进行关节松动术,而后者直接采用软组织松解策略。踝关节背屈活动幅度不足是膝和 / 或脚代偿运动的常见原因。

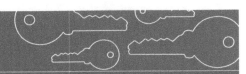

成功的关键
肌肉测试和肌肉链

肌肉、筋膜和韧带紧密相连,在人体内形成链条。正如链条与其最薄弱环节的坚固度一样,这些组织链只能与其最薄弱的环节一样强大。肌肉测试的价值,在于可以通过特定的肌肉测试发现个体的"弱链"或者链中的被抑制部位。

关键: 应将肌肉测试作为评估过程的重要组成部分。

俯卧撑

目的： 评估患者稳定胸腔骨盆三维复合体的能力，以及肩部复合体加载、共轴和灵活的能力。

患者： 在地板上做一个俯卧撑的姿势。对于力量或稳定性不足的患者来说，可以将其改为撑桌面或撑墙壁。

测试： 患者做俯卧撑，将身体向地板降低，再推回到起始位置。如果一个俯卧撑表现得很好，患者执行一组重复3～10次（取决于他们的能力），判断在失败之前可以做多少次。确定患者执行次数和中断位置。

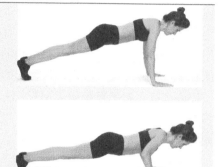

解释： 患者应该能够在整个模式中保持脊柱和肩胛骨的稳定。

头和脊柱： 在测试过程中，患者头部前伸和／或枕骨下伸展，可能是头长肌和颈长肌深度稳定性丧失。

躯干和脊柱： 脊柱的胸部和／或腰部区域的屈曲，胸腰段交界处过度伸展，表示患者已经丧失了稳定胸腔骨盆三维复合体的内在能力。

肩胛骨： 在运动期间，肩胛骨应保持与胸部平齐。它们应该在离心或下降期间稍加内收，并在向心或推起阶段稍微外展。在离心阶段肩胛骨过度内收或在向心阶段过度外展，伴随着在测试任何阶段出现翼状肩胛、肩胛骨扩张或下回旋，表明肩胛骨稳定性差。

髋部和腿部： 髋关节屈曲和／或膝关节屈曲不但能够表明这些区域的紧张性，也是胸 - 骨盆稳定性差的迹象。

功能性肌肉测试

"事实上几乎每一种情况，都涉及某种形式的肌肉功能障碍和抑制。手法肌力测试（MMT），在正确地教导和执行时，为从业者提供诊断这些问题的独特能力。"（Cuthbert，2009）

功能性肌肉测试（FMT）可作为制定纠正性练习、训练或治疗策略的重要评估工具。讨论所有细节或众多的手法肌力测试超出了本书的范围，虽然它作为评估工具的使用是无与伦比的。有些人质疑肌肉测试的有效性、准确性和实用性，但是如果正确地执行，精确的 MMT 可以为测试者提供关于神经系统功能和患者稳定系统完整性的有价值的信息。

许多读者熟悉传统的 MMT 方法，它在医学、脊椎按摩疗法和物理治疗学领域被经常使用。手法肌力测试作为功能评估的一部分，在 *Muscles: Festing and Function* 第 5 版（Kendall et al.，2005）中被详细介绍。此类型的 MMT 通过施加外力来测试肌肉的强度。

MMT 后来被乔治·古德哈特（George Goodheart）在应用运动机能学中采用。古德哈特博士不是测试肌肉的整体力量，而是使用后来被称为"肌肉测试与神经功能学"的方法，将其作为神经系统控制肌肉的有效性的评价（Walther，2000）。这种肌肉测试体系没有测试肌肉的强度或薄弱，而是测试肌肉对作用力如何反应。

"在大多数情况下，测试的结果不取决于肌肉是强壮还是薄弱，而是神经系统如何控制肌肉。"（Walther，2000）

古德哈特的一名学生，已故的艾伦·贝多尔（Alan Beardall），进一步阐述 MMT 的使用，并率先演示三百多块肌肉的测试方法，对每一块肌肉的具体划分（Beardall，1982）。相信肌肉是身体的表现单位（Buhler，2004），贝多尔证明了这一点，即使在手法肌力测试中很强，如果每个肌肉单独分开测试，也可以测试出薄弱。他继续开发了一个评估和修正这种肌肉抑制的系统，最终形成了临床运动学的基础。

此外，贝多尔还率先测试了每个肌肉的缩短位置和最接近起点或附着点的位置。他认为肌肉的机械感受器在拉长位置是最敏感的，在缩短位置是最不敏感的（Buhler，2004）。因此，他创建了一系列特定的肌肉测试来检测每个肌肉的缩短位置。古德哈特和贝多尔的肌肉测试中有几个概念可以在 FMT 中找到，特别是对肌肉缩短位置的使用，二次一致阻力而不是逐渐增加阻力，以及解释强壮完整的肌肉与薄弱抑制的肌肉的区别比较。

FMT 目的

FMT 的目的是评估神经系统对外加力反应的功能能力。换句话说，它是测试神经系统对强制性需求的反应。将外力施加到特定的关节位置，并注意神经系统的反应。FMT 背后的原理是，如果神经肌肉筋膜系统（NMS）在受控的测试位置没有足够的稳定强度，当被要求执行功能动作时，将被迫采用替代和补偿策略。

FMT 可以作为训练或治疗疗程的一部分，在训练或治疗之前和之后都可以进行。一般来说，如果患者进行训练或治疗，并通过所有三个肌肉测试（见下文的肌肉测试部分），那么通常被认为是在该疗程中取得了良好进展。然而，如果患者在一个或多个这些测试中表现出总体不稳定或疼痛，那么进一步进行功能锻炼可能会使其神经肌肉筋膜系统超负荷。在进行功能锻炼之前，他们将执行需要某些激活策略（参见后文的激活策略部分）。重要的是要注意，最佳的纠正性练习、训练或治疗，不应该导致之前测试的肌肉变弱。

在疗程结束时，进行 FMT 以确保纠正性练习、训练或治疗计划产生预期的反应，即功能的改善。如果患者保持肌肉强劲，那么他们很可能对该疗程的刺激做出了很好的回应。然而，如果患者的功能在之后测试变弱，那么训练或纠正策略可能是不正确的，或者对其神经肌肉筋膜系统当前状态来说负荷太大，导致抑制。先前测试强，之后测试变弱，表明神经肌肉筋膜系统不以积极的方式接受干预。

在这些情况下，治疗师或教练必须首先重新评估使用的干预类型（是否练习过于激烈，是否导致患者疲劳，是否正确地练习等），接下来评估患者在练习中使用的策略类型（是否正确地呼吸，能否在纠正性练习中保持最佳的关节共轴，一旦无法保持理想的呼吸和关节共轴性他们会不会停止运动等）。提前考虑这些问题非常重要，特别是在康复和纠正性练习的阶段，肌肉测试有助于在患者执行练习前后给出这些问题的答案。

功能力量和功能稳定性

术语"弱"和"强"常用于描述肌肉测试的结果，适用于传统的 MMT。然而，FMT 不评估肌肉力量，而是评估神经系统保持确定的测试位置的能力。换句话说，FMT 测试稳定性而不是力量。因此，"强"测试将表明神经系统可以产生最佳的稳定性，而"弱"测试表明特定肌肉被抑制和 / 或起稳定作用的关节稳定性变差。例如，冈上肌抑制导致肱骨头在肩外展期间上升，这减弱了产生足够力的能力，导致肩外展测试无力，因为肱骨头没有保持在关节窝中对齐位置。类似地，颈椎不稳定也可能造成肩外展测试无力，因为神经系统将保护颈椎免于承受来自肩部的力。区分这两种情况的方法是执行颈椎牵引术。可以组合轻度牵引、脊柱按摩手法和呼吸方法，和／或使患者延长颈部、放松上肩部和颈部紧张性，这需要基于治疗师或教练的实践能力和技术知识。然后重复肩关节外展测试，如果提高了患者完成测试的能力，那么很可能是近端脊柱稳定性问题。如果患者仍然无法保持测试位置，那么可能是一个局限的肩关节问题，需要进一步测试来确定功能障碍原因。该方法可用于脊柱侧弯和下肢的髋外展测试。要注意的是，通常在近侧端不稳定的情况下肌肉会测试无力。换句话说，无法正确地呼吸和稳定 TPC 会导致四肢的抑制，这也是 FMT 成为评估的重要组成部分的另一个原因。

代偿模式

肌肉测试的额外好处是能使教练或治疗师发现代偿模式。通常有些患者不能在指定的运动模式下保持稳定，而且提示也不能帮助他们改正自己的姿势。例如，在分腿下蹲模式下，不能维持骨盆中立位的患者。教练或治疗师尝试口头和动作来提示患者，不能帮助患者提高对齐的能力。测试维持骨盆中立位的肌肉，主要是髋关节回旋肌和外展肌，可以帮助教练或治疗师寻找患者难以执行和／或保持的测试姿势的区域，即可能是造成运动功能障碍的区域。

常见的代偿模式包括全身僵硬和紧绷、颈部弯曲、脊柱过度伸展或屈曲以及腹部凹陷。

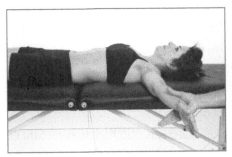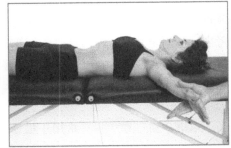

左图中，患者在上肢肌肉测试期间表现出理想的躯干稳定模式；注意如何维持肋骨下部的位置（左图）。右图中，施加力后患者显示不良的躯干稳定模式（右图），注意腹部的凹陷和胸廓抬高。

对抗性

如上所述，FMT 测试神经系统的反应，而不是肌肉的整体力量。因此，教练或治疗师将对肌肉施加直接和稳定的压力，而不是试图压倒患者。患者以稳定的方式用力。教练或治疗师出力来对抗患者的力，抵抗两秒（计数"一二"），然后放松。患者应该能够保持测试位置抵抗外力，而不改变位置。如果他们无法保持测试位置，可以尝试三次。注意，任何进一步的尝试都可能使患者疲劳，产生不准确的结果。

等级

FMT 按合格 / 不合格分级评定。如果患者保持测试位置两秒，而且保持测试位置不发生任何改变，那么被视为"合格"或"强"测试。如果患者无法达到或保持测试位置，或者肢体或躯干有代偿动作，那么被认为是"不合格"或"弱"测试。测试期间患者感到疼痛被认为是不合格的测试。如果患者未通过测试，那么应对该区域进一步测试，以确定其原因。

患者位置

患者仰卧在治疗床上，以确保稳定，并减少近端稳定性对测试的影响。例如，在患者侧卧位做髋关节外展肌测试，患者必须对抗腿部的重力以及稳定腰椎和骶髂关节。即使髋关节外展肌强壮，腰椎或骨盆的近端关节不稳定也可能导致远端（髋外展）无力。仰卧位置则减少了这些近端稳定性的影响，因此可以更加准确地监测预测的肌肉。

肌肉测试

虽然许多特定的肌肉测试可以使用，但是本书主要采用 FMT 的髋、肩外展以及躯干侧弯测试，来提供患者髋部和肩部强度以及躯干稳定模式的整体印象。作为总体评估的一部分，将进行肌群测试代替单个肌肉测试。虽然有些人可能质疑这种方法对单独肌肉测试的有效性，但贝多尔（Beardall，1982）指出"肌群代表了身体某一区域的意见共识"。因此，这些测试作为身体某一区域的代表。如果发现功能障碍，那么需要进一步关注和评估该区域。如果没有功能障碍，教练或治疗师将关注身体的其他区域。在任何纠正环节结束时，总是需要重新检查这三个区域。

肩关节外展用于测试颈部对上肢的影响，以及查看躯干和颈部稳定策略施加在上肢的阻力。髋外展用于测试腰椎对下肢的影响以及躯干的稳定施加在下肢的阻力。躯干侧弯用于测试在施加直接外力到躯干上时躯干侧向稳定性和稳定策略。虽然这三项肌肉测试已被选为具有敏感性的（作为患者的一般功能稳定性的表达）和易于表现的测试，但并不意味着不能使用其他肌肉测试并产生类似的结果。应该指出的是，这些测试不是测试特定的肌肉，更确切地说，是测试神经系统如何对施加的需求做出反应。

肩关节外展

测试的主要肌肉：斜方肌上部和下部、前锯肌、三角肌中束。

协同肌：锁骨下肌、冈上肌、胸大肌锁骨纤维以及颈椎和胸椎稳定肌。

步骤：受试者仰卧在治疗床上，一只手臂外展到 135 度，处于中立位置，手掌应朝向脚部，肘关节在整个测试过程中保持伸直。测试者抓住手腕附近的手臂，前臂垂直于患者的上臂。受试者被指示施加力的方向和开始测试。测试者应用力两秒，试图在身体的额状面使受试者手臂内收。测试者施加的力是稳定的，不是为了压倒受试者。

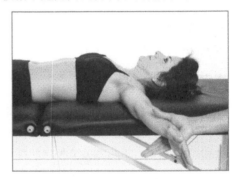

合格的测试是受试者抵制外力，上肢或躯干位置没有变化。不合格的测试是受试者不能维持上肢的测试位置或稳定躯干，或者在测试期间疼痛。

髋关节外展

测试的主要肌肉：臀中肌、阔筋膜张肌、臀大肌上部纤维。

协同肌：臀小肌以及腰部和胸部稳定肌。

步骤：受试者仰卧在治疗床上，一侧髋关节外展到 20 度。髋关节是中立的，没有旋转，膝部在整个测试中保持伸直。测试者手握外踝上方，前臂垂直于受试者的小腿；另一手臂支撑受试者的对侧腿。受试者被指示施加力的方向和开始测试。测试者应用力两秒，试图在身体的额状面使受试者腿内收。测试者施加的力是稳定的，不是为了压倒受试者。

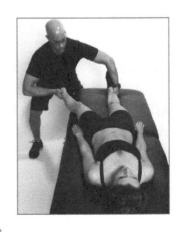

合格的测试是受试者抵制外力，下肢或躯干位置没有变化。不合格的测试是受试者不能维持下肢的测试位置或稳定躯干，或者在测试期间疼痛。

躯干侧屈

测试的主要肌肉：腰方肌、腰部竖脊肌、腹斜肌。

协同肌：胸部竖脊肌、躯干稳定肌。

步骤：受试者仰卧在治疗床上，双腿并拢，膝关节伸直。测试者站在测试侧的对面，定位受试者的腿部，使腰椎处于 20 度的侧屈。受试者抓住床的边缘以稳定躯干的上部。测试者抓住受试者脚跟下方，前臂垂直于受试者的腿部，将另一只手放在受试者的同侧骨盆上。受试者被指示施加力的方向和测试开始。测试者应用力两秒，尝试在身体的额状面使受试者侧向弯曲腰椎。

合格的测试是受试者抵抗外力并且躯干位置没有变化。如果受试者不能保持测试位置或测试中有疼痛，那么是不合格的测试。

肌肉测试结果

评估肌肉测试的结果将有助于明确纠正策略的方向。如果肌肉测试中发现了肌肉薄弱或抑制，请从纠正呼吸和核心激活策略开始，然后再重新测试。原因很简单，在没有近端稳定性的情况下，患者将无法通过四肢产生最佳的远端力。如果这个策略改善了之前不合格的肌肉测试结果，那么请继续进行适当的纠正性练习和训练计划。如果这种策略不能使肌肉状态发生改变，那么通常需要一个更具体的激活策略，例如使用牵拉、等长收缩、关节松动或起点 - 止点触诊，来恢复稳定性。这些方法将在本书的纠正性练习部分中讨论。

额外的肌肉测试可用于补充一般 FMT 获得的信息。有关的手法肌肉测试，特别是基于神经系统的手法肌肉测试的更多信息，请读者回顾古德哈特、贝多尔、弗罗斯特、蒂和沃尔特（Goodheart, Beardall, Frost, Thie and Walther）的工作。

评价评估结果

评估结果将决定纠正性练习的方向。虽然评估的目标是确定最大的功能障碍部位，并以一定的准确性练习来改善他们，但不幸的是，不论一些专家怎么说，这都不是一门精准的科学。基于患者评估的决策应该是系统的并且要执行合理的程序。

然而，与数学领域的准确性不同，人体是高度可变的，因此解释评估结果有时会像阅读不熟悉的语言那样复杂。这可以解释为什么有许多患者在传统的物理治疗、脊椎按摩治疗、外科手术和药物治疗中失败，尽管进行了彻底的评估和适当合理的治疗计划。评估过程的目标是测试和评估测试的准确性，并在纠正运动策略和培训计划中应用，以便最好地提供可持续的和可重复的结果。

解释评估结果的一般经验法则是解决最大的问题区域，即最大功能障碍区域。由于最佳的呼吸模式驱动身体功能并且先于所有功能，所以如果它被发现功能失调，是首先要解决的问题。一旦呼吸正常，如果患者的任何功能性肌肉测试失败，都应该重新评估。恢复最佳呼吸模式和激活胸腔骨盆三维复合体，通常会纠正躯干、髋部和肩部复合体的近端稳定性问题，从而使 MMT 测试更强。下一步将是识别运动范围内最不稳定或不对称的部位，因为这是患者出现运动控制不良和 / 或过度代偿的地方。存在多个功能障碍部位时，教练或治疗师选择从哪里开始，将取决于他们的经验水平、选择的模式（软组织松解、操作技术、激活策略的专业知识）和临床直觉。选择一个功能障碍领域，发现它不会显著改变患者的运动和 / 或稳定策略，没有任何问题。做出决定、跟踪、不断重新评估。如果功能障碍模式或策略在短时间内没有改变（与患者、功能水平或功能障碍有关），那么只需选择另一处功能障碍区域并重复整个过程。

结论

一个完整的评估将为教练和治疗师提供指南，类似于路线图用于穿过高速公路网络。仔细解读评估过程中获得的信息，将有助于教练或治疗师找到运动功能障碍的原因，而无须依赖患者的主诉。虽然实证证据的评估是指导患者进行纠正性练习或训练策略时的最佳起点，但是应该鼓励教练或治疗师倾听自己的直觉，并依赖他们过去的临床经验。

将患者的个人目标与功能需求结合起来，在为患者制定运动策略时，基于实证的评估及丰富的临床经验将帮助教练或治疗师做好准备。

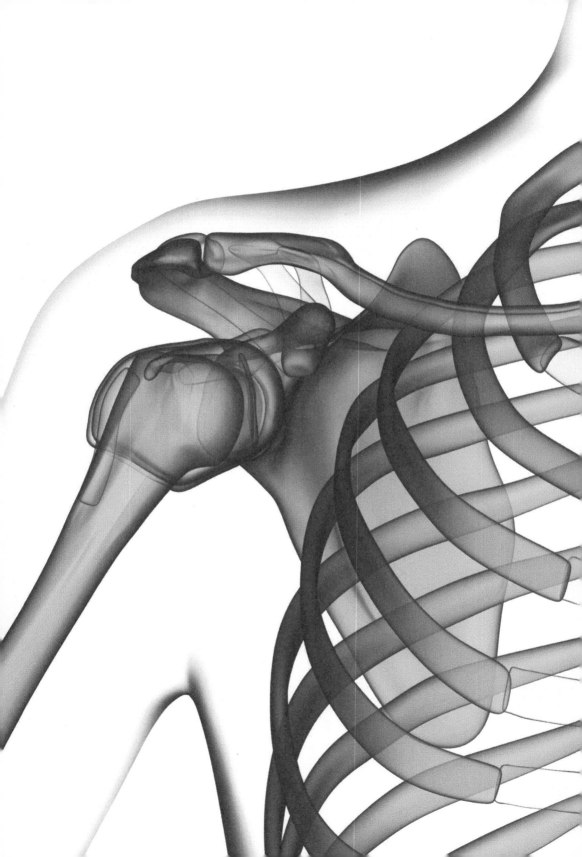

第三部分

纠正性动作和练习进阶：
功能要素

第六章

制定纠正性动作模式和练习

章节目标

识别和理解纠正性练习和运动模式的功能要素

确定改进功能所需的关键区域

制定纠正性练习和基本运动模式的具体策略

纠正性练习

改进运动模式的关键在于建立理想的关节对位方式，激活适当的肌筋膜连接，并在功能运动模式中维持关节共轴性。这些关键因素使协同肌之间具有最佳长度 - 张力关系，保持高效运动模式，并减少对关节结构的压力。肌肉骨骼疼痛的最常见原因是习惯性的错误运动模式，患者不了解什么是正确的运动。换句话说，他们只知道他们知道什么，不知道他们对运动不知道什么。纠正性练习的目的是帮助患者识别错误的模式，并给予他们改进激活理想肌筋膜连接的最佳策略，同时保持关节共轴性位置，执行高效的运动模式。

初步纠正肩部和髋部运动错误的三个关键区域是脊柱、胸部和足部。你可能会注意到，这里既没有提到髋关节，也有没有提到肩关节，并且可能会想知道它们对肩部和髋部功能障碍的内在影响。为了回答这个问题，试着把身体看作是由一系列相互连接的模块组成的建筑物，将脊柱、胸部和骨盆看作建筑物的地基，把足部看作是锚点。虽然这种类比看起来过于简单，但是人体受到与建筑物类似的引力和生物力学的支配。

然而，与建筑物不同的是，人体对结构变化有代偿能力。足部稳定性的改变可能导致枕骨连接处的代偿性改变，因为身体试图使脊柱周围的受力平均，并保持眼睛与地平线水平。更重要的是，人体对反射性激活模式的反应与静态结构（如建筑物）相比，其控制功能并不总是以平行或分段的方式体现。

例如，在步态周期中，跖骨扩张和足间肌伸展引起后链的反射性伸展，在支撑中期造成下肢和躯干的伸展（Michaud，1997）。教练和治疗师可以通过将患者的注意力集中在他们的姿势上，并通过对髋部和胸部伸展性较差的患者进行特定的足部锻炼来增强这种反射。相反，患者可以因为穿尖头鞋子（例如高跟鞋）而阻止这种反射，导致伸肌反射减弱，在下肢负重时减少脊柱和下肢的伸展。这可能导致患者采取代偿性姿势和运动模式，如胸腰段过度伸展，以提高支撑中期的稳定性。

那么这对肩部和髋部的纠正有什么意义呢？这些例子表明，采用纠正运动策略，在改变髋和肩关节结构之前，教练和治疗师必须先稳定近端神经反馈结构，如足部、胸部和脊柱。

采用的策略包括：

- 稳定脊柱，以确保从中枢神经到周围神经系统的理想神经反馈；
- 稳定胸腔骨盆三维复合体，以确保适当的膈肌呼吸，发展腹内压力和理想的肢体功能；
- 稳定足部，以确保下肢适当的支撑，并确保反射性反馈，获得最佳的伸肌链功能。

总的来说，脊柱、胸部和足部是运动功能障碍的三个最大驱动因素，是最常见的功能障碍区域。不幸的是，它们也往往是教练和治疗师花费时间最少的地方，特别是当客户有特定目标时，如提高运动表现或减肥。在这些个体中，保持最佳脊柱曲度和对齐方式、膈肌呼吸和足部位置被推后采用，优先提高锻炼程序的运动阻力、强度和速度。在与普通客户合作时，纠正方法必须包括提高对当前和理想运动模式的认识，同步激活功能性拮抗肌以实现理想的关节共轴性，以及提高综合运动模式的表现，帮助客户实现他们的最终目标。

当前运动模式的常见问题

在了解纠正性练习模式的具体细节之前，回顾一下目前在健康和健身行业中持续存在的训练模式的一些常见问题。虽然已经在前面讨论过，但这里有三个普遍性问题：过度训练、以运动肌的方式训练姿势肌和线性训练进展。

1. **过度训练**：过度训练是影响运动功能障碍患者锻炼的最大问题之一。过度训练与不当的休息和康复同时存在，然而大多数过度训练患者或者他们的教练没有意识到训练计划中这方面的重要性。原因很简单，在教练的印象中，运动员可以在高水平上表现得很好，并且身体可以承受得更多。如果训练没有引起疲劳、汗水或不适，那么被认为不是一个很好的训练。一般来说，运动员：a）具有优越的遗传基因，这是为什么他们是专业运动员的原因，并且可以耐受更多的压力，制定更好的代偿策略；b）没有正常的生活，不必去做一份紧张的工作（尽管维持高水平的运动表现有很大的压力）、加班到很晚或失眠担心第二天的晨会；c）每天都有整脊治疗师、按摩师和运动治疗师等专业人员帮助他们处理其功能障碍；d）每晚和/或每天中午睡眠时间较长；e）饮食更健康。过度训练是功能障碍的主要原因之一，因为它是疼痛和疲劳的前兆。而疼痛和疲劳是运动模式不正常的常见原因，使患者难以建立理想的策略。

2. **以运动肌的方式训练姿势肌**：专注于提高效率和运动控制的传统训练，已经被鼓励更大、更快、更强的训练战略所取代。不幸的是，虽然这种训练产生了更大、更快、更强的个体，但许多人也迎来了更多功能障碍。以速度快和阻力大为目标的高水平训练，优先募集运动肌或多关节肌。在短期来看，个体变得越来越强大；然而，从长远看，牺牲了关节和姿势的稳定。这种"要么努力或要么回家"的方法将许多姿势肌转变为运动肌，特别是腹横肌、膈肌、肩袖肌肉和其他深层稳定系统肌肉。由于多关节肌肉增加稳定作用和功能性锁定身体，会影响到局部的稳定和呼吸，因此这种转变意味着失去关节共轴性和全身僵硬。

3. **线性训练进展**：越来越多的客户转向互联网、杂志和相关的半个性化训练项目，这些人更倾向于采用高强度的训练计划。然而，几乎所有患者都不会以线性方式改进功能。工作或家庭义务、缺乏睡眠、错过锻炼、目前的运动功能障碍或营养不良都会影响客户在训练计划中取得的进展。客户可能不会是线性发展的。让这些客户不断进行更高水平的运动将更可能导致运动功能障碍。一般来说，不应以越来越具有挑战性的方式设计训练计划，而应该设计成非线性的发展，即阻力、运动进度和强度都应该与客户的稳定性、力量、恢复能力和执行基本运动模式能力的提高相适应。

了解当前训练方法中的一些最大问题将有助于为理解下一章内容奠定基础。

新运动模式的十个参数

以下是新运动模式的十个参数。然而，并不是说这就是新颖或最新的，但它确实代表着在制定纠正性练习和调整计划时应该注意包含的标准。

1. 将每一个人看作单独个体：培训行业有一个趋势，把每个患者放在同一个盒子里，就像他们有同样的问题一样来对待。虽然功能障碍和病因有许多相似之处，但是实际上每个患者的运动功能障碍都有自己独特的模式、适应性和代偿方式。将一种方法应用于患者，只会对那些适用于该方法的患者起作用。理解和改进人类功能的原理，可使教练或治疗师能够满足任何患者的需求，并用适合他们的方法来帮助患者实现其特定的功能目标。

2. 关注运动意识：运动意识应该是整个纠正性练习方法的重点。太多教练和专家，在认为患者是"薄弱"的前提下操作，因而往往采用加强的方法。在这种思想引领下，他们给患者加负荷量，使患者承受更高的负荷，不断在更具有挑战性和更不稳定的条件下进行运动。所有这一切都会加剧运动功能障碍，因为患者被迫使用他或她已经掌握的调动习惯用力肌肉的错误运动模式。更糟糕的是，这些类型的训练使患者越来越远离身体的运动意识，因为他们会专注于疲劳、肌肉不适和完成练习。纠正性练习的目标必须是使患者慢下来，恢复身体的意识，并向他们介绍正确的运动模式和感觉。

3. 教育患者运动策略：教育患者运动策略从发展意识开始。意识形成了患者的本体感觉，从而注意到当前的运动模式。教育有助于患者深入了解改进这些模式的原因和方式。虽然患者可能不了解背后的解剖学、生物力学或运动学原理，但教育为他们提供了熟悉最佳功能组成的机会。患者往往被说服，将决定权交给知识更渊博的医疗专业人士。教育有助于患者的运动体验，以及协助他们遵守纠正运动策略，更好地理解整个过程。受过教育的患者是纠正性练习专家的最佳患者。

4. 最大限度地发挥中枢神经系统功能并教育大脑：通过教育患者的运动意识和运动策略来整合更多的大脑活动，解决直接影响中枢神经系统的模式，包括呼吸、自我意识和身体意识、近端稳定性以及解决中枢神经系统压力因素，如交感神经系统紧张性上调和疲劳。

5. 重视质量而不是数量：纠正性练习必须始终强调运动的质量。这里要重申，训练"专家"推荐的多数方案存在的问题是太剧烈，他们关注的是运动量，即重复的次数、负荷和练习的次数。当疲劳和不适影响中枢神经系统注意力时，锻炼者几乎不可能专注于运动质量或运动意识。运动质量应始终是改善功能的先决条件。对于大多数普通人和康复患者来说，质量比数量更有价值。

6. 运动必须以缓慢到适中的速度进行：提高速度表现是许多训练计划的目标，如果客户是运动员或准备好进行比赛的个人，那很好。但对于一般人和需要改善功能障碍运动模式的患者，纠正措施最初必须以缓慢的速度进行，随着患者能力和控制力增强，速度逐渐到适中。在运动期间速度越快，大脑对模式的关注越少，而更多地关注运动速度。因此，要让患者慢下来，让他们意识到他们应该如何采取具体的运动策略。

7. 运动必须受控：改进运动模式就是控制身体的运动。这来自于提高患者对特定运动模式的意识，让患者以缓慢适中的速度进行训练，并教导他们如何控制自身的重量、地面反作用力和动量。

8. 训练患者的稳定性力量：大多数抗阻训练计划都侧重于训练患者的整体运动系统。这也是优先考虑"感到燃烧"或"没有疼痛，没有收获"训练策略的问题。然而，这正是运动功能障碍延续的原因，因为患者将继续强化强壮的肌肉，而薄弱或抑制的肌肉将保持薄弱和抑制。一般来说，在运动功能障碍的情况下，局部稳定系统被抑制或在功能上弱于整体运动系统，身体超负荷训练将导致身体在整体运动系统中发展更多的力量，从而使两个肌肉系统之间不平衡进一步发展。

提高患者的身体意识，将有助于他们识别失稳的迹象或者失去对近端稳定的控制。当患者的训练进展适当时，基于近端的稳定能力进行远端运动的功能能力提高，同时降低受伤风险和错误运动模式的延续。

9. 按照适当的进展：健身培训行业惯常的做法是过快推动客户匆忙地进入某些运动或让患者"感到燃烧"，绕过许多基本模式。如前所述，除了客户现有的功能障碍之外，这种策略会造成更多功能障碍。进展适当是确保患者能够将纠正运动策略整合到其基本运动模式中的最佳方法。以下是基本运动模式下的理想进展。

- **矢状面模式在额状面模式之前**：矢状面通常是患者最容易控制的，只有当他们已经表现出对矢状面运动的控制能力后，才能尝试额状面和旋转运动模式。

- **双侧模式在单侧模式之前**：虽然训练目标是让患者能够执行单侧模式，因为从根本上看单侧更具有功能性。但是单侧模式会引入需要控制的旋转力。在移动到更不稳定的位置（分腿或单边站姿）或模式（单侧或交替手臂模式）之前，双侧模式可以帮助失稳的患者获得信心。

- **运动表现从慢到快**：开始运动的客户、受伤和失稳的患者控制或稳定关节的能力差。他们会用更快的速度进行简单运动，以代偿运动链内某处的不稳定。放慢运动使神经系统能够集中在运动上，从而提高运动意识和有时间进行必要的修正，以实现高效的运动。以更快的速度或更大的动力进行训练会降低客户的感知能力、适当的稳定性、识别能力和调整能力。因为他们的意识转移到手头的任务——运动速度和执行。虽然"更大，更快，更强"思想的支持者们总是说：训练缓慢使他们变慢，要想快必须训练快；但他们不会提到，运动速度快也会加速推进功能障碍。因此，训练的运动效率应优先于运动速度，应在适当的时候提高速度。

- **稳定表面在不稳定表面之前**：指患者在不稳定的表面上执行运动之前，要学会控制自己的体重和动量。不稳定设备的出现和推广受到一批教练和治疗师欢迎，他们的患者进行越来越多的挑战性练习，即使他们几乎不能在稳定的表面上控制自己的身体。这些患者进入不稳定的表面的训练只会延续代偿策略，因为他们必须采取必要的策略来维持稳定。在不稳定的表面上训练会增加脊柱的压缩载荷，这不应该是僵硬的或灵活性较差的患者的训练目标。此外，不稳定表面的训练减少了力的产生，因为当注意力转移到保持稳定性时，身体不能产生最佳力量。从双侧进展到分腿站位，从分腿站位到单腿站立与支撑，从单腿站立与支撑到单侧站姿。只有能够成功地实现这些进程，才可以让他们使用不稳定的设备。

　　10. 将最佳运动策略整合到专项运动或职业运动中：患者具有实现基本运动模式的能力后，就可以发展到专项运动或职业运动中。正如参数1～9所述，他们必须能够将纠正运动策略和基本运动模式的原理纳入专项运动或职业运动模式中。这一进步给予个人最佳的机会实现最高水平的运动表现，同时最大限度地减少受伤的风险。

　　这些是改进运动时应遵循的一般准则。下一节我们将继续研究制定纠正性练习和功能锻炼计划必须遵守的七大原则和三个核心概念。

纠正性练习和功能锻炼的七大原则

1. 解决最大的功能障碍：进行适当评估以确定客户的运动功能障碍的目的是推进纠正性练习方法。

无论客户是否带着具体的目标，如减肥、缓解疼痛或进行更高水平运动，提高运动效率应始终在提升运动表现之前实现。实现了运动效率，由教练制定计划后客户通常会实现目标。然而，以牺牲运动效率为代价来追求目标，将会导致无法实现目标，甚至在过程中受伤。要先解决最大的功能障碍，通过改善运动链中的"弱链"来提高客户的运动耐受性。

通常解决最严重的功能障碍需要使交感神经系统兴奋性下调。这种下调必须优先于其他策略，因为紧张性上调的存在往往会抗拒改变。下调神经系统兴奋性有三种主要方法：

Ⅰ. 膈肌呼吸；

Ⅱ. 缓慢、深入、特殊的软组织技术；

Ⅲ. 可视化。

这些将在本书的纠正策略部分更全面地讨论。

2. 改善脊柱姿势：改善脊柱姿势一般遵循原则 1 和原则 3。躯干和脊柱姿势或与躯干和脊柱有关的问题通常是功能障碍最大的区域。改善脊柱对齐也是改善呼吸模式所必需的，即通过将头、颈、躯干和脊柱放置在最佳的位置来保证最佳呼吸模式和激活局部稳定肌。可以通过手法操作技术、脊柱灵活性练习和/或姿势再教育的方法组合来实现。

3. 改善呼吸模式：恢复呼吸模式，并与适当激活的深层稳定系统相协调，这是改善局部稳定肌功能的关键，同时需要松解整体原动肌来完成运动。由于膈肌有姿势和呼吸双重作用，改善呼吸模式将有助于建立和维持最佳姿势。另外，理想的膈肌呼吸可以动员胸部，改善椎间盘的健康，提高身体氧合，下调中枢神经系统兴奋性，从而恢复副交感神经功能。

4. 训练局部稳定系统的同步激活并与呼吸模式相协调：如上所述，一旦膈肌呼吸恢复，它必须与适当的深层稳定肌系统同步激活相互协调。协调呼吸和稳定系统功能要在发展其他功能之前，因为无法协调这一功能将造成整个神经肌肉骨骼系统的功能障碍。

5. 训练肩胛骨和骨盆的近端稳定性，训练肩关节和髋关节的灵活性：患者能够最佳地稳定躯干和脊柱后，应该分别进行肩关节和髋关节的灵活性训练。肩胛骨和骨盆近端稳定是必要的，必须在进行髋关节和肩关节灵活性训练之前保持稳定。有时，由于局部或整体稳定肌的紧张性上调，限制了肩关节和髋关节的灵活性，需要执行软组织松解技术，以从髋臼中灵活股骨，从关节盂中灵活肱骨。肱骨和股骨与关节盂和髋臼灵活性加强后，应教导患者对这些区域实施正确的运动控制。

6. 整合基本运动模式：患者了解如何在膈肌呼吸时稳定近端，以及如何发展运动链的适当区域的灵活性后，可以将这些活动协调到基本运动模式中（如下蹲、弓步、推动、拉动、旋转和步态）。患者应该能够在适度水平上协调稳定和灵活，并在运动模式进行时保持运动控制。随着患者在模式中获得更多的信心和能力，可以对负荷、速度、力量和稳定性提出挑战。

7. 工作或运动的进步：发展患者工作、休闲运动和日常生活的动态活动是纠正性练习和训练进展的最后一步。动态活动的具体要求是速度、负荷和动作等，患者在功能性练习中学到的如何保持关节共轴性、运动控制和运动效率，可能会受到现实的挑战。

纠正性练习的三个核心概念

1. 仰卧位和俯卧位的使用

在阅读本书提到的纠正性练习方法时，一个常见的问题是为什么纠正模式大多在仰卧位和俯卧位上进行，而不是更具功能性的直立姿势。

捷克儿科神经病学家瓦茨拉夫·沃伊塔（Vaclav Vojta）对儿童的研究工作影响了下一代运动和康复专家，他曾说："运动不是在直立姿势中自发发展，而是从腹部和背部发展而来。"本书中的许多纠正策略在沃伊塔的原始反射运动和科拉尔动态神经肌肉稳定技术的基础上进行了修改和调整，更适用于成人康复。这两种方法都是通过与儿童合作而形成，并以与儿童的发育进程相符的方式，恢复基本运动模式。研究普遍认为这些模式在中枢神经系统中是根深蒂固的，因此最初使用特定的仰卧位和俯卧位、特定刺激点和肌肉激活策略被认为是更理想的起点，而不是强迫身体处于不熟悉的状态。

另外，在成人身上看到的许多功能障碍姿势和模式，被认为是许多神经学疾病的温和表现形式。特别是在这两类人群中，屈肌和内旋肌的紧张度增加，伸肌和外旋肌的紧张度降低，不良的躯干稳定性和呼吸模式普遍存在。其中一个很大的差异在于，成人患者通常具有更强的适应能力和更好的代偿策略。俯卧位和仰卧位可以帮助患者获得更好的深层稳定肌激活和关节共轴性，消除由于习惯和代偿而产生的一些代偿效应。

此外，虽然许多患者表现出令人印象深刻的实力或者能够执行高水平的娱乐和职业任务，但是他们经常用代偿模式而不是最佳运动模式进行这些活动。仰卧位和俯卧位使患者能够在理想控制的位置下工作，其替代或代偿模式的可能性更小。这些位置还有助于临床医生或教练为患者提供关于其头部、颈部、躯干和骨盆位置的动觉反馈，而当患者处于直立位置时这些常常缺乏或不足。临床医生或教练在俯卧位和仰卧位也可以评估患者的激活策略。当他们已经获得了较低水平位置的功能控制时，最后的目标始终是将患者发展到直立位置并将功能整合起来。

2. 减少交感紧张

减少交感紧张对重新编程中枢神经系统和恢复更优化的运动模式非常重要。当神经系统紧张和过度活跃时，有时难以重新编程神经系统和建立理想的运动模式。与副交感神经系统相比，疼痛、疲劳和压力都倾向于更大程度地刺激交感神经系统活动。在进行纠正性练习之前，有几种非常有效的抑制交感神经系统活动和上调副交感神经活动的方法。

- **深层膈肌呼吸**将刺激副交感神经系统并降低交感神经紧张（Rattray，2000；Umphred，2007）。膈肌呼吸是在纠正性练习部分引入的一种策略，并且必须纳入功能性训练连续体的每个阶段。
- **可视化和想象宁静的场景**和／或让心灵安静也是有益的，可以与膈肌呼吸结合使用，以减轻紧张和使神经系统安静。
- **轻触**（Umphred，2007）和刺激鲁菲尼小体和间质受体已经被证明可以减少交感神经紧张（Lindsay，2008）。肌筋膜放松疗法，包括手法技术以及一般震动和滚压技术，是减少患者目前绷紧或支撑代偿策略的宝贵方法。

3. 提高身体意识

即使经常运动的人，往往也缺乏身体意识。虽然身体意识是诸如太极拳和瑜伽等练习的常见部分，但当前的训练强调更难、更快或更有力的方法，这常常使个人远离发展身体意识。疼痛和疲劳削弱了个体对身体的感觉和意识，因为大脑的注意力优先考虑了活动的不适。使用止痛药减轻疼痛以及随身音乐设备、电脑和电视机的不断刺激，使个体对身体的认识与身体内部实际发生情况脱节，并进一步加深这种脱节。随着技术的进步，人们对咖啡因和尼古丁等物质的依赖程度越来越高，身体活动的数量和类型越来越少，意识越来越多地与身体脱节。意识是纠正性练习方法的关键组成部分之一，必须是所有练习中有意为之的部分。丹尼尔·科伊尔（Daniel Coyle）在他的 *The Talent Code* 一书中列出了"学会感受"这一深入实践的三大法则之一。通过学习"感觉"，患者可以与身体进行更深入的联系，更好地识别当前的模式，并且可以更容易地进行必要的改变以优化运动表现。通过使用特定的可视化和图像技术以及视觉、听觉和动觉技术，将提高个体的意识。

纠正性练习的学习内容

进行纠正性练习时往往会忽略发展最佳运动模式的学习要素。改进运动技能或执行高效运动的能力，是任何康复、纠正性练习或训练方法的最终目标。然而，重要的是要了解技能和能力是两个根本不同的特征。能力是个人的遗传潜力，不能改变。技能是通过实践练习发展来的，无论其能力如何，个体都可以发展技能，纠正性练习的目标是帮助提高技能。发展技能重要的是提高个体学习理想稳定和运动模式的能力。所有人都在不同的水平上进行学习，每个技能都有其独特的挑战，这就是"学习曲线"概念。每个人都将在学习过程中经历不同的特定阶段，尽管步骤经常重叠。这些阶段是学习任何新技能的过程的特定步骤，被分解为语言认知、运动和自主阶段（Schmidt and Wrisberg，2008）。

第一步是语言认知阶段，个人被介绍并形成对陌生任务的一般理解。用大量时间进行类比，开发基本技能，演示（视觉）和交谈（语言），让客户思考（认知）任务，并为他们的动作和结果提供运动知觉反馈（触觉）。这个阶段的运动模式非常不协调，有时看起来很"粗糙"。在这个阶段花费的时间往往很短，在技能水平上提高很快。

第二步是运动阶段。在这个阶段，个人掌握了运动的基本细节，能够识别出自己的错误，并能更稳定地完成他们想要的动作。他们开始表现出技巧的提高，动作变得更流畅、更有效率。这个阶段可以持续几个月到几年，甚至更长时间，这取决于任务的复杂程度以及个人的投入。

最后一步是自主阶段，个人已经熟练地掌握运动，很少需要有意识的思维。这是运动的成熟阶段，个体能够识别和纠正运动错误，以及持续执行更长时间的运动。

纠正性练习的目标是将患者推进到最后阶段，实现其特定的功能或任务目标。如果与能力更强、有潜力学习新技能的人一起工作，这些步骤通常会相当快。我们的目标并不是让患者快速地进入各个阶段，而是为患者提供高水平优质教学，使他们用自己的最佳速度进步。

学习的特异性

学习的特异性是执行与个人将要执行的运动模式和环境最相似的任务。虽然这些最初的纠正模式似乎不像运动或生活的最终模式，但它们是其中的组成部分或组件。"组件"是一种有益于改善神经运动学习的方法，将较大的任务分解成较小的任务，掌握每个组件然后将它们整合到最后的运动。

例如，跑步者在三英里（约4.82千米）后出现膝关节不适。在进行评估时，教练或治疗师可能会注意到胸腰段伸展增加、膝关节疼痛侧的阳性特伦德伦伯征或躯干旋转减少。教练或治疗师可以把跑步模式分成以下几个部分，而不是让患者同时关注所有不同的部位。

- 患者在仰卧位上训练呼吸和激活核心区域，以改善胸廓位置和稳定性。
- 然后，患者在<u>坐位</u>进行躯干旋转，保持躯干对齐。
- 接着，患者执行从分腿下蹲姿势过渡到单腿站立的运动模式，帮助他们发展跑步所需的单腿姿势的神经运动控制。
- 最后，患者致力于将这些组件整合到跑步技术中。

实践练习

在纠正运动策略中学习的最后一个组成部分，是实践练习。组件的练习或者患者反复使用同一技能的练习，将在运动表现上产生立竿见影的效果。不管怎样，以随机方式进行不同技能的练习已被证明可以产生更好的学习效果（Schmidt and Wrisberg，2008）。在这个例子中，患者可以做一组呼吸和激活训练，接着做一组桥式训练，最后做一组蹲起训练，以关注他们的稳定性。患者执行类似的稳定模式，但是在每种模式中都必须处理几个不同的变量。这是纠正运动策略中执行许多模式的方法。不管采用什么样的实践练习，在精神练习或集中练习的情况下，才能更好地学习和改进能力。科伊尔（Coyle）定义精神练习的三个规则是将练习分解成组件、经常重复、学习去感觉它并在深层或本能层面去体验它。重复这些步骤，直到患者学会任务。

虽然大多数患者的目标不是在基本运动模式表现中赢得金牌，或是在职业比赛中取胜，但是他们确实希望以高水平功能来生活和参与娱乐活动，不受痛苦的限制。理解和应用学习的原则，可以帮助这些患者建立正确的练习模式，了解提高技能水平所需的工作量和集中度。

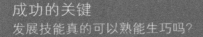
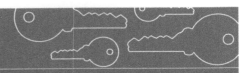

成功的关键
发展技能真的可以熟能生巧吗?

从幼儿教育开始,父母、教师和教练都认为熟能生巧。但这个想法真的有助于提高技能吗?目前在髓鞘(包围神经的保护性外膜并增加传导速度)领域的研究,使这一想法受到挑战。

"技能是包裹神经通路的髓鞘绝缘体,是根据特定信号生长发展来的。"而且越是努力斗争,发展这些神经联系的能力就越强。"为了优化你的技能神经通路,你必须通过不理想的连接通路,你必须犯错误并注意这些错误;你必须慢慢地教导你的通路。""事实是,练习造就髓鞘并使髓鞘完美。"(Coyle,2009)

关键:科伊尔的书中提出了三个关键概念,这些概念将被纳入纠正性练习模式,以改进运动模式:1)患者应该被允许犯错误;2)患者必须了解他们的运动模式,并给出一个策略,以便识别和纠正它们;3)训练应该集中和重点突出,以最佳地发展这些髓鞘的连接。

肌肉激活策略

改进运动模式需要适当的功能和互相协调的系统。功能障碍的最大原因之一是肌肉抑制,也是纠正训练的挑战。在肌肉抑制情况下,身体会通过过度激活协同肌来替代功能障碍的肌肉。例如,在肩胛下降的动作中,背阔肌可以代替抑制的斜方肌下部。虽然背阔肌可以执行这个动作,但它也将肩胛骨下回旋和轻微地伸展,与斜方肌下部使肩胛骨上回旋和后倾的功能完全相反。在功能运动模式下,肌肉协同作用的这种变化将影响患者稳定肩胛胸廓关节的能力。

前面讨论中的另一个常见例子是臀大肌抑制,导致协同伸髋肌的过度激活,主要是腘绳肌。在功能上,这使患者能够完成爬楼梯或在健身课上做下蹲的短期任务,然而这种代偿模式的长期影响是导致患者关节功能障碍。臀大肌的附着位置更靠近旋转轴线,因此能有效地维持髋关节的理想旋转轴线。由于不在旋转轴线附近,腘绳肌伸展髋关节时,将向前驱动股骨头。执行不能改善局部稳定肌的纠正措施将延续功能障碍,而不是改善它。同样地,任何抑制的肌肉如果没有在纳入功能运动之前被激活,不会对纠正性练习产生良好的反应。纳入抑制肌肉只会加强协同肌,从而使运动功能障碍持续下去。这就是进行全面评估的原因，包括功能性肌肉测试，以及改善任何被发现的抑制肌肉的激活策略。这也是在整合被抑制的肌肉回到功能运动模式之前，经常使用隔离运动的原因。

恢复协同肌之间的平衡有许多策略，本书中将使用四种具体的策略来促进或激活被抑制的肌肉。它们是可视化、等长收缩、触诊和呼吸，由首字母缩写为 VIP+B™。

可视化（VISUALIZATION）

"心理意象的使用对脊柱位置和肌肉激活意识很有用。"（Stuart McGill, *Ultimate Back Fitness and Performance*，2004）

在冥想、瑜伽和按摩的练习中使用可视化技术（也就是所谓的心理意象或引导）是很普遍的。然而在这些领域之外，可视化技术应用于改善肌肉激活也越来越受欢迎。事实上，在许多运动领域，包括舞蹈、亚历山大健身技术、普拉提和螺旋塑体等都可以使用可视化技术，使从业者能够更全面地表现身体动作。运动员在执行运动前和练习期间注重可视化策略是常见的，不仅要保持，而且还要磨炼他们的技能。梅布尔·托德（Mabel Todd）被称为"意象促进法"的开发者，使用意象和有意识思维方式作为改善姿势和习惯运动模式的方法，可以追溯到 20 世纪初。

技术的进步已经能够在磁共振成像上显示用可视化技术的患者大脑活动的增加。例如，仅仅想到身体某一部位能激活皮质的躯体感觉部分，而可视化想象某一特定功能活动将激活大脑的运动皮层（Umphred，2007）。这些技术能够激活或唤醒被习惯和新技能习得所抑制的休眠的运动模式。可视化可以作为这一过程的一部分，鼓励患者想象一个理想运动模式的样子和感觉，然后试着复制那个形象和感觉。

特定的可视化和图像技术是发展肌肉运动知觉意识和特定运动模式有关感觉的必要组成部分。例如，患者呈现臀部绷紧，在下蹲模式中骨盆与髋关节灵活能力很差，即使他有足够的髋关节屈曲运动范围。为了让患者减少绷紧，可以要求他们放松臀后部，想象股骨头像球一样滚回到窝里，同时放松并展开他们的坐骨结节。

可视化作为一种改善激活策略的手段，通过使用不同类型的语言提示来达到预期的反应并得到增强。琳达 - 乔伊·李（Linda-Joy Lee）是大力的支持者，建议使用诸如"想象""连接""激活""延长"这样的提示短语，促进使用深层稳定系统，并且建议使用如"用力""挤压"和"站直"等提示语与整体肌肉活动的增加相联系。使用提示来激活深层稳定肌是纠正性练习过程中改善其功能并将其融入基本运动模式的有效方式。

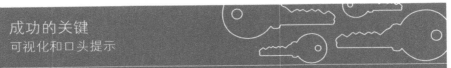

成功的关键
可视化和口头提示

　　可视化与口头提示几乎共同引导身体的特定反应。例如，如果一个人躺着放松和深呼吸，他们想象躺在海滩上放松，听着汹涌的海浪，沐浴在阳光下，他们很可能会发现呼吸频率降低并感觉到身体的整体张力下降。现在想象一下，这个人放松了，突然有人闯进来大喊"来吧""起床"或"让我们这样做"的时候，他们的呼吸频率会立即增加，整体状态会从放松变为紧张。根据患者的需求和学习方式以及治疗师想要引发的反应，这一方式可用于激活体内的不同肌肉系统。

　　关键：要优先激活深层稳定系统，请使用"思考""连接""延长""感觉"和"想象"等语言提示，并与适当的可视化运动相结合。如倾向整体运动系统，使用"做""挤压""加把劲"和"更多"等提示，以获得整体稳定或运动响应。

等长收缩（ISOMETRIC POSITION）

　　等长收缩因早期的增肌健身先驱查尔斯·阿特拉斯（Charles Atlas）得到普及，他曾提出体重不足的男子如果进行等长收缩训练，他们很快就会发展出必要的肌肉力量来打败对手。早期康复项目中的等长收缩一直被沿用，因为疼痛、炎症、关节不稳定和 / 或本体感觉不足等限制，等张收缩的有效性。在康复或纠正性练习策略中，甚至在初期阶段之外也可以利用次最大强度收缩，以提高力量和关节稳定性（Bandy and Sanders，2001）。等长收缩的另一个好处是后续效应。即使在疼痛或关节受限并禁止全范围运动时，等长收缩也可通过一系列运动来提高力量和稳定性（(Bandy and Sanders，2001）。此外，等长收缩比等张收缩对阻力的增加有更大的反应（Umphred，2007）。

　　使用次最大强度等长收缩可以改善肌肉的抑制和关节的共轴性，使患者处于最佳关节共轴位并靠近被抑制肌肉或肌肉链的附着点的位置。然后患者被要求执行次最大收缩（10%～25% 的最大收缩）5～10 秒，教练或治疗师对抗患者力量。患者保持这种等长位置，重复 3 ～ 5 次。可以在患者的耐受范围内逐渐增加阻力，并且能够在约 50% 最大收缩强度时保持共轴性关节位置。维持相对较低的强度（占患者最大收缩的 10% ～ 50%），而不是使用接近患者最大收缩的强度，似乎在临床上能够促进局部关节稳定肌的更好激活。一旦能够维持 50% 最大收缩的关节共轴性位置，就可以将这些区域的功能整合到基本运动模式中。

等长收缩可以作为在训练期间患者有效的家庭练习，或者作为纠正或更高水平运动之前的肌肉激活策略。激活深层稳定系统和综合整体运动系统的具体实例，在本书的纠正运动策略部分进行讲解。

触诊（PALPATION）

"结缔组织治疗的生理基础，源自发现机械感受器、筋膜内平滑肌细胞和分布在筋膜组织网络中的自主神经的存在。"（Lindsay，2008）

软组织治疗作为肌肉抑制的可行性治疗方法，是众所周知的。早在 1964 年，应用运动学的创始人乔治·古德哈特（George Goodheart）就发现对薄弱肌肉的起点和止点进行特定的、稳定的、交叉摩擦刺激，会导致肌肉力量立即增加（Walther，2000；Frost，2002）。这种"起点 - 止点"技术成为应用运动学最早使用的技术。应用运动学使用的另外的起点 - 止点技术包括直接刺激肌梭或腱梭。

直接对肌梭（位于肌腹）施加稳定的压力并将其拉向肌肉附着点，会强化肌肉。类似地，对腱梭（位于肌肉结合部位）施加直接压力并将其拉向肌腹，也将强化以前较弱的肌肉（Walther，2000；Leaf，1995；Thie，2005）。展示这些具体技术超出了本书的范围，有很多优秀的资源可以为教练和治疗师提供充足的信息。

为什么这些起 - 止点技术和其他软组织刺激技术可以用于激活被抑制的肌肉？有三种可能的机制：

1. 机械感受器的振动刺激促进了 α 运动神经元——它负责增加肌肉的紧张度（Frost，2002）；

2. 起点 - 止点触诊能引发对位于肌腱交界处的腱梭的刺激，从而降低肌肉的抑制（Frost，2002；Rattray and Ludwig，2000）；

3. 古德哈特注意到薄弱肌肉中的小结节在用力按摩后消失，会使之前薄弱的肌肉变强，这些结节被认为是细微的撕裂或肌肉在骨膜附着点区域的创伤的结果（Frost，2002），刺激这些结节可能改善微循环，并促进肌肉的愈合。

起点 - 止点技术的另外两个好处是：缓慢、深入和横向地刺激筋膜间质纤维，这对筋膜系统内的机械感受器有刺激作用；可以重新设定肌肉紧张度和增加局部血流量，从而改善肌筋膜的流动性和弹性（Lindsay，2008）。软组织和关节操作技术影响肌筋膜成分，可有效逆转慢性软组织收缩（Schleip et al.，2006）。这种刺激能功能性延长肌筋膜纤维，将它们重新设置为原始长度，有可能恢复特定肌肉的收缩力量。

其他触诊技术，包括快速敲打、刮擦或摩擦方法，可以增加对肌梭的刺激和促进肌肉易化（Page et al.，2010）。按摩技术例如叩抚法，能刺激牵拉反射并增加肌肉的紧张度（Ratray and Ludwig，2000）。触诊的动觉提示也起到重要作用，可以吸引患者对被抑制肌肉的注意力，提高他们对本体感觉减弱区域的自我意识。

有趣的是，使用冰敷能够刺激受试者被抑制的股内侧肌，而使用电刺激肌肉没有引起类似的改变（Hopkins et al.，2002）。

呼吸（BREATHING）

"如果呼吸没有正常化，那么没有其他运动模式可以正常化。"（Karl Lewit，2008）

呼吸，更具体地说膈肌呼吸，与躯干和脊柱的内在肌激活的协调活动，已经被证明可以改善肩关节和髋关节运动范围以及躯干、肩部和髋部力量。可能由于运动范围和力量的快速改善，膈肌的使用有助于使呼吸活动正常化，从而提高整个系统的整体稳定强度（Hodges et al.，2004）。此外，它能改善关节对位和关节共轴性以产生更好的肌肉协同和激活模式。提高身体氧合、交感神经系统下调（Ratray and Ludwig，2000；Umphred，2008）以及副交感神经系统上调，伴随深层膈肌呼吸的恢复，很可能降低辅助呼吸肌的过度活动，同时改进整个神经肌肉筋膜系统的稳定肌和原动机之间的同步性。

不管这种改善的原因是什么，在制定任何纠正策略之前建立理想呼吸模式都是关键。没有理想呼吸模式的情况下，运动系统将被迫在呼吸和稳定之间进行选择，且会优先选择前者（Hodges et al.，2004），从而降低系统的稳定性，此时会过度激活全身躯干、肩部和髋部肌肉，以增加其对稳定的贡献。虽然在短期内有效，但这一策略是全身僵化、失稳和运动障碍持续的常见原因。纠正性练习部分将讨论改善呼吸的具体方法。

拉伸

在本书中排除具体的拉伸技术，并不意味着患者不应拉伸，或者说拉伸不能在孤立的情况下进行。本书的目的是确定运动功能障碍的原因，包括习惯性关节松弛、本体感觉障碍和运动控制改变。紧张性仅仅是对这些因素的一种神经反应，拉伸对改善运动功能障碍几乎没有什么作用。薄弱或更具体地说肌肉抑制和协同肌替代，是大多数运动功能障碍和运动范围减小的根源。

"因为薄弱是造成关节对位缺失和关节范围减小的根本原因……拉伸肌肉和软组织紧张度技术必须与再教育相配合。单独的拉伸不会导致持续的运动范围改善，如果不与增加运动控制的活动相结合，可能会降低运动功能能力。"（Umphred，2007）

不包括拉伸的另一个原因是大多数患者不能正确地进行拉伸，从而不具备足够的特异性来帮助改变功能障碍运动模式。通常，患者抱怨太"紧"的是那些对不稳定做出调整的肌肉，因此对拉伸的抵抗力较弱。

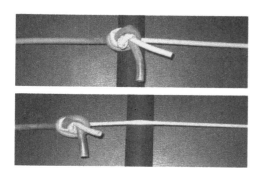

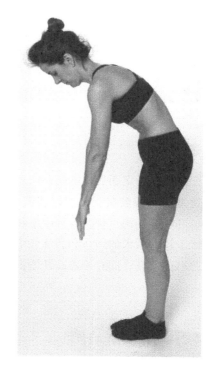

请注意，上图中软弹性带比硬弹性带更不耐拉伸。这类似于肌肉拉伸时，腘绳肌"紧"的患者会发生什么。当患者尝试拉伸腘绳肌（硬弹性带）时，腰部（软弹性带）将先伸展并且比腘绳肌更加延伸。这使下背部更加不稳定，并使腘绳肌紧张性持续下去。如果将拉伸用作纠正策略或调整的一部分，那么必须采用激活策略，以减少潜在的抑制。

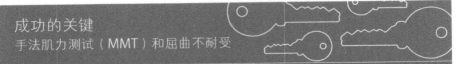

成功的关键
手法肌力测试（MMT）和屈曲不耐受

虽然 MMT 的准确性和临床意义常常受到质疑，但 MMT 已经在应用运动机能学和临床运动学（Walther，2000；Buhler，2004；Leaf，1995；Beardall，1982；Thie，2005）中使用了数十年，并用于其他系统来测试个体对特定物质（补剂、药物、食物或有害刺激）或其他刺激如特定的练习或运动的"耐受力"。在纠正性练习中，MMT 可用于确定患者对特定运动或活动的反应或耐受性。例如，如果在拉伸之前对患者进行 MMT，发现其肌肉是强壮的（激活），但当腰椎不稳定的患者在进行拉伸后或者执行屈曲偏离模式练习，例如卷腹或仰卧起坐之后再测试时肌肉通常是薄弱的（抑制）。

这些患者的行为被称为屈曲不耐受，原因通常是久坐或进行屈曲偏离练习（例如固定式自行车、坐姿阻力锻炼和腹部锻炼）增加了他们的背部不适，下肢产生了抑制作用。

关键： 要确定患者对特定活动、锻炼或运动的反应和耐受性，请在活动之前和之后对其进行 MMT。如果 MMT 始终保持强壮，那么该活动可以被认为是患者的神经肌肉筋膜系统所接受的。如果之前测试强，之后变弱或者失去运动范围，那么该活动不被接受，必须从患者的练习程序中修改或删除，因为进一步的活动将对系统造成压力。

概要

使用特定激活技术是在恢复功能的同时，改善神经肌肉系统的肌肉抑制和协调的有力策略。虽然有许多可以使用的技术，但是可视化、等长收缩、触诊和呼吸是通过刺激各种中枢和外周感受器，直接影响中枢神经系统的强大技术。这些技术的结合为教练或治疗师提供了多种用于解决肌肉抑制和运动功能障碍的工具，同时为提高功能提供实用策略。

成功的关键
应用 VIP + B™ 策略

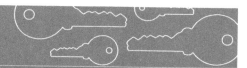

　　虽然可以独立使用 VIP + B™ 纠正模式的每个组件，但是想在改善肌肉激活和发展功能运动模式时产生最大效果，需要使用几种策略的组合方法。这将基于治疗师或教练的技能和方便性以及患者的需求。例如，患者抱怨他们爬楼梯有困难。在蹬台阶时，患者显示骨盆不平衡（阳性特伦德伦伯试验），过度内收髋关节和外翻膝关节。教练或治疗师在评估患者评估时注意到以下情况：呼吸模式较差，采用辅助肌肉呼吸，髋关节内旋减少，功能障碍侧髋关节灵活性差，功能性肌肉测试显示髋关节外展肌肉无力。以下是教练或治疗师利用 VIP + B™ 纠正模式来帮助改善患者的过程。

　　1. 呼吸：指导患者如何通过将手放在胸廓的侧面和后面（动觉提示）来发展最佳呼吸模式。

　　教练或治疗师通过口头提示"吸入和返回"胸腔来指导患者。教练或治疗师也可以展示理想的呼吸模式，为患者提供视觉提示。

　　2. 触诊：治疗师可以对髋外展肌（阔筋膜张肌、臀中肌和臀大肌）的骨骼附着处施加起止点技术或缓慢、故意的、交互摩擦刺激，以激活抑制的髋外展肌和筋膜。

　　3. 等长收缩：患者被指示进行等长收缩以激活髋关节深层稳定肌，主要指位于侧卧位的髋关节外展肌（臀中肌和臀小肌）和回旋肌（腰大肌、孖肌和闭孔肌）（参见纠正性练习部分）。患者执行持续 5 ～ 10 秒、约最大强度的 25% 的练习，重复 5 次。

　　4. 整合：要求患者将呼吸和关节共轴性位置整合到蹬台阶模式中，并通过以下语言提示进行操作。

- "足部三点稳定支撑，保持髋、膝和踝在一条直线上。"
- "实现骨盆中立位，保持脊柱拉长。"
- "一定要从臀肌内部、下部发力抬腿踏上台阶。"

　　经患者许可，治疗师或教练可以轻轻地戳或触碰髋关节的后方，以促进使用臀肌来抬腿，而不是屈髋肌和伸膝肌。治疗师也可以将手放在骨盆上，以帮助患者感觉如何在过程中保持骨盆正确位置和下肢对齐。

　　关键：VIP + B™ 策略利用了多种感觉方式，为患者提供最佳的机会，激发更优化的稳定和运动策略，提高基本运动模式下的运动表现。

改进功能的组成部分

改进功能的几个关键点的讨论，将贯穿整个纠正性练习阶段，并带入功能性运动，包括拉长脊柱、骨盆的正确位置、足部三点稳定支撑、膈肌呼吸和核心激活以及中立位手腕。此外，本书还将对同侧和对侧支撑的概念进行探讨。

拉长脊柱

实现头部、胸部和骨盆的中立姿势，是提高髋部和肩部复合体运动效率以及减少局部超负荷的关键。拉长脊柱是指保持头部、胸部、脊柱和骨盆的中立位对齐。当被要求站直起来时，许多患者错误地挺起胸骨，在胸腰段和颈枕连接处过度伸展。这种姿势策略造成区域超负荷，使患者的运动效率低下，可能导致常见的超负荷和过劳损伤模式，以及四肢的运动效率低下。

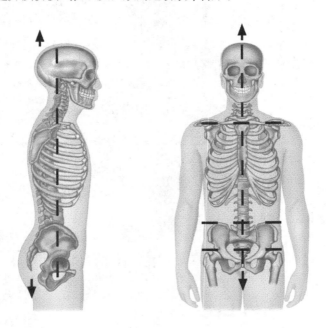

拉长脊柱，患者不应该做不必要的努力，不应该被给予"抬起下巴"或"收紧骨盆"的常见提示，因为这些提示会导致错误的运动模式延续下去。相反，患者应该被提示，想象有一根绳子把头部拉向天花板并把骶骨拉向地板，以帮助实现拉长脊柱的姿势（见上图）。

实现拉长脊柱姿势是改进运动模式的关键，不论患者如何站立，都必须相应地保持头、胸部、脊柱和骨盆的理想对齐。

部位	理想对齐
头	视线与地面平行，枕骨和下巴都处于垂直于地面的位置
胸部	胸骨与耻骨联合处在一条垂直线上，肋骨前部比肋骨后方稍稍偏低一点
脊柱	中立位曲线——颈部和腰部区域轻微前凸，胸部轻微后曲
骨盆	髂前上棘与耻骨联合处垂直对齐

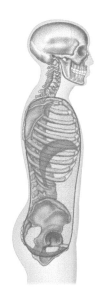
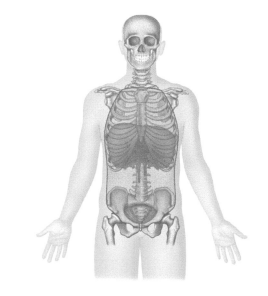

本书将讨论的拉长脊柱的另一个相关概念是胸腔骨盆三维复合体（TPC）（见上图）。胸腔骨盆三维复合体由胸腔和骨盆组成，包括胸椎、腰椎和肋骨。类似地，通过提示胸腔骨盆三维复合体位置让患者保持拉长脊柱姿势，提示患者胸腔前部处于稍微低一点位置，并且胸骨的部分被轻轻地朝着天花板提起。胸腔骨盆三维复合体的功能控制将在下面进行讨论。

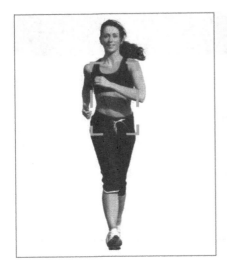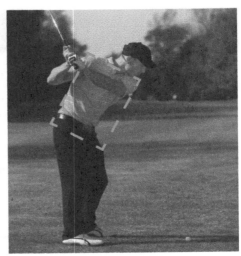

无论是跑步还是摆动高尔夫球杆，注意运动员是如何保持拉长脊柱和胸腔骨盆三维复合体的控制的。

胸腔骨盆三维复合体的功能控制

胸腔骨盆三维复合体的功能控制是通过深层稳定系统实现的。在这个控制中最重要的是支撑前面和两侧的腹横肌，控制后面的腰方肌，以及分别控制脊柱前后方的腰大肌和多裂肌，此外还有膈肌和盆底肌。这些结构以筋膜连接胸腰筋膜，向下方连接骨盆底筋膜。它们总体上起到为运动链提供稳定的支撑基础，并且作为上肢和下肢之间的中继站以及支持内脏的作用。

由于其在呼吸和稳定中的双重作用，膈肌对 TPC 的稳定值得特别提及。膈肌是保持 TPC 最佳稳定性以及改善腹内压力的关键。膈肌附着在腰方肌、腰大肌和腹横肌上，形成了 TPC 的屋顶。由于其独特的附着部位，膈肌与筋膜附着相互连接用于稳定胸腰段交界处，这是胸椎与腰椎的重要区域。在没有最佳 TPC 稳定性的情况下，将发生许多稳定性错误，由此产生运动模式功能障碍。

腰椎过度前凸的特征常发生在胸腰段交界处而不是在腰骶关节，因为这些患者使用后伸肌稳定策略而不是圆周稳定策略。而具有屈曲主导策略的患者过于依赖躯干屈肌、前部肌筋膜和韧带结构的稳定性。

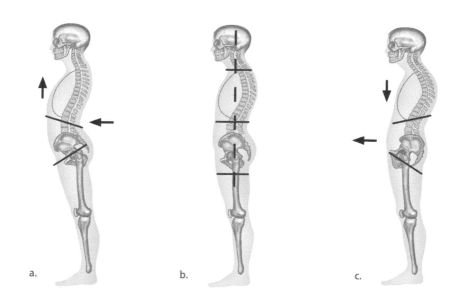

a. 伸展主导：个体显示伸肌过度活动，导致胸腰段过度伸展和前腹壁的拉伸。患者将采用以辅助呼吸肌为主导的呼吸策略，胸腰段竖脊肌张力增加，并且 TPC 稳定性差。这种姿势常见于在运动中采用伸展主导型稳定策略，以及被提示鼓励"挺起胸"和"挤压肩胛骨"的个体的身上。

b. 中立姿势：请注意胸腔上口、膈肌和骨盆底的平行排列。

c. 屈曲主导：个体显示躯干屈肌和髋关节伸肌过度活动。个体还将表现为辅助呼吸肌主导的呼吸模式，腹部（腹斜肌和腹直肌）肌肉张力增加，过度伸展胸腰段竖脊肌和 TPC 稳定性差。这种姿势常见于由于过度依赖屈曲为主的练习，以及被提示鼓励"挤压"或"绷紧臀部"和"仰卧位运动模式中将腰部压平到地板上"的个体的身上。

研究表明，呼吸肌的疲劳可能导致对施加在身体上的压力的耐受性降低（Eliasz，2004）。虽然肥胖和缺乏身体锻炼被认为是下背痛的致病因素，但呼吸功能障碍和控制策略改变（表明骨盆底功能障碍）已被证明在疼痛发展中具有比体重或运动习惯更大的作用（Hodges et al.，2001）。慢性下背痛患者与强迫呼吸时诱发的急性背痛个体相比，也表现出更大的姿势晃动。中枢神经系统反应的改变、呼吸策略的改变以及优先选择呼吸而不是稳定，是慢性下背痛患者的姿势晃动增加的几个合理解释（Hodges et al.，2001）。

胸腔骨盆三维复合体的稳定性

　　胸腔骨盆三维复合体稳定的一个关键是胸腰段交界处。负责稳定躯干和脊柱的几个关键肌肉的起点或止点附着于胸腰区域。这些肌肉包括腰小肌、腰大肌、腹横肌、腰方肌和膈肌，它们与胸腰筋膜连接，对脊柱关键区域的稳定起作用。注意观察孩子是如何抬起她的骨盆以稳定其胸腰段（左下图）的。这是一个重要的发育阶段，因为她能够通过膈肌呼吸来协调躯干稳定，是基础运动模式如下蹲（右下图）功能改进的关键。

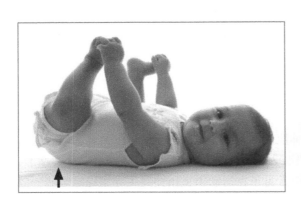 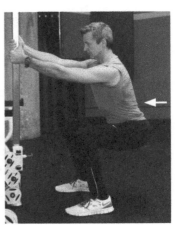

　　如果胸腰段失稳，评估过程中将观察到许多常见的姿势和运动功能障碍，包括：

- 胸腰段过度伸展；
- 竖脊肌在胸腰段过度紧张，导致胸部僵硬；
- 代偿性下腰椎屈曲。

　　这些对胸腰段不稳定的代偿方式会损害胸腔骨盆三维复合体的稳定性，并导致功能障碍运动策略。

　　改善髋部和肩部以及躯干和脊柱功能障碍的纠正运动策略，涉及最佳地稳定胸腔骨盆三维复合体，特别是在胸腰段。纠正运动策略的目标是改善此关键区域的稳定性，并确保患者能够在基本运动模式中维持整个胸腔骨盆三维复合体的控制。

　　实现胸腔骨盆三维复合体稳定的三个主要机制：腹内压、液压放大器和筋膜链。下面将讨论这些机制。

1. 腹内压

腹内压（IAP）也许是实现拉长脊柱的三个策略中最为重要的一个，尽管对于它有助于产生力量和稳定脊柱的说法是有争议的。

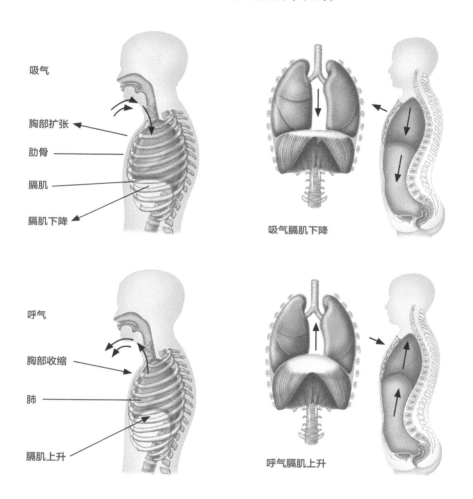

吸气

胸部扩张

肋骨

膈肌

膈肌下降

吸气膈肌下降

呼气

胸部收缩

肺

膈肌上升

呼气膈肌上升

由于膈肌在吸气过程中下降，下压腹部内脏，产生胸腔负内压，空气被吸入肺。肋间肌收缩抵抗这种内压变化，而腹部肌肉特别是腹横肌收缩，维持腹腔正压和防止内脏下垂。在此过程中，盆底肌同步激活，以帮助保持控制和支持腹腔骨盆内脏。该过程增加腹内压，功能性加固和拉长脊柱。可以认为腹内压是产生外部稳定的内压力，或者想象为在盒子里吹起一个结实的气球，提高盒子内部稳定性。发展最佳腹内压还需要最佳的竖脊肌和腹壁肌功能，来抵抗由腹内压增加引起的胸腔和腹腔扩张。有人认为，在举重吸气和憋气时腹内压最大；因此憋气时间实现更大力量和躯干稳定性。虽然这一特定策略不会成为纠正运动策略的一部分，但是改善腹壁肌肉的激活状态同时增加腹内压，将有助于患者返回更高水平的训练。

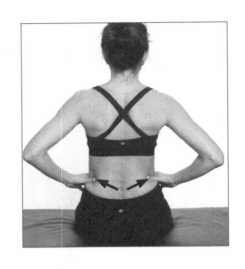

当患者膈肌向下运动并用力地吸气时，轻轻地向外推动其手指，从而确保核心立体化激活，并保持这种张力（如右图所示）。

2. 液压放大器

液压放大器效应随着筋膜囊内的肌肉收缩而产生。所有的肌肉都在筋膜内，当肌肉收缩时挤压筋膜在关节周围形成加固。在脊柱上，胸腰筋膜内的竖脊肌和多裂肌的收缩产生伸展力，有助于脊柱伸展。当腰骶的多裂肌收缩时，会向后挤压到胸腰筋膜。多裂肌收缩挤压胸腰筋膜，并伴随腹横肌的收缩以提供节段性稳定（如右图所示）。

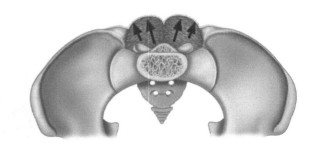

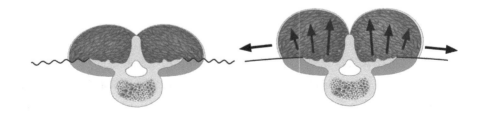

左图是在横断面放松的多裂肌。在右图中，腹横肌和多裂肌的共同收缩在胸腰筋膜上产生加固的张力，从而提供节段性稳定。

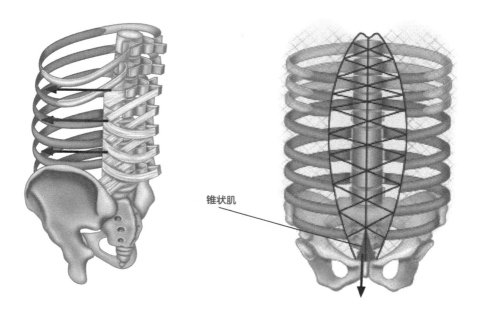

锥状肌

把胸腰筋膜紧紧围绕在收缩的竖脊肌和多裂肌周围，从而创建一个稳定的圆柱体（左上图），这种效应是腹横肌收缩产生的。锥状肌的收缩拉紧腹白线（中心腱），为腹横肌收缩创造了稳定的基础（右上图）。当腹横肌收缩时使胸腰筋膜绷紧，同时多裂肌和腰部竖脊肌收缩对抗挤压它，帮助脊柱拉长和保持刚性（左上图）。

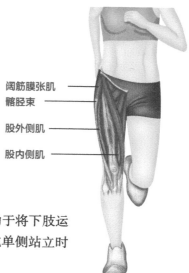

阔筋膜张肌

髂胫束

股外侧肌

股内侧肌

在下肢，股外侧肌收缩挤压髂胫束，有助于将下肢运动链转化为稳定柱体，以帮助支撑上身，抵抗单侧站立时的地面反作用力。

3. 筋膜链

如前所述，所有的肌肉都在筋膜内，筋膜将肌肉互相连接起来，形成围绕胸腔和四肢的肌筋膜链。肌肉逐渐变细成肌腱，与筋膜融合附着在骨骼上。相邻的肌肉附着在骨骼另一边，与前一块肌肉通过筋膜相互连接。本质上这些链形成了一系列"肌肉 - 肌腱 - 筋膜 - 骨 - 韧带 - 筋膜 - 肌腱 - 肌肉"的连接。

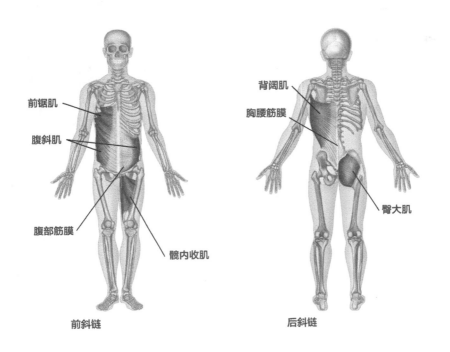

虽然肌肉和筋膜在整个身体形成许多肌筋膜链，但是有两条截然不同的链将上肢和下肢与躯干和脊柱连接起来，分别称为前斜链和后斜链。前斜链由左侧夹肌、右侧菱形肌、右侧前锯肌、右侧腹外斜肌、左侧腹内斜肌和左侧髋内收肌构成。后斜链由背阔肌、胸腰筋膜、对侧臀大肌、髂胫束和腓骨长肌构成。每条链在身体另一边都有相应的对侧链。它们各自穿过中线，连接对侧上下肢，用于加速及减速躯干和四肢的旋转。左前斜链与对侧后斜链一起工作，以提高力量产生，减轻躯干和四肢的功能负荷。另外，由于筋膜链穿过身体中线连接对侧肢体，它们为躯干和脊柱提供交叉或"X"形稳定。在步态的足跟着地和负荷阶段起重要作用的另一条链是后纵链。这条链连接骶髂关节和骶结节韧带，通过筋膜将对侧的竖脊肌与同侧股二头肌长头和腓骨长肌连接起来，通过稳定下肢和锁定骶髂关节来为身体加载负荷做准备。

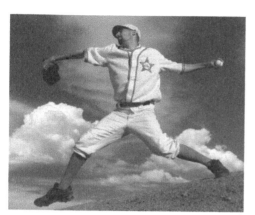
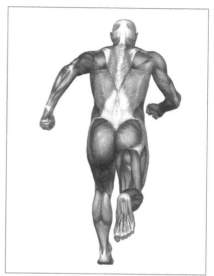

当肩部需要最大限度地加速时，如左图所示，运动员将加载前斜链。在跑步周期的推进阶段，随着运动进行需要提高速度，如右图所示，人体将预加载后斜链以伸展对侧肩部和髋部。

利用同侧和对侧稳定模式训练运动链

本书前面简要介绍了儿童早期发育的概念。关键概念之一是在早期发育中，四肢被用作稳定点，脊柱围绕固定肢体旋转，这可能引起功能解剖学中一些普遍观念的质疑。前文还提出，患者被要求执行的许多模式，会导致胸部僵硬和肩胛胸廓、腰椎骨盆区域的过度活动，实际上促进了功能障碍。特别是双侧模式如杠铃或哑铃的卧推、划船、下拉、过顶推举、下蹲和硬拉，会导致功能障碍，因为躯干和脊柱被作为一个稳定基础，四肢在固定基础周围运动。

根据谢尔盖·格雷弗斯基（Serge Grecovetsky）的脊柱引擎概念，单侧和交替的模式有助于松解胸部和通过脊柱驱动运动。在这些模式中，自由臂将用于稳定一侧胸部，躯干和脊柱驱动自由臂的运动，抗阻臂通过推动或拉动阻力来完成运动。

缆绳和拉力器通常是首选的阻力来源，因为它们允许患者处于直立位，并且可以在各个方向上进行运动。缆绳增强这些模式的功能转递，并且使这种运动模式带有一些游戏或消遣的性质。哑铃和壶铃可用于俯身划船、过顶推举和胸部推举。阻力形式并不重要，重要的是模式的概念。

一般来说，前斜链通过推动模式训练，而后斜链则通过拉动模式训练。然而，更实际的观点是，右侧前斜链与左侧后斜链共同作用，反之亦然，因此训练其中一条链可能也在发挥协同链的合作作用。下面列出了正确执行运动模式的参数，包括前斜链和后斜链。

部位	描述
胸腔骨盆三维复合体	患者必须能够在整个模式中保持对齐、激活和膈肌呼吸，必须绕着垂直轴旋转躯干，垂直轴通过脊柱延伸
腿	分腿站立，髋、膝、踝中立对齐，大部分重量在患者的前腿（约70%），其余在后腿，后腿脚跟抬起
引导髋（Lead hip）	在拉动模式中，患者通过将缆绳持握在前腿的同侧手中，驱动髋关节内旋；在推动模式中，通过将缆绳持握在前腿的对侧手中，驱动髋关节内旋
推动模式 - 前斜链	当阻力从水平或垂直方向被推离身体时，自由臂稳定躯干
拉动模式 - 后斜链	当阻力从水平或垂直方向被拉向身体时，自由臂稳定躯干

在同侧支撑（左图）中，前腿和同侧手臂将作为固定点，而在对侧支撑（右图）时，前腿和对侧手臂作为固定点。使用哪一种模式取决于训练目标和客户需求。在整个纠正性练习和功能发展过程中，每个模式将会在不同时间使用，以引出特定的结果。

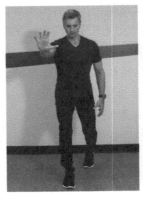 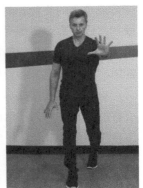

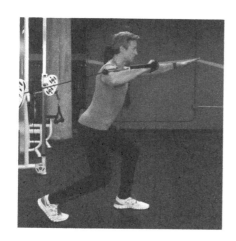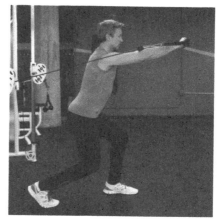

　　训练前斜链：胸前推举缆绳 - 同侧支撑（见上图）。患者左侧上下肢保持稳定基础，躯干和脊柱驱动运动。

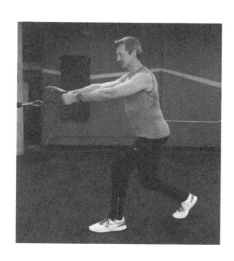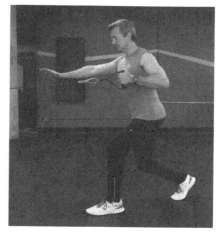

　　训练后斜链：单臂缆绳划船 - 对侧支撑（见上图）。当躯干和脊柱在固定肢体上旋转时，对侧支撑可以帮助驱动前腿髋部内旋。

骨盆正确位置

　　骨盆正确位置指患者能够将他的骨盆金字塔"平放"在股骨头上，并在功能运动模式中保持这种对齐。将骨盆和髋部想象成金字塔，在下肢模式中其基部必须与下肢呈平齐关系。在现实生活和体育运动中，这个位置很少实现。维持骨盆正确位置的目标是激活深层髋关节稳定肌，同时维持脊柱的稳定基础、髋关节的最佳旋转轴线和理想的下肢力学。想象人体站在时钟上的视觉暗示是有帮助的，面对 6:00 方向站立，骨盆在 3:00 和 9:00 的位置与髋关节平齐。不管是以双侧、分腿还是单侧站立来进行运动模式，都应该保持这个位置。

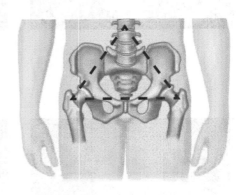

　　骨盆是由下肢支撑的功能性金字塔。它支撑躯干、脊柱和上肢的重量，并且吸收和消散来自下肢的地面反作用力。胸腔骨盆三维复合体最佳对齐和稳定是实现骨盆中立位的先决条件。将胸腔稳定在骨盆上和将骨盆稳定在胸腔下方的能力是改善下肢功能的关键。胸腔骨盆三维复合体稳定性的改变将导致下肢稳定性的改变。

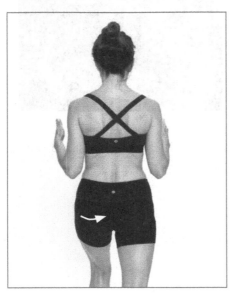

　　髋关节的深层旋转肌和臀大肌尾骨部分纤维负责帮助骨盆平齐。它们直接地帮助在髋臼内向后拉股骨，并且其筋膜连接有助于在股骨上方拉动骨盆（见左图箭头）。这个位置是所有下肢模式的最佳对位和运动表现的关键。

足部三点稳定支撑

足部本质上起着类似三脚架的稳定支撑作用，在第一、第五跖骨头和跟骨之间微妙地保持平衡。这种位置有助于创建积极的支撑反射，将下肢变成刚性杠杆，以支撑下肢运动。虽然功能性训练纯粹主义者和生物力学家们争论不休，认为三脚架理论在运动模式的生物力学上是不正确的，但是该理论的目的是帮助患者提高对自己足部的认识以及改善足弓的功能控制。即使"扁平足"者也应努力实现三点稳定支撑，哪怕是较低的三点支撑位置，目的不是要恢复足弓，而是激活内在肌肉，帮助稳定足部结构。

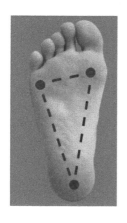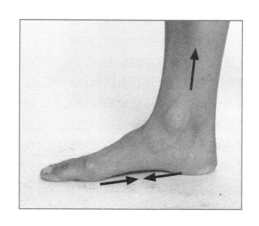

指示患者保持足部三点稳定支撑，可以想象一条绷紧的线从其大脚趾后方拉向脚跟内侧（右图水平箭头）。在下肢模式中如下蹲和弓步，可以想象从其内侧足弓顶点开始向上提升（右图垂直箭头）。这是一个强有力的暗示，可以帮助患者将足连接到他们的下肢，并通过横向和内侧的足弓"减轻"负荷。

足部三点稳定支撑应该在所有下肢模式中保持。一般来说，应该赤脚进行练习，以便教练或治疗师能够评估足部结构和肌肉能力，也便于患者可以看到并感受到他们的足在做什么，并且在穿着鞋子时利用这些技术。

对于难以进入或维持此位置的患者，请先从坐位开始，然后进入到平行站位，再进入分腿站位。患者始终以维持骨盆正确位置和拉长脊柱姿势开始。对于可以从分腿站位开始的高水平患者，请按照以下步骤激活并将足部三点支撑连接到下肢运动链。

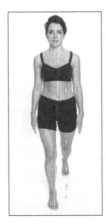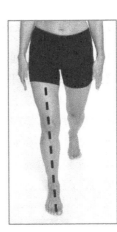

- 患者将足大脚趾和足内侧放在地板上。
- 保持第一足趾和跟骨内侧的连接，患者慢慢地滚动足直到第五足趾牢牢地放在地板上。
- 保持这个位置，然后激活他们的髋深层外旋肌，使下肢外旋，并使运动链对位。患者尽可能地旋转髋关节，同时保持足部三点稳定支撑。

激活足内侧稳定肌和髋深层外旋肌，有助于保持整个下肢运动链的最佳对位。患者应该在整个基本运动模式中保持这种对位。一旦患者能够保持这个激活顺序，可以从小幅度下蹲开始，帮助他们学习这种对齐的最佳控制。然后，进入更深的模式和更不稳定的模式，例如分腿蹲姿。遵循正确的进度，一旦患者无法稳定运动链的任何部分，停止该模式。

有两个功能障碍的稳定模式是由常见的内侧稳定链（足内侧纵弓、内收肌和臀大肌骶尾骨部分）连接不良造成的。第一种是患者髋关节内旋差，继发于臀肌后部过度激活、后关节囊限制和 / 或膝内翻与足内翻、高足弓的组合因素（左下图）。患者无法通过腿和足的内侧部分加载负荷。第二种模式是当髋关节旋转控制不良时，导致膝关节的内旋和内收增加（右下图）。这是一种常见的功能障碍模式，增加了膝关节

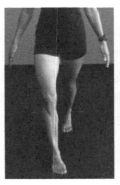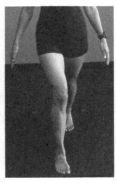

的内侧应力，并且是功能活动期间发生内侧副韧带、内侧半月板和前十字韧带损伤的一个因素。这些模式必须在功能负荷之前进行纠正，否则患者有发生重复性运动障碍和 / 或软组织损伤的风险。

膈肌呼吸和核心激活

呼吸是神经肌肉筋膜系统的最重要的功能。研究中已经注意到在姿势稳定中的膈肌功能障碍问题（Hodges et al., 2001），不良呼吸习惯也与全身问题有关，包括焦虑、高血压、头痛、肠易激惹综合征和头晕（Lum，1987）。因此，必须改善呼吸，并将其纳入髋部和肩部常见功能障碍的纠正策略。

虽然吸烟等因素是导致呼吸模式改变的明显因素，但在视线之外还隐藏着几个原因，其中包括：

- 哮喘；
- 慢性应激和 / 或疼痛；
- 对于患者目前身体水平来说，锻炼过于激烈；
- 慢性过敏；
- 慢性过度服用刺激剂，如咖啡因和非处方减肥药以及刺激交感神经系统的能量饮料；
- 呼吸道慢性炎症，如鼻窦炎；
- 疾病如慢性阻塞性肺病。

然而，教练和治疗师的挑战在于让患者了解正确呼吸对恢复正常功能和发展高效运动模式的重要性。不幸的是，虽然许多患者很少会抱怨呼吸有困难，但是他们往往出现呼吸窘迫的临床表现。以下是一个呼吸窘迫常见症状的简短介绍。像大多数运动功能障碍一样，它们在病程的晚期阶段比早期更容易识别。

- **头前伸姿势**：辅助呼吸肌（主要是斜角肌和胸锁乳突肌）变得过度活跃，由于它们用于提升胸廓，导致这些肌肉的短缩和僵硬。反过来又使头部前伸和在枕骨下伸展，潜在地增加头痛和颞下颌问题的可能性。
- **肩胛骨前倾**：肩胛骨被过度活跃的胸小肌（另一辅助性呼吸肌）拉过胸廓，导致肩胛骨前倾。
- **胸廓底部展开**：肋间隙和肋骨角的增加，产生胸廓较宽的位置。这种姿势后果也由于胸部侧面和后面僵硬被放大，导致患者无法有效地进行膈肌横向和后向移动。这种胸廓姿势还导致前腹壁过度伸长，并且是腹疝和腹直肌分离症的常见原因。
- **胸部僵硬**：随着患者增加对辅助肌肉的使用，胸部变得僵硬，失去膈肌稳定功能，随后过度使用胸部的大肌肉来增加躯干稳定性。
- **呼吸频率**：当使用不良呼吸策略时，患者通常会呼吸得更浅、更快。因此随着身体试图改善氧合作用，呼吸和心率增加。这可能导致几种全身症状包括焦虑、高血压、头晕以及辅助肌肉系统过度负荷。患者可能会"叹口气"，试图将空气从肺部排出。

- **其他表征：** 其他表征包括斜角肌、胸锁乳突肌和胸小肌的肌肉肥大，以及皮肤色素沉着增加（通常是深红色，在脸部和颈部最为明显）。

膈肌呼吸能改善髋部和肩部功能有以下几个原因：

1. 有助于恢复轴向骨架（躯干和脊柱）的对位，进而有助于使附肢骨骼（四肢）对位；

2. 减少辅助肌肉的活动，这将减少全身僵硬，特别是将肩部和髋部直接连接到颈部和躯干的肌肉；

3. 激活副交感神经系统，下调交感神经系统，提高整体幸福感，使患者更容易采用新的运动策略；

4. 改善身体的氧合作用，减轻疼痛和敏感性；

5. 提高患者对自己身体的意识。

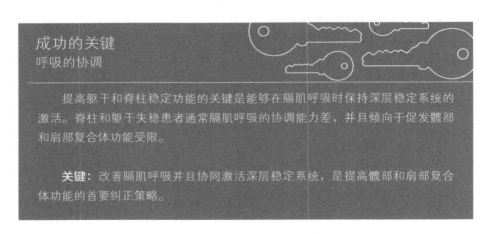

成功的关键
呼吸的协调

提高躯干和脊柱稳定功能的关键是能够在膈肌呼吸时保持深层稳定系统的激活。脊柱和躯干失稳患者通常膈肌呼吸的协调能力差，并且倾向于促发髋部和肩部复合体功能受限。

关键： 改善膈肌呼吸并且协同激活深层稳定系统，是提高髋部和肩部复合体功能的首要纠正策略。

接下来介绍的稳定性方法，修改和改编于帕维尔·科拉尔（Pavel Kolar）的动态神经肌肉稳定技术和雪莉·沙拉曼（Shirley Sahrmann）的下腹部进阶练习系列。关于可视化和位置对齐的提示，改编自琳达乔伊·李（Linda-Joy Lee，2008）的方法。

第一阶段：膈肌呼吸

患者仰卧，双腿抬高放在健身球或长凳上，髋关节和膝关节屈曲90度，双臂放于体侧。如果头颈部过度伸展，将一个枕头放在头下，以使头颈部置于中立位置。这种姿势的目的是放松神经肌肉骨骼系统，并将膈肌与骨盆底部对齐。

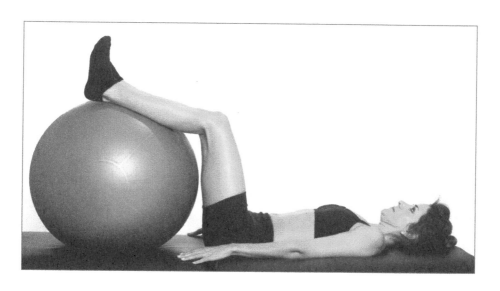

接下来，要求患者向侧面和后面移动膈肌。胸廓向上抬起，腹部上升，大部分运动来自膈肌向侧面和后面偏移。因此，胸腔骨盆三维复合体应该看起来像是一个巨大的球，随着呼吸而放大和缩小。呼气阶段的理想持续时间大约为吸气阶段的1.5倍。对呼吸不良的患者进行再教育时，在呼气结束和下一次吸气之前，让呼吸暂停一秒，并且在吸气结束时暂停一秒，对训练是有帮助的。有助于减缓患者呼吸速度，同时让他们充分利用肺容积以及在呼气完全结束后的吸气反射。患者反复呼吸几次，然后恢复正常的呼吸模式。对于胸部过于僵硬的患者，可能在他们休息之前只能够采用上述策略执行一个呼吸周期。

教练或治疗师可以通过动觉提示，促进患者的膈肌向侧面和后面偏移。教练或治疗师将手放在胸部后面，并在口头提示患者"把气吸入到我的手的位置"，同时提供温和的挤压。在呼气阶段可以将手放在胸部前面，并轻轻地向下滑动胸部，从而使患者在更加靠近胸廓底部的位置呼气。

第二阶段：核心激活

接下来必须指导患者如何最佳地激活深层稳定系统。研究一直表明，慢性下背痛患者存在激活深层稳定系统的能力不足的问题（Hodges et al.，2004）。虽然有些人对深层稳定系统单独训练的有效性提出质疑（McGill，2007），但是有足够的研究（Hodges et al.，2004；Lee，2008；Lee，2004）和临床证据支持这种方法。不幸的是，对于慢性下背痛患者来说，支撑策略通常是默认的稳定策略，证据表明这种策略对整体系统激活过度。因此，应提示这些患者使用较轻的、高频的力，不应对其使用诸如"收紧腹部，好像要被打一样"的口头提示。

患者被要求深吸一口气，然后呼出空气。随后教练或治疗师尝试将食指轻轻地推入患者髂前上棘内侧腹部。当患者激活深层腹壁时，治疗师应该感觉到手指被稍微推开。教练或治疗师可以重复采用此程序，将手指放在患者侧面腹壁上，并按在髂嵴和肋骨最下面，以确保腹侧壁被激活。当患者激活深层稳定肌时，治疗师应该感觉到他们的手指从腹壁被稍微向外推出。

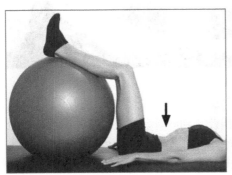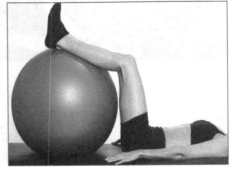

左图中，患者试图通过执行腹部"缩回"策略来激活深层稳定肌。她过度激活腹壁，导致腰椎屈曲，这种策略在功能上限制了深层系统的稳定效果。患者可以通过教练的帮助，即口头提示"不要让我的手推入你的腹部"来实现更好的激活（右图）。重要的是要注意，使用这种策略时患者不应该"紧绷"，应在膈肌呼吸时能够保持腹横肌和其他深层稳定肌的部分激活。

患者能够激活并维持6秒等长收缩时，开始配合膈肌呼吸的激活。患者从一个呼吸周期开始，努力保持这种协调活动整整1分钟。

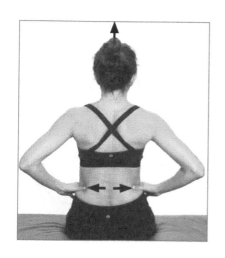

患者必须做好居家练习才能改变自己的日常策略，并将其模式化到神经系统。日常，坐在椅子上，将拇指放在髂嵴上方，其余手指放在髂前上棘内侧，以确保膈肌向侧面和后面的偏移（左图）。患者激活其核心，并做几次膈肌呼吸，同时想象拉长脊柱。患者每天进行 6 ～ 10 次这种锻炼，可以帮助缓解紧张，并确保他们在一天中使用适当的呼吸激活模式。然后，将上述策略融入躯干稳定策略中，例如改良僵尸虫式系列练习。在任何情况下，对齐、呼吸或激活策略都不应有变化。

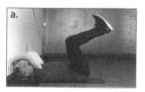
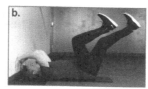
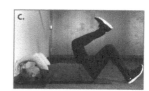

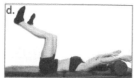
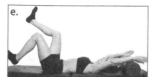

a. **改良僵尸虫式等长练习**：患者处于脊柱中立姿势，将手掌置于墙上，激活他的前锯肌、肩胛骨下降肌和核心。保持此位置不变，每组执行 10 次深呼吸，重复 10 组。

b. **改良僵尸虫式脚跟滑动**：患者执行动作 a 中的保持核心激活，并将一条腿从起始位置开始滑动，两侧交替进行，每条腿重复 10 次一共做 3 组。

c. **改良僵尸虫式与脚跟下落**：患者执行动作 a 中的保持核心激活，并将一侧脚跟向地板下落，两侧交替进行。

d. **改良僵尸虫式与手臂伸展下压**：这种模式非常适合手臂过头项目的运动员学习如何保持脊柱稳定与肩关节灵活。患者处于脊柱中立姿势，并激活前锯肌、肩胛骨下降肌和核心。手臂在泡沫轴上保持压力，每组执行 5 次深呼吸，重复 10 组，逐渐发展到每组 10 次深呼吸，重复 10 组。

e. **改良僵尸虫式与手臂伸展下压和脚跟下落**：患者执行动作 d 中的位置

维持激活策略，执行交替的脚跟下落。

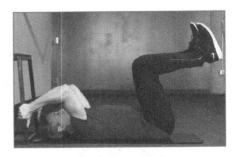

最高级别的练习是骨盆提升。患者抓住练习台或器械，并保持上述激活策略。腹壁和腹内压启动抬升，将骨盆向天花板垂直提起。每组执行 2～3 次练习，最多 5～10 次重复 5 组。

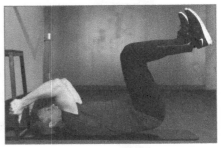

多数患者通过骨盆后倾或腰椎屈曲来代偿，这些是不正确的替代方式。该动作必须是纯粹的垂直提升，以最有效地训练腹内压和胸腔骨盆三维复合体肌肉的同步激活之间的高水平协调活动。

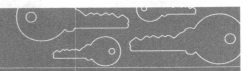

成功的关键
支撑策略与激活策略

关于支撑或中空哪一种脊柱稳定策略更优秀有很多争论。麦吉尔（McGill，2004）提出了这样的观点，腹横肌和多裂肌（实际上是局部肌肉系统）无法有效地稳定腰椎骨盆区域。霍奇斯（Hodges）等的研究已经证明腰椎骨盆、胸部和颈部区域的深层肌肉系统（局部）在激活过程中出现萎缩和时间延迟。他们的研究并不是说明深层肌肉系统单独稳定脊柱，而是说明单独支撑并不能确保最佳的节段间控制。此外，对慢性下背痛患者的研究已经证明，这些个体倾向于使用持续的同步激活或支撑策略（Radebold et al., 2000），所以额外的支撑将不太可能提高运动表现，实际上有可能进一步加重问题。因此，根据手头的任务，有必要采取不同的稳定策略，先教导腰椎不稳定患者单独地激活深层稳定系统的技术，再将其整合到功能运动模式中。

关键：改善功能性脊柱稳定策略的关键是增加患者的选择，而不是仅提供一种选择。要提高患者的呼吸和维持深层稳定系统同步激活的能力。当执行低水平的活动时，使用较轻的激活策略；当脊柱被施加较高的负荷时，使用支撑型策略（麦吉尔方法）。

中立位的手和手腕

正如正确的足部位置对于下肢的功能是至关重要的，正确的手和手腕位置对整个上肢和肩部复合体也非常重要。手和腕稳定性差危及整个上肢稳定性。

在中立位对齐并且上臂负重时，压力应该分布在手指末端和掌骨头上，并均匀地分布在手的大鱼际和小鱼际区域之间。在手的尺侧和桡侧之间应形成同样支撑的拱形。

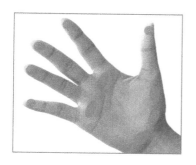

注意，上图中展示了当手加载负荷时理想的对齐方式，此时，手、手腕、肘部和肩关节是稳定的（左下图）。

还要注意手的小鱼际区域负荷增加以及随后的手腕偏移（右下图）。这是手腕不稳定位置，必须在所有纠正和基本运动模式中避免。

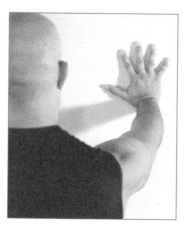 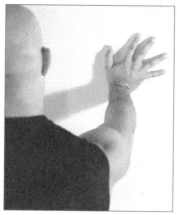

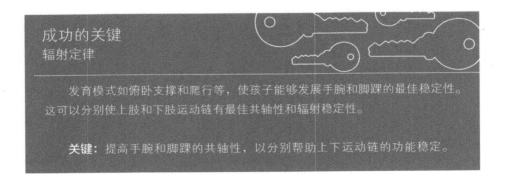

成功的关键
辐射定律

发育模式如俯卧支撑和爬行等，使孩子能够发展手腕和脚踝的最佳稳定性。这可以分别使上肢和下肢运动链有最佳共轴性和辐射稳定性。

关键： 提高手腕和脚踝的共轴性，以分别帮助上下运动链的功能稳定。

总结

协调所有关节的中立对齐，协调呼吸和胸腔骨盆三维复合体的稳定性，并在躺、坐、跪和站等姿势下让其保持正确位置，这些必须包括在纠正性练习第一步。确保脊柱和躯干近端稳定，以及围绕近端结构周围具有最佳对齐。

当患者能够在这些位置保持膈肌呼吸和核心激活的协调活动时，就可以进行功能运动模式。

第七章

肩部和髋部复合体的纠正模式

章节目标
识别和理解纠正性练习和运动模式的功能组成部分
确定改善功能所需的关键区域
制定纠正性练习和基本运动模式的具体策略

肩部复合体

上肢模式中的功能障碍

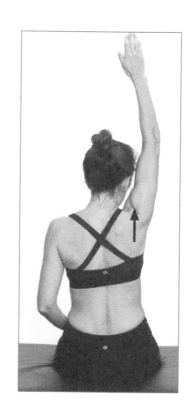

识别功能障碍运动模式是纠正策略的第一步，如果没有确定功能障碍，患者将永远使用其习惯性的运动模式。因此，健身专业人士和治疗师必须擅长通过视觉和触诊来识别功能障碍模式的体征。健身专业人士或治疗师想要观察的是患者在执行模式中进行膈肌呼吸和近端稳定的能力，同时观察四肢关节灵活情况。下面将讨论肩部和上肢的常见功能障碍，而下一节将介绍髋部和下肢的类似的功能障碍。另外，请读者参阅第二部分关于评估的内容以获得更多意见。

下旋综合征和肱骨前滑综合征

缺乏理想的肩胛骨稳定将导致过顶动作中的代偿性运动。当患者右臂抬起做过顶运动时，可以注意到几种常见的运动功能障碍。

- **非最佳肩胛骨稳定**：肩胛骨沿胸廓向上移动（图 b 箭头）而不是围绕它周围运动。
- **肩胛提肌过度活动**：肩胛提肌在上角的附着点紧张性增加（图 b 箭头），并且颈部被肩胛提肌拉动向右旋转。
- **非最佳颈椎和胸椎稳定**：由于左颈椎和右胸腰段椎骨的稳定性差，颈椎过度向右侧弯和躯干向左侧弯。

　　在患有下旋综合征的患者中，肩胛提肌和菱形肌具有稳定肩胛骨的主要作用。在许多常见的练习中，如肱三头肌缆绳下推，肩胛提肌会变得突出，因为由前锯肌和斜方肌下部提供的肩胛骨下部稳定性不足。当患者肩关节负荷时，"肩胛提肌标志"（图 b 箭头）将出现。肩胛提肌标志在肩胛骨失稳的模式中很常见。在许多常见的锻炼中，治疗师或教练可以在颈部的外侧面触及肌肉并感受到张力增加，以此判断肩胛提肌过度活动。肩胛提肌在功能运动模式中应相对放松，不应有明显的过度活动。

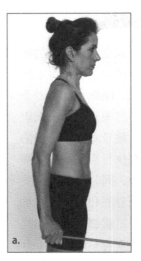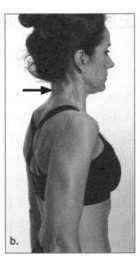

　　肱骨前滑综合征（Sahrmann，2002）是肩胛肱骨周围肌肉不平衡的常见结果，通常在肩关节伸展时被观察到。由于失去关节共轴性，关节后部会出现一个凹陷（图 c 右箭头），并且当肱骨头在关节窝向前移动时可以观察或触摸到肱骨头（图 c 左箭头）。这常发生在手臂做伸展动作时，例如拉动模式的向心阶段（如缆绳划船）和推动模式的离心阶段（如缆绳胸部推举）。在肱骨前滑综合征中，肱骨头前三分之一以上部分可以在肩峰前方触及，肱骨头后部将在肩峰后方侧面触及。

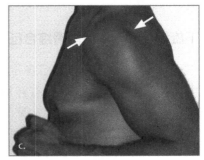

肱骨前滑综合征有三个主要形成原因。

1. 后关节囊短缩：为了保持关节窝的共轴性位置，关节囊必须具有适当的伸展性。如果关节囊后部短缩，不允许肱骨头向后移动，将导致在肩关节伸展期间的肱骨向前移位。

2. 后侧旋转肌短缩：如上所述，肱骨头必须保持在关节窝中。后侧的旋转肌、冈下肌、小圆肌和 / 或三角肌后束的短缩，导致类似于后关节囊短缩的运动轴的移位。

3. 肌肉不平衡：肩胛下肌的功能是将肱骨头拉回关节窝中。肩胛下肌和胸大肌的薄弱或抑制和 / 或背阔肌和大圆肌作为内旋肌起到主导作用，将驱动肱骨头向前移动。

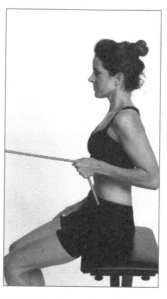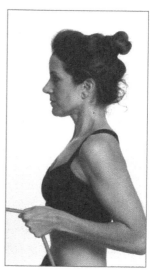

注意，肩向前移位也容易引起肩胛骨轻微升高。还要注意手腕的尺侧是否偏离位置——手腕在执行推拉模式时，应保持中立。

在功能运动模式中观察和纠正这个位置是很重要的，因为每重复一次错误的动作，都会使患者更进一步地建立永久性的运动功能障碍。虽然后关节囊短缩是由于重复性损伤继发的软组织限制，但是后侧旋转肌的短缩，通常是由肩胛部肌肉对盂肱关节的运动控制差所致的不良运动模式或肌肉张力过高的结果。除了运动再训练之外，后关节囊的松解、后侧旋转肌松解和激活肩胛下肌都有助于扭转这个问题。在纠正性练习和功能模式中，触诊肱骨头有助于监测和提示适当的肱骨头位置。

在理想的模式中，肱骨头保持在关节窝中的共轴性位置。肱骨头不应有前移位，肩关节后部不会观察到间隙或凹陷。在肩胛胸廓关节和 / 或盂肱关节稳定性差的情况下，肱二头肌弯举和许多推动动作常出现不良运动模式，在运动的离心阶段，肱骨头被向前驱动。如果肱骨向后滑动受到限制，那么必须重新调整肱骨头位置以帮助个体获得更理想的运动力学稳定机制，以保持肱骨头的共轴性位置。

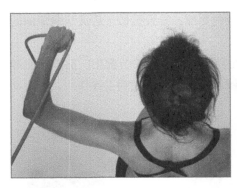 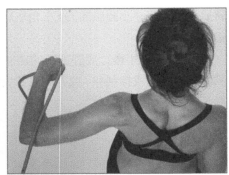

最佳 非最佳

　　注意肩胛骨和肱骨头（左上图）的最佳对齐方式，以及在缆绳胸部推动模式的离心阶段允许肩关节过度内收时，不良的肱骨头控制和肩胛胸廓关节的位置（右上图）。这也可能是因为肘部太靠后，造成肱骨头在关节窝中的位置偏向前方。

　　缺乏最佳的稳定性通常是造成代偿性关节疼痛的原因。过度活动的部分往往是患者将遭受痛苦的地方。神经系统通过张力亢进的肌肉来进行代偿，这也是肌筋膜扳机点的相应位置。如前所述，这个例子还说明了为什么专注于扳机点松解的肌筋膜方法往往无法产生长期效果，因为关节疼痛主要问题是稳定性问题，而扳机点是代偿性问题。

　　改善肩部运动功能的关键，是在三个关键领域对运动系统进行再训练。

1. 稳定颈椎和胸部。
2. 改善肩胛骨的后倾和上回旋，提高肩胛骨的稳定性。
3. 将步骤1和步骤2整合到功能运动模式中。

肱骨头共轴性

调整肱骨头：松解后囊和外旋肌限制

要重新调整肱骨头，需要进行关节后囊和外旋肌的松解。患者仰卧，手臂外展到约 90 度的位置，治疗师站在治疗床的一侧，面向病人的头部。治疗师一只手轻轻而牢牢地抓住肱骨头，手指围绕肱骨头的后方，手掌的豌豆骨放置在肱骨头的前方。另一只手抓住患者的手臂，轻轻地牵引着手臂。治疗师指示患者深吸一口气，并进行次最大等长收缩使手臂水平内收，对抗治疗师的阻力 5 秒。患者随后呼气，治疗师同时牵引手臂，从前向后推动肱骨头，将肱骨头向后滑向关节窝（右图向下垂直的箭头）。重复该过程 3 ～ 5 次，直到后囊松解。由于后囊的限制通常是由慢性刺激导致的短缩和僵硬，因此需要稍大的压力并保持较长的时间。治疗师通过简单地移动手的位置，将豌豆骨放置在肩胛骨的喙突上方，并重复类似的操作，这种技术也可有效地松解僵硬的胸小肌。

一般来说，随着松解，压力更轻，患者将解除更多的限制并得到更多的放松。外旋肌的僵硬是运动控制问题，并且对这种下调技术的响应更快速和容易。在松解后应立即执行肩胛胸廓关节稳定和盂肱关节整合训练。

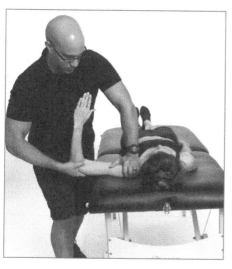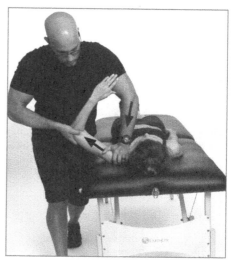

盂肱关节后囊松解：开始（左）；完成（右）

盂肱关节屈曲评估

如前所述，盂肱关节灵活也可能受到背阔肌筋膜的限制，因此，肩部失稳时对盂肱关节屈曲进行评估也很重要。

评估背阔肌和胸腰筋膜的长度

患者仰卧，双臂伸直。指示患者保持手臂伸直并抬高过顶（矢状面屈曲）。评估关节活动范围（ROM）以及患者将脊柱保持在治疗床上和胸部处于较低位置的能力。常见的代偿方式包括胸腰段过度伸展和无法将手臂保持伸直并位于矢状面。

背阔肌长度评估：表现不佳（图 a，注意胸腰段伸展的增加）；理想的表现（图 b）。注意当患者稳定胸腰段时，肩关节运动范围的减少。

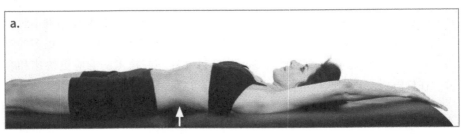

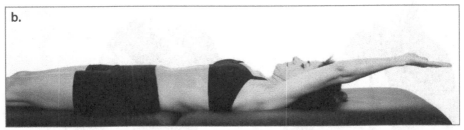

松解背阔肌和胸腰筋膜

使用类似于上述策略的神经肌肉方法也是非常有效的。让患者仰卧，手臂尽可能屈曲，同时保持胸腔和骨盆的连接。患者激活核心，以维持这个胸部的位置，深吸一口气，并对抗治疗师的手部给予的阻力，进行 5 秒次最大等长收缩。当呼气时，放松阻力，让患者的手臂移动到下一个屈曲范围的终末端。重复此过程 3 ~ 5 次，获得额外的关节活度。随着这种松解，激活肩胛胸廓关节稳定肌，并立即整合到功能运动模式中。

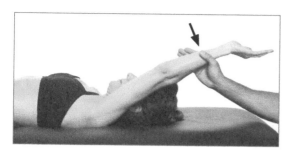

背阔肌松解：患者进行等长收缩对抗治疗师或教练给予的阻力。放松阻力，患者将手臂降低到新的活动范围终末端，尽可能地进步而不损害她的TPC稳定性。

在肩胛肱骨的后部和胸腰段区域，用泡沫轴滚压背阔肌，能有效延长这些结构。下图为泡沫轴松解背阔肌和大圆肌（左下图）及胸椎（右下图）。

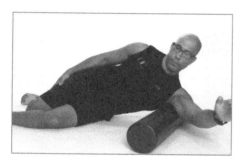
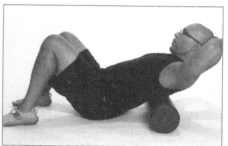

用于改善肩部功能的图像和提示

口头提示可以对理想的运动单位募集产生相当大的影响。左下图的患者被提示"向下和后挤压肩胛骨"，这导致了肩胛骨的过度内收、下降和轻微的下回旋；图中肩关节的斜度，表明斜方肌上部过度拉长。通过提示患者"放松并将肩胛骨包绕胸廓周围"，肩胛骨位置得到改善（右下图）。

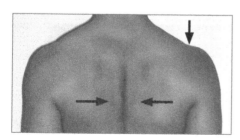
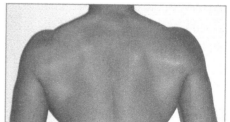

肩胛骨稳定训练: Ys、Ts 和 Ws

许多关于肩部稳定性的康复和纠正性练习的文章、图书和在线资源，都包含不同版本的 Ys、Ts、Ws 和靠墙天使练习。

这些练习是为了帮助患者对抗那些习惯性前倾和内旋的肩部位置。具体来说，Ys、Ts 和 Ws 旨在通过让患者执行肩胛骨内收和下降的组合练习，来解决肩胛骨的抬高和前伸问题。不幸的是，这些练习没有解决肩部失稳的根本问题：肩胛骨运动障碍。下面将讨论肩胛骨运动障碍的两个主要问题：肩胛胸廓的完整性不足；肩胛骨稳定肌之间的时机和排序不良。

1. 肩胛胸廓的完整性不足：肩胛骨稳定肌（主要是前锯肌和斜方肌下部）的激活不足，肩胛伸肌（主要是胸小肌）的过度活动，导致肩胛骨位置前倾。所谓翼状肩胛，就是当肩胛骨的下角和内侧缘下部离开胸部而形成的位置。这是患者进行所有抗阻练习的位置，往往会使功能障碍延续和恶化。Ys、Ts 和 Ws 主要聚焦在使肩胛内收和后缩的斜方肌中部和菱形肌，对改善前锯肌、斜方肌上下部的稳定功能或改善肩胛胸廓完整性的影响非常小。

2. 肩胛骨稳定肌之间的时机和排序不良：肩胛骨运动障碍的最大错误之一是，肩胛骨稳定肌的不恰当的时机和排序导致肩胛骨下回旋。通常会在过顶动作的离心阶段看到。患者通常在抬起他们的手臂时控制相当好，但是当手臂放下返回起始位置时，肩胛骨似乎"崩溃"了，或者比手臂更快地以不受控制的方式返回到起始位置。通常会更明显地出现翼状肩胛，甚至在返回到起始位置之前进行下回旋。这是一个离心的运动控制问题，做再多的 Ys、Ts 和 Ws 练习也不能纠正这种功能障碍，因为这些练习只关注肩胛内收肌和后缩肌的向心功能。患者的肩胛骨运动必须考虑到上述机制，教练或治疗师必须透过衣物轻轻触及，小心不要破坏其正常的模式。

注意这个患者的肩胛骨是如何在过顶动作中得到很好的控制的（左图）。然后注意，当患者离心收缩放下他的手臂时（右图），出现翼状肩胛和下回旋（箭头）。在有肩胛骨控制问题的患者中，这种翼状肩胛常发生在肩抬高大约 45 度位置时，此时肩胛骨稳定肌处于最不利位置（最大的长度 - 张力）。

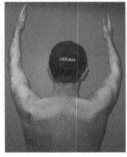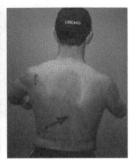

那么 Ys、Ts 和 Ws 在纠正性练习中可以用在什么地方？这些练习在纠正性练习和康复方面有一个好处：训练肩胛骨的运动意识。在康复或纠正性练习的早期阶段，许多患者肩胛骨意识非常差。在这个阶段，进行更多动态锻炼之前，Ys、Ts 和 Ws 是帮助提高患者肩胛骨的运动意识的有效途径。然而，如上所述，它们只能在短期内使用，因为这些患者的问题是肩胛骨的离心和稳定控制，很少用如 Ys、Ts 和 Ws 这样的向心练习改善运动控制问题。注意在执行模式时，该患者的肩胛骨内收和肩胛胸廓关节控制不足。

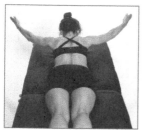 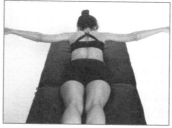 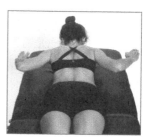

Ys 练习　　　　　　Ts 练习　　　　　　Ws 练习

靠墙天使

靠墙天使是另一种常见的肩胛骨稳定练习。这个练习存在三个主要问题，下面来讨论。

1. 这个练习给肩胛骨运动障碍患者造成了问题，因为靠墙天使的训练重点是肩胛骨内收。肩胛骨运动障碍患者存在肩胛骨稳定性问题，更确切地说是在过顶动作中的肩胛骨外展和上回旋功能问题（肩胛骨围绕胸部）。靠墙天使不能改善这种功能，实际上可能加重在过顶动作中肩胛骨缺乏最佳外展的问题。

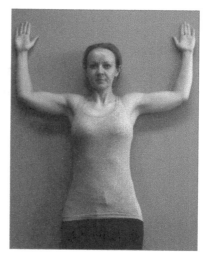

靠墙天使练习

2. 靠墙天使的第二个问题是通常胸部失稳的患者将通过在胸腰段交界处过度伸展来弥补胸部伸展性差（图 a），这将危及胸腰椎稳定性。一旦患者离开墙壁，将无法改善肩胛骨功能。

3. 靠墙天使的第三个问题是当患者试图将手臂靠在墙壁上时，盂肱关节旋转轴中断。后关节囊僵硬或外旋肌紧缩的患者，肱骨头在关节窝中将先向前驱动。肱骨外旋运动范围受限和 / 或肩胛稳定肌、盂肱关节外旋肌薄弱的患者，将无法使前臂与墙壁齐平。

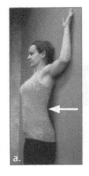
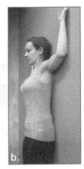

像 Ys、Ts 和 Ws 一样，靠墙天使对于需要肩胛骨内收或由墙壁提供的动觉姿势反应的患者，可能是有益的。但是，在推荐此练习之前，应确保患者既可以稳定胸腰段，也已获得理想的肩胛骨和肱骨位置。

通过软组织技术松解背阔肌和胸腰段，以及对 TPC 稳定的教育，患者能够执行更准确的靠墙天使（图 b）。

运动表现

为了最佳地利用墙壁来改善脊柱和肩胛骨的稳定性，患者靠墙站立，通过伸手臂（下图中的水平箭头）来激活前锯肌。激活核心稳定肌以保持拉长的脊柱，并将背部与墙壁齐平，不要过度屈曲颈部或后倾骨盆，目标应该是拉长脊柱。患者将手臂通过弧线运动伸向天花板，这有助于保持稳定的肩胛骨位置，并以反弧线运动返回到起始位置。这种模式通常不适合让姿势显著改变的个体使用，因为他们无法在没有显著代偿的情况下实现最佳体位。

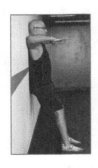
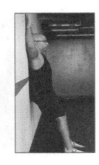
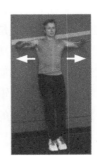
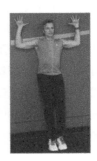

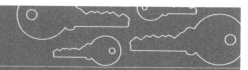

表现的关键
靠墙天使

患者在整个模式中保持拉长脊柱和核心激活。

在整个模式中长时间伸展手臂，维持前锯肌的激活。

手臂以弧形模式运动，肩胛骨不应在运动过程中抬高。

患者感受： 患者应该感觉到前锯肌和下胸部稳定肌的紧张，并且没有任何颈部和上背部的紧张。

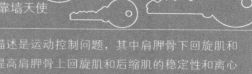

成功的关键
肩胛骨运动障碍：Ys、Ts、Ws 和靠墙天使

肩胛骨运动障碍的最准确的描述是运动控制问题，其中肩胛骨下回旋肌和前伸肌通常被过度激活。此外，提高肩胛骨上回旋肌和后缩肌的稳定性和离心功能，是改善肩部复合体运动控制的关键。Ys、Ts、Ws 和靠墙天使不会改善肩胛骨运动障碍，因为肩胛骨运动障碍是运动控制问题，而不是无法内收或缩回肩胛骨。

关键： 肩胛骨运动障碍患者，首先改善等长控制，然后进行离心控制，接下来做向心练习，如 Ys、Ts、Ws 及靠墙天使。

俯卧胸部扩展

胸部扩展（PTE）有助于改善大多数功能障碍姿势，包括胸椎后凸的增加或减少，腰椎平直或前凸过度，以及骨盆前后倾斜，因为它解决了这些姿势改变的根本问题：头部、颈部和胸腔骨盆三维复合体的稳定策略的改变。

通过解决稳定问题的三个关键区域——颈深屈肌、胸腔骨盆三维复合体（TPC）和深层脊柱伸肌，PTE 成为最有效的纠正性练习之一，也是执行平板支撑和推举练习的先决条件。

运动表现：第一阶段

患者俯卧，前额靠在手上，肘部放在台上。患者轻轻地内收下颌，并在过程中始终保持下颌内收。患者的耻骨应轻轻地放在台上，并在大脑中想象"拉长的脊柱"。肩胛骨围绕胸腔轻轻下拉；主要是肩胛骨做向下移动和向上回旋。如果患者难以确定如何定位其肩胛骨，可以提示患者轻轻地用肘部推台面。然后，指示患者吸气到腹部和下背部。维持该位置进行三个呼吸循环，逐渐发展到可维持该位置和呼吸模式五分钟。

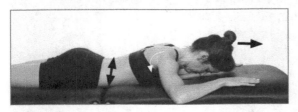

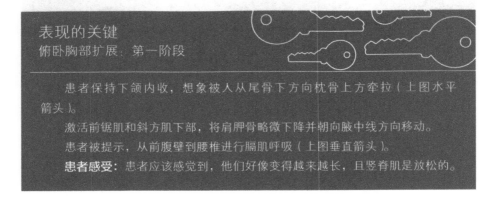

表现的关键
俯卧胸部扩展：第一阶段

患者保持下颌内收，想象被人从尾骨下方向枕骨上方牵拉（上图水平箭头）。

激活前锯肌和斜方肌下部，将肩胛骨略微下降并朝向腋中线方向移动。

患者被提示，从前腹壁到腰椎进行膈肌呼吸（上图垂直箭头）。

患者感受：患者应该感觉到，他们好像变得越来越长，且竖脊肌是放松的。

运动表现：第二阶段

第二阶段开始腹壁与呼吸同步激活的程序。患者保持与第一阶段相同的位置和形象。激活腹壁肌肉并继续膈肌呼吸。从一次协调的同步激活呼吸循环开始，逐渐发展到可以进行十次呼吸循环。

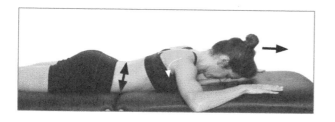

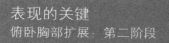
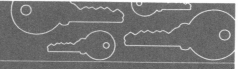

表现的关键
俯卧胸部扩展：第二阶段

类似于第一阶段，增加腹壁同步激活的部分。患者应该能够在整个呼吸周期内保持这种激活。

患者感受： 像第一阶段一样，患者应该感觉到他们好像越来越长，而且他们的竖脊肌仍然保持放松。

运动表现：第三阶段

第三阶段增加胸部扩展部分。

维持第二阶段的腹壁与膈肌呼吸的同步激活，患者吸气并开始慢慢地抬起胸部并朝天花板前进。这应该是与脊柱延伸相结合的提升，因此腰椎或胸椎的竖脊肌应尽量少活动。该提升通过腹内压和深层胸部伸肌（多裂肌和半棘肌）液压放大器效应的激活来共同实现。

患者保持此位置两秒，然后缓慢返回到呼气的起始位置。

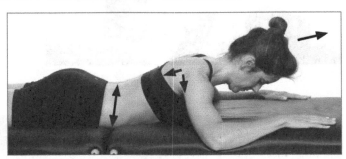

俯卧胸部扩展第三
阶段——侧视图

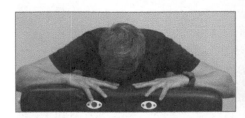 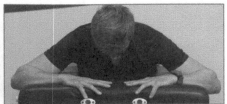

俯卧胸部扩展第三阶段——轴视图

表现的关键
俯卧胸部扩展：第三阶段

胸部提升不能像传统的"超人"练习那样向天花板抬起，而是一种延伸性的提升，就像吹起一个长长的气球。因为这个练习的目标是激活深层脊柱稳定肌以及使脊柱延伸，所以须触摸患者的竖脊肌以确保没有过度的活动。如果有过度的竖脊肌活动，让患者放松并且重置体位，重新开始时减少对提升的重视，重点放在对脊柱的延伸。

许多患有下旋综合征和肩胛骨上提肌过度活动的患者，将会面对如何正确激活前锯肌和斜方肌下部的问题。

如果患者有这个问题，请尝试以下动作提示：治疗师轻轻推动患者的肩胛骨上升和下回旋，并要求他们抵抗这种推动（见下面的手位置）。然后，患者将会进行前锯肌和斜方肌下部激活的动觉和反射性动作，以抵抗治疗师的手的阻力。持续五秒，重复几次，再增加到十秒，直到患者自己能够实现这个体位。

患者感受： PTE 应该相对轻松，对于颈部和上背部紧张的患者来说是一个缓解的位置。

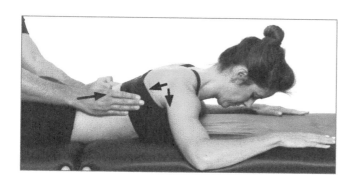

俯卧胸部扩展：第三阶段——动觉提示。治疗师将患者的肩胛骨向头部方向推进，并朝向脊柱（上图较长的箭头），提示患者下降肩胛骨并向上回旋。患者通过肩胛骨向下和向前推动进行抵抗（上图两个较小的箭头）。

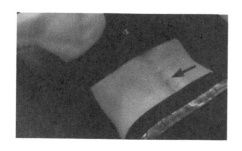
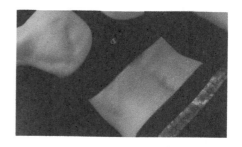

俯卧胸部扩展：第三阶段——口头提示。注意当患者过度使用腰椎竖脊肌抬起胸部时（左上图）产生的过度紧张和深沟（箭头）。然后会观察到一旦患者被提示"激活核心并保持拉长的脊柱"，将表现出肌肉紧张性减小和背部轮廓更平滑（右上图）。

手臂滑动

恢复肩胛胸廓关节稳定和最佳盂肱关节运动的挑战，在于患者的适当定位以及运动的选择。以下的练习进程在激活肩胛骨稳定肌（主要是前锯肌和斜方肌下部），使肩胛骨处于最常用的功能位置（外展、上回旋和后倾）非常有效。此外，除了改善肩胛骨和肱骨的灵活性之外，这些模式还有助于打开适当的肩胛胸廓平面和改善盂肱关节运动。回想一下，在肩胛胸廓关节运动障碍中，缺乏最佳肩胛骨和肱骨灵活性会导致肩胛胸廓关节功能障碍。手臂滑动可以帮助恢复这种灵活，并改善肩胛胸廓关节和盂肱关节之间的协调，使前锯肌和斜方肌下部被更好地激活。背阔肌短缩会限制过顶动作的范围，该练习进程是积极延长肌肉的有效途径。必须注意练习中的细微差别，因为这是一个具有挑战性的练习。

运动表现：第一阶段

患者面向墙壁站立，距离墙大约一步。手臂摆放的位置是：上臂平行于地面，手的内侧与墙壁接触，双臂间距稍宽于肩。在发展个体运动控制和盂肱关节协调时，墙壁有助于支撑部分体重。患者轻轻地用手的内侧推动墙壁，激活前锯肌，向墙壁方向迈出一步，同时将手臂沿着墙壁向上滑动，稍微呈"Y"字形。通过激活前锯肌和斜方肌下部，在手臂举起和放下期间肩胛骨能够被控制。一旦患者熟练掌握，切换运动模式并使用较窄的手臂位置，然后执行伴有胸部旋转的单侧模式。

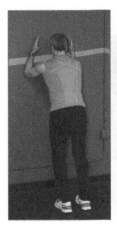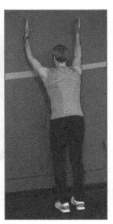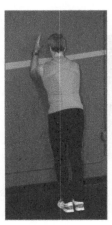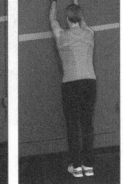

倚墙手臂滑动：
阶段 A——Y 形

倚墙手臂滑动：
阶段 B——较窄手臂位置

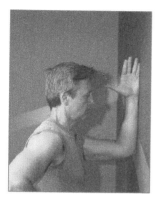
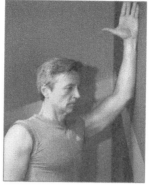

倚墙手臂滑动：阶段
C——胸部旋转

运动表现：第二阶段

第二阶段从患者仰卧开始，手放在头旁。

双臂保持靠近头部，肘尖指向天花板。患者激活核心，将胸廓稳定在较低的位置，在整个模式中保持这个位置。在保持胸廓和手臂位置的同时，尽可能地沿着桌子或地板向头顶上方滑动手臂。然后再将手臂拉回到起始位置。开始重复十次，随着患者控制能力的增强，进行二十次重复。

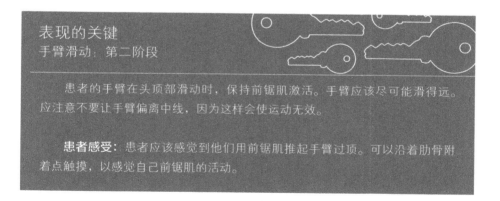

表现的关键
手臂滑动：第二阶段

患者的手臂在头顶部滑动时，保持前锯肌激活。手臂应该尽可能滑得远。应注意不要让手臂偏离中线，因为这样会使运动无效。

患者感受： 患者应该感觉到他们用前锯肌推起手臂过项。可以沿着肋骨附着点触摸，以感觉自己前锯肌的活动。

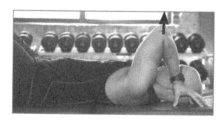
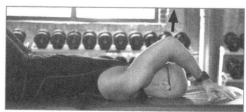

手臂滑动：第二阶段——仰卧

运动表现：第三阶段

第三阶段开始时，患者背靠墙站立。脊柱应保持在中立位置，背部靠墙，胸廓处于较低位置。手臂位置与仰卧模式相同。患者激活其核心以将胸廓稳定在较低的位置，并在整个模式中保持这个位置。患者沿着墙壁尽可能远地滑动手臂，同时保持胸廓和手臂的位置。然后将手臂拉回到起始位置。开始重复十次，随着患者控制能力的增强，进行二十次重复。

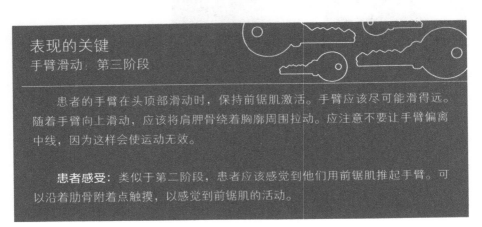

表现的关键
手臂滑动：第三阶段

患者的手臂在头顶部滑动时，保持前锯肌激活。手臂应该尽可能滑得远。随着手臂向上滑动，应该将肩胛骨绕着胸廓周围拉动。应注意不要让手臂偏离中线，因为这样会使运动无效。

患者感受：类似于第二阶段，患者应该感觉到他们用前锯肌推起手臂。可以沿着肋骨附着点触摸，以感觉到前锯肌的活动。

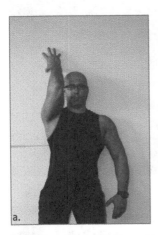
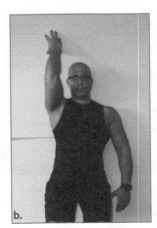
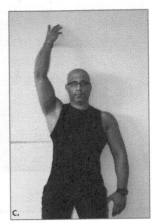

手臂滑动：第三阶段——墙（图 a-b），注意当患者试图超过其可用的运动范围时，出现盂肱关节的灵活不良和矢状面运动丧失（图 c）

墙板支撑

平板支撑系列通常被归类为核心练习，主要针对上半身。它是最有效的上半身练习之一，除了肩胛骨稳定肌之外，还能锻炼整个前面的屈肌链。不幸的是，它也往往是大多数患者做得最差的练习之一，关键在于运动表现的精准性。

由于是低水平负荷，墙板支撑是训练和恢复肩胛骨稳定性的最有效的方法之一。其他好处包括：

1. 练习从头到脚中立位脊柱姿势；
2. 是在直立位置练习核心激活和膈肌呼吸的一种简单易行的方法；
3. 由于手臂处于屈曲位置，是恢复肩胛骨上回旋和后倾的好方法。

运动表现

该练习的目标是肩胛骨稳定，因此重点是保持固定臂的稳定位置。患者以舒适的屈曲状态开始——上臂近似平行于墙板，目的是使肩胛骨能向上旋转和保持稳定。患者距离墙壁 6 ～ 12 英寸（20 ～ 40 厘米），将前臂和手平放在墙壁上。患者保持脊柱拉长、核心激活和膈肌呼吸。患者使用前锯肌，将他们的躯干推离墙壁，然后维持前锯肌激活，一只手臂向上伸展再返回到起始位置。固定臂是工作臂，而不是移动臂。整个模式中颈部或胸部不应该有移动。

墙板支撑的第二阶段增加肩关节旋转动作，使它成为有效的闭链肩袖肌群练习。为了保持前锯肌激活，患者确保在整个模式中推墙壁。

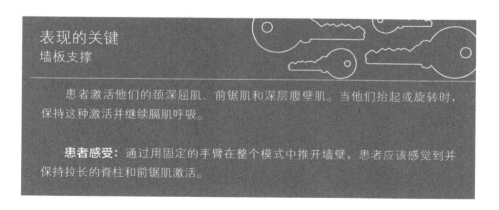

表现的关键
墙板支撑

患者激活他们的颈深屈肌、前锯肌和深层腹壁肌。当他们抬起或旋转时，保持这种激活并继续膈肌呼吸。

患者感受： 通过用固定的手臂在整个模式中推开墙壁，患者应该感觉到并保持拉长的脊柱和前锯肌激活。

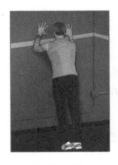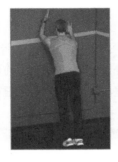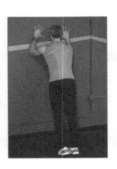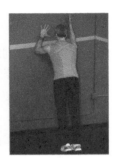

墙板支撑：第一阶段——手臂滑动

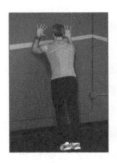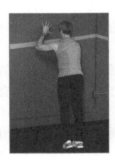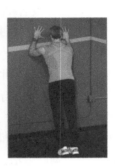

墙板支撑：第二阶段——肩关节旋转（肘部支撑）

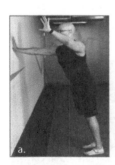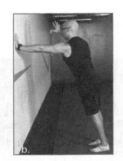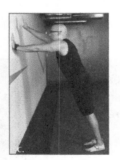

墙板支撑：第二阶段——肩关节旋转（手支撑）

　　在整个系列中观察患者肩胛骨的不稳定症状很重要。注意患者如何失去肩胛骨的控制，右侧肩胛骨的上缘和内侧缘已经升高而不是围绕胸部外展（图c）。这种不良姿势在手臂负重后只会变得更加糟糕，因此，在增加阻力或进展到较低支撑位置之前，建立肩胛骨稳定性很重要。

髋部复合体

下肢模式中的功能障碍

如前所述，识别功能障碍的运动模式是纠正策略的第一步，如果没有识别功能障碍，患者将永远使用其习惯性的运动模式。因此，健身专业人士和治疗师必须擅长通过视觉和触诊来识别功能障碍模式的体征。健身专业人士或治疗师想要观察的是，患者在执行模式中进行膈肌呼吸和近端稳定的能力，同时观察四肢关节灵活情况。另请参阅前面关于评估和髋部功能的内容，了解运动功能障碍的其他迹象。

重置股骨头

以下技术对于改善由于髋关节后囊紧缩，或者臀部后侧肌肉［包括深层外旋肌（孖肌和闭孔肌）或臀大肌表面纤维］过度活动所导致的髋关节灵活性问题，非常有效。如果与放松技术一起使用，也可以有效放松过度活动的股直肌和阔筋膜张肌。此外，它还可以改善髋关节共轴性（股骨头在关节窝中心位）。

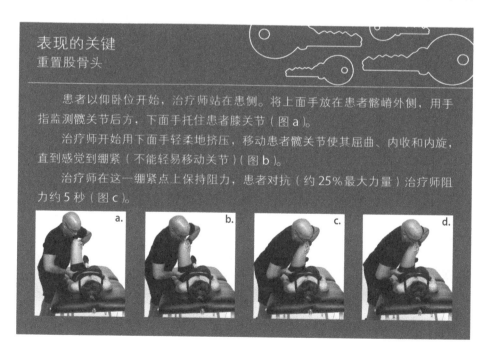

表现的关键
重置股骨头

患者以仰卧位开始，治疗师站在患侧。将上面手放在患者髂嵴外侧，用手指监测髋关节后方，下面手托住患者膝关节（图 a）。

治疗师开始用下面手轻柔地挤压，移动患者髋关节使其屈曲、内收和内旋，直到感觉到绷紧（不能轻易移动关节）（图 b）。

治疗师在这一绷紧点上保持阻力，患者对抗（约 25% 最大力量）治疗师阻力约 5 秒（图 c）。

随着患者的放松，给予口头提示"放松髋关节"或"让髋轻轻地退回关节窝里"，治疗师将髋关节移动到下一个绷紧或关节不易移动的位置（图d）。

该步骤重复3～5次或直到髋关节不再有移动的可能。另外，治疗师用上面手可以在髋关节前方或后方触及绷紧区域，并指导患者在治疗师手指下放松，使用提示"让肌肉在我的手指下融化或放松"。

该松解之后，采用四足体重转移、髋关节旋转或一些其他综合模式，使患者感受新获得的运动范围。

请注意：如果患者在这种技术中出现髋关节撞击，治疗师在纠正时可以将髋关节更多地外展和外旋。如果还不能缓解，必须在重置股骨头之前，执行髋关节后囊或髋关节牵引特定松解技术。

患者感受： 患者应该感觉到他们的髋关节更放松，运动限制更少。

无法获得直接软组织放松或需要持续干预的患者可以在家进行放松，例如将泡沫轴或网球置于髋部后侧。对于那些髋部后侧肌群过度紧张的患者，在使用放松技术之前，这种策略很有效。无膝关节问题的患者可以在软组织松解后进行鸽式伸展，以帮助放松后髋关节囊，这将使患者更容易在四点支撑

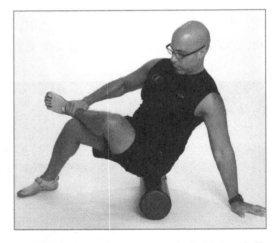

式或蹲姿时通过臀部坐下来。患者必须能够通过臀部坐下来，在伸展过程中使骨盆保持方形，否则骶髂关节和腰骶关节可能会受到影响，成为活动的代偿区域。

髋关节灵活模式

如前所述，髋关节受限的常见原因是后关节囊僵硬或紧缩。在关节囊受限时，拉伸髋关节结构很少单独有效。髋关节灵活性是改善运动功能的关键之一，如果关键关节不够灵活会导致运动功能障碍。虽然灵活性不良往往更多是

近端问题的一个迹象，但以何种方式、在何处移动需要引起人们注意。髋关节灵活模式包括仰卧位髋关节旋转、四点支撑体重转移和髋部铰链，是积极动员髋关节并教导患者放松髋深层旋转肌的优秀髋关节灵活模式。此外，四点支撑模式在低负荷的体位有助于肩胛骨和脊柱保持中立位姿势，为刚刚从肌肉过度活动或后囊受限获得髋关节松解的个体，提供一个极好的锻炼方式。

仰卧位髋关节旋转

仰卧位髋关节旋转是一个低负荷水平的位置，可以帮助患者了解如何不依赖于骨盆来旋转髋关节，这是正常步态、旋转运动以及基本上每个直立位基础运动所必需的。

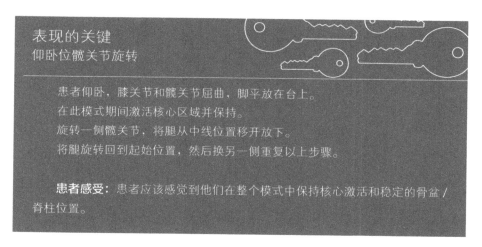

表现的关键
仰卧位髋关节旋转

患者仰卧，膝关节和髋关节屈曲，脚平放在台上。
在此模式期间激活核心区域并保持。
旋转一侧髋关节，将腿从中线位置移开放下。
将腿旋转回到起始位置，然后换另一侧重复以上步骤。

患者感受： 患者应该感觉到他们在整个模式中保持核心激活和稳定的骨盆／脊柱位置。

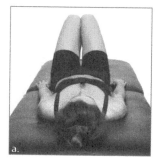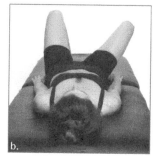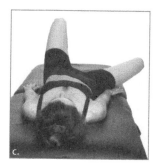

仰卧位髋关节灵活旋转（图 a-b）。当患者旋转右髋关节时骨盆会旋转，是因为其髋关节灵活性不佳。应该把她的骨盆和脊柱重新保持在中立位置，重复运动。如果这种策略未能改善模式，患者可能存在肌筋膜、关节囊和／或关节受限，需要在髋关节灵活之前予以松解。

四点支撑体重转移

虽然这种模式显得过于简单，似乎水平较低，但有趣的是，许多客户包括高水平的运动员，都难以保持稳定的四点支撑姿势。为确保肩胛骨、脊柱和TPC的理想姿势和最佳稳定性，必须考虑以下要点。

- 双手放在地板上，与肩同宽，略向前垂直。
- 双膝间距稍宽于髋部，膝关节在髋关节下方。
- 激活肩胛骨稳定肌，使肩胛骨包绕胸廓。
- 脊柱处于中立姿势——通过运动知觉的提示，如放在患者脊柱上的一根棍子，来帮助他们保持拉长脊柱姿势。
- 想象一根绳子在向上方拉着头部和向下方拉着尾骨，有助于保持拉长脊柱姿势。
- 患者在此位置进行膈肌呼吸，且不改变脊柱姿势。
- 一旦他们可以在这个位置执行模式30秒，并且没有失去控制，就可以在四点支撑姿势下进行体重转移。

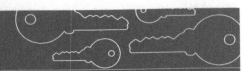

表现的关键
四点支撑体重转移

患者处于四点支撑位置：手臂和髋关节与躯干成直角，双手稍微宽于肩，双膝间距稍宽于髋。

指导患者放松腹部，以便放松腰椎使腰椎前凸，同时将上背部轻轻地向天花板推动以恢复胸椎后凸。肩胛骨包绕胸廓以激活前锯肌。

患者通过想象一条从下腹部到下背部（或脊柱中的任何不稳定部分）的张力线来激活其核心。脊柱位置不应改变。

患者通过想象一条绳子连接头顶部和一条绳子连接尾骨，头顶部和尾骨的绳被拉向相反的方向，轻轻地延伸他们的脊柱。

患者推动手臂并通过髋关节滑动回来，同时教练／治疗师监控并提示他们放松臀部，并保持拉长脊柱姿势。

只要患者能保持脊柱中立，并且没有偏离（骨盆或脊柱横向移位或腰椎屈曲），患者继续向后滑动。

患者回到起始位置，随着运动范围的改善和髋关节"放松"，可以进一步向后移动，增加运动范围。

应在整个模式中保持膈肌呼吸。

语言提示如"通过坐骨展开（坐骨结节）""臀部放松""让髋关节退回窝里"，是提高关节囊动员的有效途径。

患者感受： 患者应该感觉到他们的髋部完全放松，肩胛骨稳定，更容易达到拉长脊柱姿势。

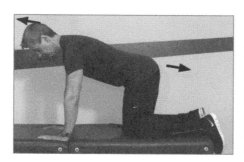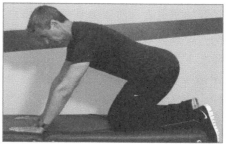

四点支撑体重转移：监控患者，确保他们只能在稳定能力范围内，同时通过肩关节和髋关节的灵活性移动。在整个运动中，一定要评估脊柱和肩胛骨是否中立，以及核心是否激活。

髋部铰链

髋部铰链是一种灵活模式，这种模式对于腰椎屈曲不稳定患者是"拯救"脊柱免受腰椎屈曲有害影响的关键。此外，它帮助患者使用臀肌而不是背部肌肉发力，并且是用于形成最佳下蹲或硬拉模式的初步模式。该模式的目标是在脊柱没有同时运动的情况下，进行"纯粹"的髋关节运动。

开始时，患者的脚分开约与髋部同宽。核心激活并实现拉长脊柱姿势。运动开始于患者弯曲髋关节并把臀部向后推。患者要通过想象一根绳子向后拉尾骨（水平箭头）并拉长颈部（斜箭头）保持拉长脊柱姿势。患者尽可能向后伸，并且保持脊柱中立，然后使用臀肌复合体将自己拉回到起始位置。一旦患者能完成 15 次完美的重复，并且没有痛苦，就可以加载一个轻负荷的实心球或哑铃。如果患者可以使用超过 25% 体重的负荷，并且没有疼痛或失去控制，就可以执行改良后的直腿硬拉模式。

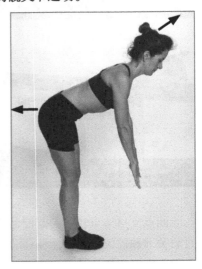

右图患者示范了一个不良的髋关节铰链，在前倾时没有向前旋转骨盆，而是弯曲下背部（箭头）并伸展上背部，从而导致两个区域的椎间盘和软组织结构超载。

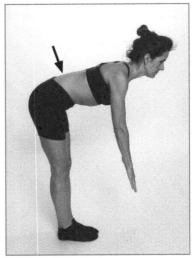

开放式蚌式练习

在康复和训练设置中，蚌式练习是改善臀中肌功能的最主要的动作模式。蚌式练习作为功能预热以及激活臀中肌的手段，我们希望它可以改善直立位骨盆／髋关节稳定性。不幸的是，这种情况很少发生，因为这种模式几乎不能改善髋关节共轴性，不能协调有助于保持单侧站立稳定性的其他臀部肌肉。但是，这并不意味着没有必要采用开放式蚌式练习。这种模式对于康复早期提高髋部灵活意识以及改善髋部旋转是有效的。

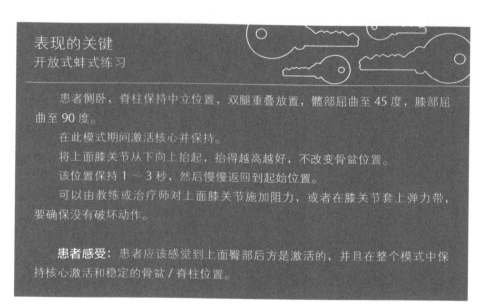

表现的关键
开放式蚌式练习

患者侧卧，脊柱保持中立位置，双腿重叠放置，髋部屈曲至 45 度，膝部屈曲至 90 度。

在此模式期间激活核心并保持。

将上面膝关节从下向上抬起，抬得越高越好，不改变骨盆位置。

该位置保持 1 ～ 3 秒，然后慢慢返回到起始位置。

可以由教练或治疗师对上面膝关节施加阻力，或者在膝关节套上弹力带，要确保没有破坏动作。

患者感受： 患者应该感觉到上面臀部后方是激活的，并且在整个模式中保持核心激活和稳定的骨盆／脊柱位置。

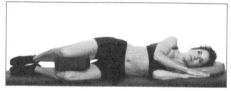
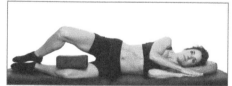

开放式蚌式练习

反蚌式练习

　　任何参与诸如网球、高尔夫或投掷之类的旋转运动的患者，在练习的后续动作阶段，都需要引导髋部有明显的内旋。内旋丧失导致腰椎和 / 或膝关节代偿性运动功能障碍。反蚌式练习是恢复髋部内旋的直接方法，特别是恢复阔筋膜张肌和臀中肌前部纤维的功能。

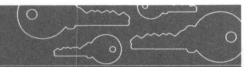

表现的关键
反蚌式练习

　　患者侧卧，脊柱保持中立位置，双腿重叠放置，髋部屈曲至 45 度，膝部屈曲至 90 度，并将小球或毛巾放置在膝关节之间。

　　在此模式期间激活核心并保持。

　　通过旋转髋关节将上面脚朝向天花板抬起，尽可能抬高，且不改变骨盆位置。

　　该位置保持 1 ~ 3 秒，然后慢慢返回到起始位置。

　　可以由教练或治疗师对上面膝关节上施加阻力，或者在膝关节套上弹力带，要确保没有破坏动作。

　　患者感受： 患者应该感觉到上面髋部前方是激活的，并且在整个模式中保持核心激活和稳定的骨盆 / 脊柱位置。

　　请注意：此模式只能用于特别需要内旋的患者，并且只能用于特定活动的前激活。过度采用这种活动的患者以及髋部整体稳定性差的患者，这种模式可能导致阔筋膜张肌的张力增加。通常，提高 TPC 功能和髋关节共轴性将改善髋部内旋的缺陷。

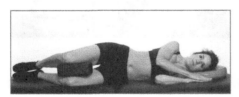 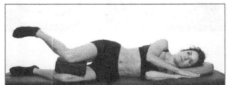

反蚌式练习

闭合式蚌式练习

如前所述，开放式蚌式练习除了在早期治疗阶段以外很少有效，不能用于改善单侧体重支撑稳定性，因为这种模式几乎不能改善髋关节共轴性或髋部复合体的闭链功能。闭合式蚌式练习通过激活髋关节屈肌（主要为腰大肌）、髋关节外展肌（臀中肌后部纤维和臀小肌）和外旋肌（孖肌、闭孔肌、梨状肌）来改善髋关节共轴性。由于这种模式采用闭链髋关节激活进程，因此成为改善髋关节共轴性和稳定性的最有效锻炼之一。

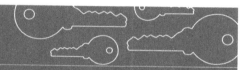

表现的关键
闭合式蚌式练习

　　患者体位与传统蚌式练习相似，但是将上侧腿移到下侧腿后面并将其支撑在毛巾或枕头上。

　　下面髋关节和膝关节弯曲 90 度，并且激活核心。

　　下侧腿的膝关节向下推床，脚和小腿从床上旋转抬起，膝关节必须对床保持恒定压力。

　　该位置保持 5 ～ 10 秒，然后慢慢返回到起始位置。

　　可以由教练或治疗师在下侧腿的膝关节（髋关节伸展）和踝内侧（髋关节内旋）施加阻力，以帮助适当的激活。

患者感受：患者应该感觉下面髋部后方被激活，并且当他们抬起腿时，保持膝关节压力在床上，骨盆 / 脊柱位置没有变化。

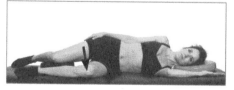
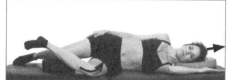

闭合式蚌式练习

站立位髋部灵活模式

站立位髋部灵活模式与侧卧式相似，只是由于模式的承重性而使运动范围变小。患者靠墙站立，在整个模式保持拉长脊柱、核心激活和足部三点稳定支撑。这种模式应该缓慢并受控制地进行，因为如果超出患者的控制水平，髋关节内旋会对膝内侧结构造成压力（图 a）。髋关节外旋（图 b）必须由髋回旋肌发起，当患者不能再保持大脚趾与地面接触时，停止旋转。

分腿站立姿势股骨髋臼关节灵活模式是训练骨盆与股骨头保持相对灵活性的绝佳方式。在内旋（图 c）和外旋（图 d）髋关节期间，患者必须能够保持中立位 TPC 和下肢对称。

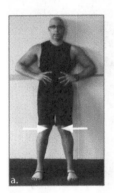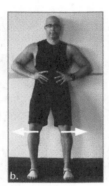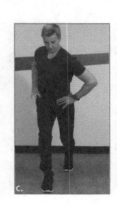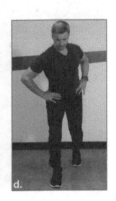

蟹行

蟹行是臀中肌的常见加强锻炼方式。然而，重要的是确保患者在执行步骤时，保持脊柱稳定和下肢控制（图 a-e）。这种模式可以通过向前、向后、向侧面或斜向来执行。目标是对抗弹力带的拉力，并且不会失去固定腿的关节共轴性或失去 TPC 稳定性。

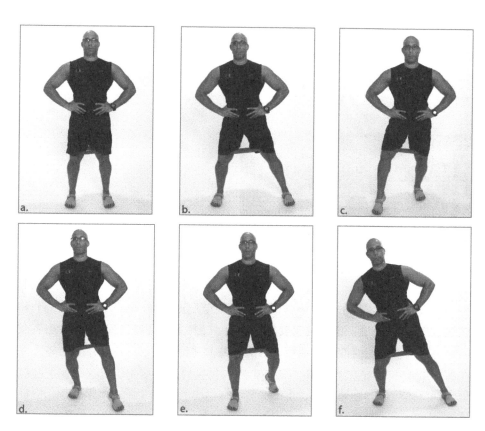

在髋关节外展肌无力或 TPC 稳定性差的情况下执行此模式，患者通常会侧向弯曲躯干或骨盆（图 f）。另一种常见的代偿方式是当被弹力带拉紧时，移动腿外展或内旋。

改良侧桥

改良侧桥训练模式是一种很好的纠正性练习系列，能有效地改善单侧肩部、躯干和髋部稳定性。它旨在练习单侧支撑稳定性，同时协调地连接肩胛骨和 TPC 的稳定肌。在三级模式中，当支撑臂（底部）帮助稳定脊柱时，非支撑臂（顶部）伸展帮助驱动脊柱移动。

一级

起始位置可用作单独的稳定性练习，患者等长收缩激活肩胛骨和躯干稳定肌。患者下面的肩关节、肘关节、髋关节和膝关节屈曲至 90 度。将下面的肘部和膝关节推向地板，激活肩部和髋部的稳定肌和外旋肌（见下图）。等长位置持续 5 ～ 10 秒，重复 5 ～ 10 次。

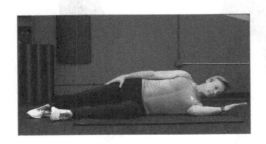

二级

患者从肘部支撑的侧卧姿势开始，肘关节屈曲到 90 度。下面的髋关节和膝关节弯曲到 45 度。上面的手臂靠在身旁，上腿靠在下腿（左下图）。患者激活核心，用下面的肘部推动地板，内旋肩关节并抬起自己，以便使自己被支撑在前臂上（右下图）。保持 1 ～ 3 秒，然后慢慢返回到起始位置，控制下降过程直到身体被放回到地板上，重复 3 ～ 5 次。患者在整个模式下保持拉长脊柱位置。

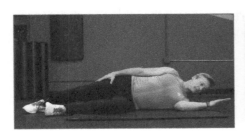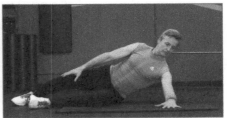

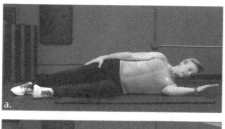
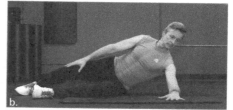
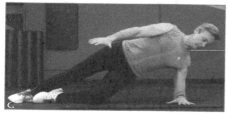
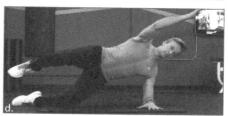

最终进展模式合并了一、二级，患者在同侧支撑和对侧延伸（图 a-d）位置支撑自己。保持这个位置 3 秒，慢慢地减速回到起始位置。重要的是，患者能够在整个模式下保持肩胛胸廓关节和 TPC 稳定。

下肢稳定技术

一旦患者建立了髋关节共轴性位置，了解并且可以采用理想的髋部铰链策略，更多的注意力可以放在髋部复合体和下肢模式的功能整合上。焦点可以放在激活内侧稳定链，患者通过想象一条连接脚和膝中部与髋中部的线（虚线），

或者通过在同侧股内侧肌上应用触觉反馈，确保在此模式期间髋部不会横向移位（图 a）。这种连接对于旋前综合征患者（髋关节和膝关节内收和内旋，以及足部内侧纵弓塌陷）极其有效。对于该连接，可以直观地想象成从内侧足弓连接到同侧臀中肌或臀大肌。

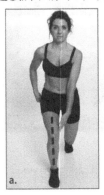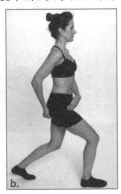

慢性"臀部绷紧"患者，在功能模式期间，在提示下可以改善髋关节共轴性（图 b）。患者被指示放松臀部的"绷紧"，一只手放在髋关节前方，另一只手放在髋关节后方，想着通过髋部前方放松，向后坐在髋关节上。

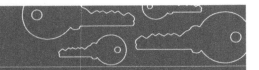

表现的关键
下肢稳定技术

患者以中立脊柱姿势、骨盆正确位置和足部三点稳定支撑分腿站立。

他们可以想象从足弓、下肢内侧到臀大肌内侧下方或横向到臀中肌的一个连接。

当下蹲时，患者保持这种连接。继续保持这种连接，患者从臀大肌抬起，回到起始位置。当患者返回起始位置时，不应绷紧或骨盆侧向移动。

［源自 specific cues as taught and demon strated by Linda-Joy lee in *The Pelvic Girdle, Third Edition* by Diane Lee, 2004 and lee (2008).］

患者感受： 患者应该感觉到他们的脚和下肢更稳定。

他们应该感觉到股内侧肌、内收肌和臀大肌内侧下部被激活。

维持下肢稳定性

维持下肢稳定是在日常生活中进行功能运动以及职业和娱乐活动的关键。一旦患者了解如何实现下肢的共轴性，就可以使用弹力带来挑战稳定性。患者保持下肢共轴性，对抗向内（图 a）、向外（图 b）或对角线方向的拉力。

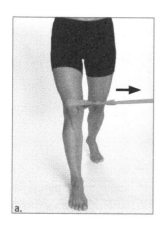 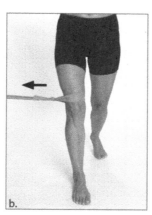

第八章

肩部复合体和上肢的关键模式和运动进阶

章节目标
确定肩部复合体和上肢的关键模式
制定发展肩部复合体和上肢基本运动模式的具体策略

功能锻炼中的肩胛骨力学

健身、体能和康复专家对于发展功能性运动中的理想肩胛骨力学有很多意见和建议。这些意见大多基于肩胛骨下降和后缩来改善稳定性。不幸的是，这些并没有帮助改善肩关节功能，反而常常加重肩关节功能障碍，因为它们不会改善肩胛骨运动障碍的最常见原因——稳定和上回旋。

功能运动的最佳肩胛骨力学将在下面的功能性垂直和水平运动模式中进行详细描述。无论执行的模式如何，肩胛骨在整个运动中都必须与胸廓保持接触（嵌平）。

水平推动模式

例如：哑铃（DB）和缆绳胸部推举

- 向心阶段：肩胛骨应该围绕胸廓外展（包绕），并以中立或稍微上回旋的位置在腋窝中部结束。
- 离心阶段：肩胛骨应有控制地围绕胸廓内收，在中立起始位置结束。

垂直推动模式

例如：过顶推举

- 向心阶段：肩胛骨围绕胸廓外展，向后倾斜和上回旋，到达腋窝中部。
- 离心阶段：肩胛骨应内收，保持向后倾斜和下回旋，以返回中立起始位置。

水平拉动模式

例如：哑铃和缆绳划船

- 向心阶段：肩胛骨应该稍微内收，但不能到达脊柱中线，必须保持中立位对齐。
- 离心阶段：肩胛骨应包绕胸廓轻微外展并保持与胸廓接触，不应过度外展，必须保持中立位对齐。

垂直拉动模式

例如：引体向上和缆绳下拉

- 向心阶段：肩胛骨应向后倾斜，稍微内收和下回旋以返回肩胛骨中立位置。不应过度内收或将肩胛骨挤压在一起，患者不应被提示"向下拉回来"。
- 离心阶段：肩胛骨应保持后倾，轻微外展和上回旋。在整个运动期间，肩胛骨应保持平整并包绕胸廓。

成功的关键
俯卧撑系列练习和其他类似的前锯肌纠正性练习模式

对俯卧撑系列练习的 EMG（肌电图）研究表明，它比其他针对性的运动更能激活前锯肌。

不幸的是，EMG 研究仅显示肌肉活动，并不能表明肌肉是否采用最佳收缩方式来提供功能控制。在临床上，大多数在一般模式中显示肩胛骨运动障碍的患者，在俯卧撑系列运动期间将显示持续的功能障碍。尽管前锯肌的活动增加，但是通常这种模式会进一步使肩胛骨下回旋和前倾。同样地，伦登等人（Lunden et al., 2010）也证实，健康个体对着墙壁进行俯卧撑运动时，将肩胛骨置于易造成盂肱关节撞击的位置。

关键：回想一下，大多数肩胛骨功能障碍是功能控制的问题，而不是力量的问题。所以，虽然俯卧撑系列练习可以加强前锯肌力量，但往往是以牺牲肩胛胸廓稳定性为代价。在执行俯卧撑系列练习类似的模式之前，应确保具有最佳的肩胛胸廓定位和控制。

水平推动模式

描述：阻力垂直于身体并被推离身体，或者将水平方向的身体从固定手推开的所有模式。

例如：站立－缆绳或弹力带胸部推举；仰卧-胸部推举，使用哑铃、杠铃、药球或壶铃；俯卧-俯卧撑。

俯卧撑

俯卧撑（PU）是平板支撑的进阶，是一个非常好的功能练习，能为整个肩部复合体、胸部和腰椎骨盆-髋部复合体提供训练刺激。它可以作为评估和训练的工具。所有患者都可以通过控制身体的角度来执行俯卧撑。对于肩胛骨稳定性差、损伤康复或力量水平较低的患者来说，斜体俯卧撑是一个很好的开始。这种模式优于改良后的膝盖支撑版本的俯卧撑，因为它包含整个下肢运动链。完成所有俯卧撑进度，请遵循以下准则。

- 开始时，双手抓握在杆上或将手置于平面上，双手间距略宽于肩。
- 头部、胸部、腰椎和骨盆必须保持在中立位置，并在整个模式中始终保持。
- 激活前锯肌和核心，并保持激活状态。
- 慢慢地将躯干向杠杆放下，同时保持躯体在一条直线上的姿势和激活模式。
- 从杠杆、地板或设备上推开，返回到起始位置。

如前所述，肩胛骨在整个运动期间应保持稳定，在向心阶段（升高）轻微外展（肩胛骨远离脊柱），在离心阶段（下降）轻微内收（肩胛骨靠近脊柱）。在练习的下降（离心）和升高（向心）阶段，使用"把杆或地板推离你"的可视化和口头提示似乎可以改善前锯肌的激活。

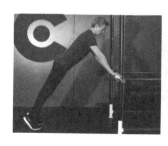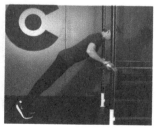

斜体俯卧撑

随着患者的进步，只需降低高度来增加挑战。配备杠铃的史密斯机或深蹲架是患者执行较低水平运动的理想选择。

地面上的俯卧撑展示了比斜体俯卧撑更高要求的控制方式。整个运动期间，确保脊柱中立位置以及前锯肌和核心激活。

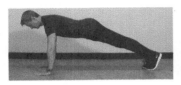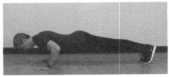

地面俯卧撑

上身撑在平衡球上进行俯卧撑，增加本体感受的挑战。使用不同尺寸和密度的球，对稳定系统和运动系统增加不同的挑战。

确保患者在进行以下升级动作之前，能够执行基本俯卧撑。随着力量和稳定性的提高，在药球或平衡球上执行俯卧撑来增加挑战。

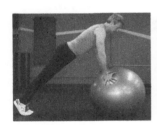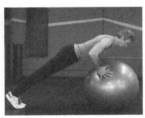

平衡球上俯卧撑

对于表现出超常核心稳定性和上肢力量的个人，采用四肢交替模式，抬起身体或抬起腿，增加本体感受和稳定性的挑战。

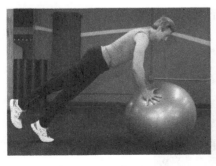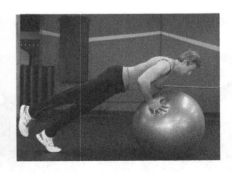

平衡球上俯卧撑系列（对侧重复）

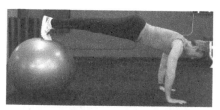
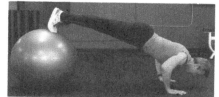
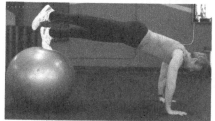
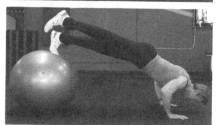
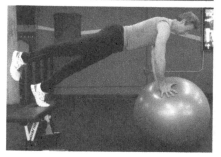
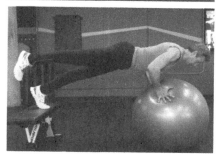

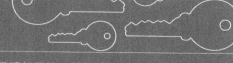

运动表现的关键
俯卧撑系列

　　在每个进阶过程中，患者激活深层颈部屈肌、前锯肌和深层腹壁肌，并保持这种激活。当身体朝向手降低时，弯曲肘部。随着手臂伸展，返回到起始位置。身体在整个模式中应该保持笔直。

　　患者感受：患者应该感觉在整个模式中保持激活和拉长脊柱。他们还应该感觉到前屈肌链显著的张力，包括胸大肌、前锯肌、腹壁肌和手臂肌肉。

TRX 平板撑俯卧撑系列

TRX 可用于执行许多平板撑和俯卧撑模式。根据个体的稳定和没有代偿下完成模式的能力，适当地进阶。

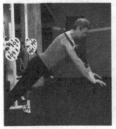
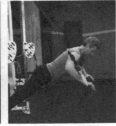
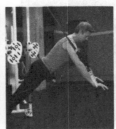
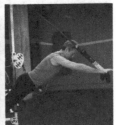

TRX 俯卧撑   TRX 平板撑一级

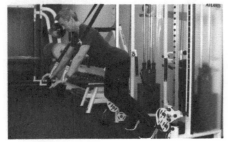
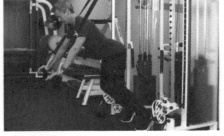

TRX 平板撑二级

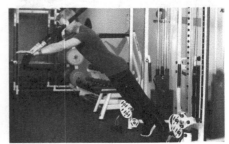
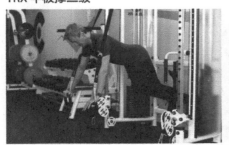

TRX 平板撑三级

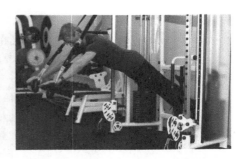
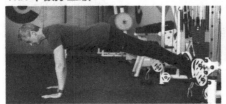

高级 TRX 俯卧撑

派克式俯卧撑

在平衡球或 TRX 上的派克式俯卧撑，也称为 V 形举腿，是训练肩胛骨围绕稳定肱骨头运动的好方法。练习者必须能够在整个模式中保持肩胛胸廓和胸 - 骨盆的控制。

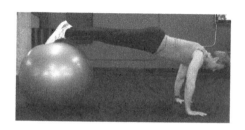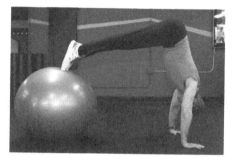

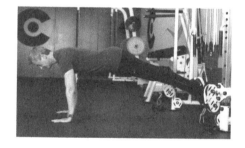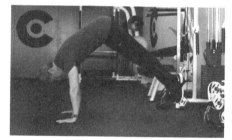

T 形俯卧撑

T 形俯卧撑（T-PU）对于需要更高级别肩部复合体力量和稳定性的个体是一个非常好的运动。对于足球前锋、摔跤手和任何需要肩部复合体动力性力量和稳定性的个体来说都是特别有效的模式。在开始 T 形俯卧撑之前，患者可以完美地完成基本俯卧撑和平板撑，这一点非常重要（平板撑要做到慢慢地将手臂从起始位置移开，然后再移回到起始位置，而不会失去肩胛骨或脊柱控制）。

运动表现

患者从俯卧撑位置开始。将身体向地板下降，然后再将身体向上推起，由一侧手臂支撑旋转躯干。在运动顶部，手臂伸直，肩胛骨平放在胸廓上，脊柱和骨盆保持中立位。在单臂支撑期间，患者不应该过度摇摆，因为这表示肩部和／或核心不稳定。保持这个姿势一段时间，然后返回到起始位置，在另一侧手臂上重复以上步骤。练习进展从分腿位置开始，进阶到叠腿位置，最后是外展腿位置。

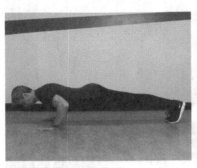 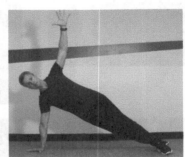

T 形俯卧撑：分腿位置

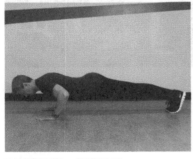 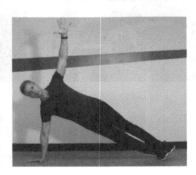

T 形俯卧撑：叠腿位置

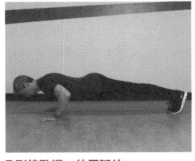 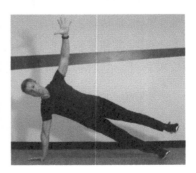

T 形俯卧撑：外展腿位

　　T 形俯卧撑可以加载轻哑铃（通常为 2.3 ～ 9.0 千克），增加对核心和肩部复合体（图 a-c）稳定性的要求。

　　确保脊柱中立位置，鉴别是否存在稳定系统的不稳定或薄弱迹象：摇摆（过度运动）或脊柱松弛（脊柱在单侧手臂支撑位上侧弯，不能再保持直线）以及肩胛骨的内收、下回旋和 / 或扩张。

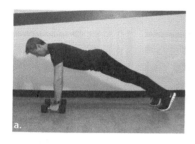
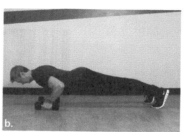

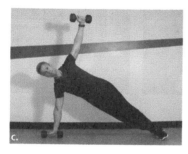

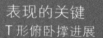

T 形俯卧撑：持哑铃

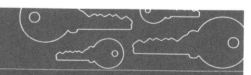

表现的关键
T 形俯卧撑进展

　　在每个进展过程中，患者激活深层颈屈肌、前锯肌和深层腹壁肌。保持这种激活，当身体朝向手降低时，弯曲肘部。随着手臂伸展，返回到起始位置。身体在整个模式中应该保持笔直，并保持支撑臂笔直，没有明显的摇摆或肩胛骨塌陷。

　　患者感受：患者应该感觉到在整个模式中保持激活和拉长脊柱。

缆绳胸部推举

推动是一种基本运动模式，可以练习上肢和核心的每块稳定肌。缆绳和弹力带提供额外的动态训练成分，在直立对抗手掌向外姿势下，能够协调前屈肌链，使腰椎骨盆 - 髋部复合体和上肢协同工作。个体执行单侧模式，将引入必须由前斜链来控制的旋转成分。尽管有几个不同版本的运动模式可以执行，但平行或分腿站位的单侧模式是基本版本。这些版本的运动模式有几个共同点。

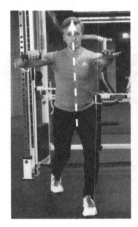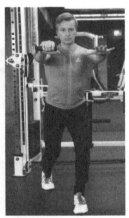

- 脊柱必须保持中立位置和拉长。
- 核心和肩胛骨稳定肌必须保持激活。
- 在返回时手臂必须减速，对于肩胛骨或肱骨不稳定的个人，肘部伸展不允许越过肩关节。
- 运动开始于躯干，通过肢体完成。
- 肩胛骨在向心阶段必须围绕胸廓外展，并且回到起始位置过程中应该是受控制地内收。

一旦掌握基本版本运动模式，就可以通过改变患者的站位、躯干位置和躯干运动范围来适当地进阶。

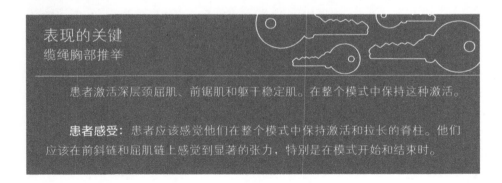

表现的关键
缆绳胸部推举

患者激活深层颈屈肌、前锯肌和躯干稳定肌。在整个模式中保持这种激活。

患者感受： 患者应该感觉他们在整个模式中保持激活和拉长的脊柱。他们应该在前斜链和屈肌链上感觉到显著的张力，特别是在模式开始和结束时。

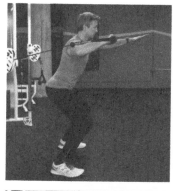
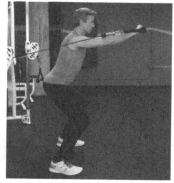

缆绳胸部推举：
平行站立

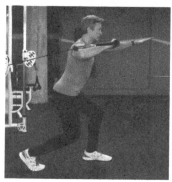
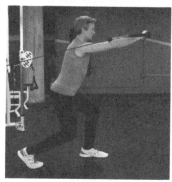

缆绳胸部推举：
分腿站立

　　所有的单侧模式都可以引入旋转动作，增加躯干旋转有助于将此运动转变为胸部移动模式。自由臂可以保持固定，也可以执行牵引动作以辅助胸部旋转。在采用动态版本运动模式中，确保患者通过前面的髋关节旋转，并以后面的脚为支点转动。

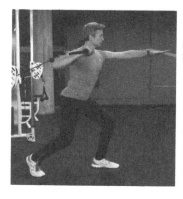
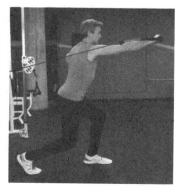

缆绳胸部推举与
旋转

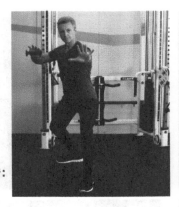
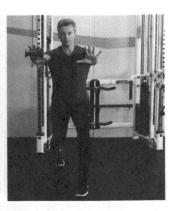

缆绳胸部推举与旋转：
动态

　　带有旋转的交替缆绳胸部推举，是训练前斜链的动态转动力量和稳定性的行之有效方式之一。这种练习还可以作为斜卷腹练习的有效替代方式，因为它在更具功能性的直立位置锻炼整个腹壁肌，同时整合髋部和核心的同步激活。没有髋部运动的静态版本运动模式需要有效的核心控制（图 a-d），而旋转版本运动模式（具有髋关节旋转，下页图 e-f）可以更快速地执行，以加强前斜链的功能。

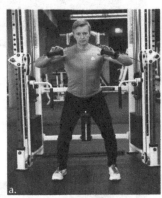
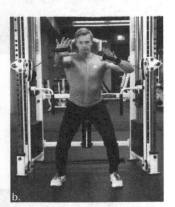
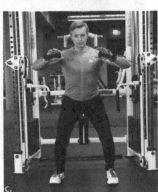
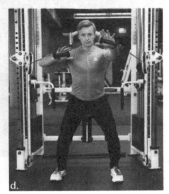

交替缆绳胸部推举：
静态

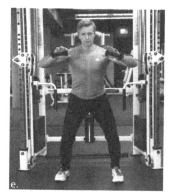 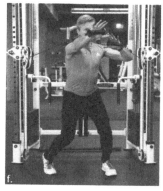

缆绳胸部推举与髋关节旋转

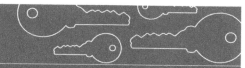

表现的关键
交替缆绳胸部推举

患者激活深层颈屈肌、前锯肌和躯干稳定肌。在整个模式中保持这种激活和拉长的脊柱。旋转发生在固定的髋关节周围，躯干旋转非常小。

患者感受： 患者应该感觉自身保持激活并且通过脊柱沿着纵轴旋转。他们应该感到在前斜肌和屈肌链上明显的张力，特别是在开始时和离心阶段。

哑铃胸部推举

　　虽然哑铃和杠铃胸部推举对于发展上肢力量是有效的并且非常受欢迎，但是许多患者执行它们的方式不正确，实际上还增加了姿势的功能障碍，例如头前伸和肩内旋以及肩胛胸廓关节和TL（胸腰椎）不稳定。这些模式常常使用力量举重式提示，患者被指示将肩胛骨向下向后拉回，并且尽可能地拱起背部。虽然这种姿势可以使力量举运动员和健美运动员举起更大的重量，但不幸的是，这些提示造成肩胛骨下降和下回旋以及胸腰段交界处过度伸展。请牢记，一般人群的练习目标是减少伤害。上述提示会增加受伤的可能性，考虑到执行这些练习的个体肩关节受伤发生率较高，普通和康复后人群最好避免这些练习。

　　理想情况下，肩胛骨应保持在激活的中立位置，包绕在胸廓周围。在整个练习期间，脊柱整体应该保持拉长并与练习凳接触。如果在平衡球上进行胸部推举，头部和肩部应放置于球上，脊柱保持拉长。利用交替和单侧模式，降低胸部僵硬的可能性，并促进躯干和上肢往复运动。在单侧模式中，保持自由臂稳定以稳定胸部一侧，同时另一手臂在执行推举时驱动胸部运动。

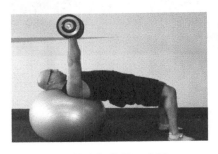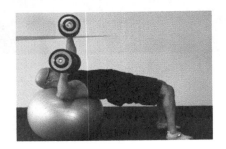

平衡球上哑铃胸部推举：交替

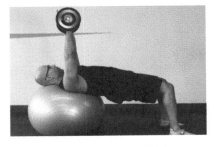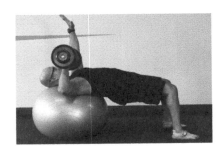

平衡球上哑铃胸部推举：单侧

交替缆绳飞鸟

　　缆绳飞鸟是一项常规运动，常作为推动系列的一部分进行。大多数人执行的缆绳飞鸟基本版本，本质上是一种非功能性运动，因为它在固定位置进行，通常很少注意肩部复合体发生了什么。通过简单修改，如交替步和伸展臂，缆绳飞鸟可以是一项非常有效的训练整个前肩复合体连同前斜链的练习。

　　交替缆绳飞鸟模式有几个要点要坚持。患者应该：

- 在模式期间保持中立脊柱对齐和核心激活；
- 保持拉长的脊柱，并通过脊柱沿着纵轴旋转；
- 整个模式中肩胛骨保持稳定；
- 只允许上臂减速到肩胛骨平面（在额状面前方约 30 度），不允许肩前关节囊过度拉伸。

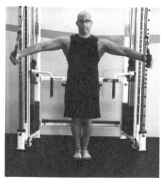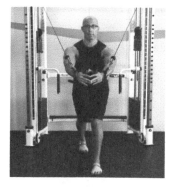

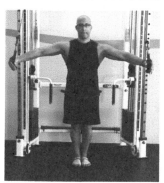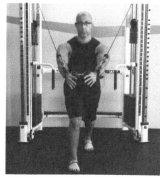

缆绳飞鸟：交替步

运动表现

患者背对双缆绳滑轮，抓住手柄，手臂与肩胛骨处于同一平面。激活核心和肩部稳定肌之后，患者一侧腿向前一步，将缆绳朝向身体中线拉到对侧手臂。然后有控制地返回起始位置。

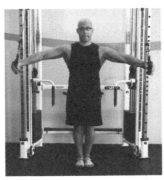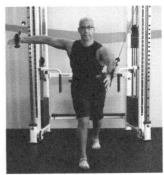
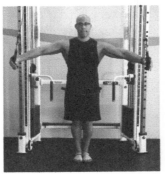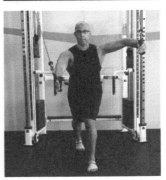

交替缆绳飞鸟：对侧

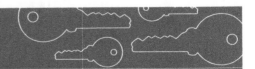

表现的关键
交替缆绳飞鸟

患者激活深层颈部屈肌、前锯肌和躯干稳定肌。在整个模式下保持这种激活和拉长的脊柱，并且前臂伸直。躯干和胸部在双侧模式下应该朝向前方，并在单侧和交替模式下旋转。

患者感受：患者应该感觉自身保持激活并且通过脊柱绕纵轴旋转。

他们应该感觉到在模式开始时前屈肌链的显著张力，在模式结束时感觉到前斜链的显著张力。

垂直推动模式

描述： 对抗重力将阻力推过头顶的所有模式。

例如： 使用哑铃、杠铃、药球或壶铃的过顶推举。

哑铃过顶推举是另一项基本运动模式，除了是一种肩关节练习方式，这还是一种发展整个肩部复合体、胸部和腰椎骨盆髋部区域的力量和稳定性的非常好的运动。无论目的如何，通过改变手臂位置、推动角度和负荷水平，几乎所有人都可以执行过顶推举。然而，重要的是在上肢加载之前建立正确的颈椎、胸部和肩胛胸廓关节稳定性，否则患者将进行代偿。

传统上是稳定地坐在练习凳上执行过顶推举。尽管这种方式没有任何不妥，但坐在平衡球上练习推举将获得更多的好处。与背部固定坐着或使用器械执行运动相比，坐在平衡球上提高了对核心稳定性的要求。对于大多数患者来说，站立位将是首选模式，因为他们大部分时间都坐着。

对于大多数患者来说，常采用哑铃而不是杠铃，原因包括以下几个方面。

- 哑铃允许患者沿其关节活动范围进行运动。杠铃要求患者往后倾斜，以免杠铃碰到他们下巴；通常患者通过胸腰段交界处伸展，而不是通过整个脊柱伸展来代偿。
- 哑铃使患者可以在多个运动平面上工作。
- 哑铃允许患者执行交替和单侧的模式，这能更好地解决单侧的不稳定性或薄弱问题。

过顶推举的理想位置是：肩胛骨上回旋，关节窝朝向上方，肱骨与身体垂直。

实现该位置的常见提示是"把肩胛骨向下向后拉回，挤压肩关节"。不幸的是，肩部不稳定患者的肩胛骨上回旋不良或盂肱运动范围受限，这种提示通常导致患者将肩胛胸廓关节拉向下降和下回旋的位置。更好的提示是，当肱骨在关节窝中移动时，让患者可视化想象肩胛骨包绕胸廓周围，并保持这个位置，从而保证前锯肌的活动，确保肩胛骨处于相对上回旋的位置。

指示患者保持拉长脊柱（垂直箭头），肩胛骨围绕胸廓包绕（弯曲的箭头），并在手臂下降时保持这种激活。这样确保手臂下降时前锯肌活动。在加载负荷前，患者必须能够在手臂没有负重的情况下执行这个动作。

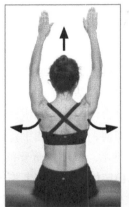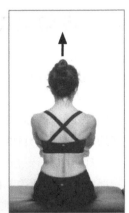

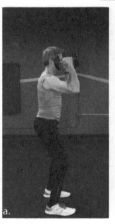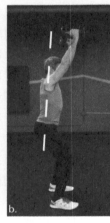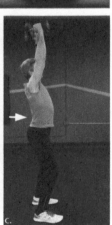

过顶推举当手臂抬起时，脊柱必须保持中立（垂直线）。前锯肌保持激活，肩胛骨包绕在胸廓周围，手臂只能抬起到脊柱能保持中立的水平（图 a-b）。

作者注释：人们常提到一个问题——为什么手臂在身体前方伸出，而不是垂直在头顶上。手臂只能抬起到患者可以维持胸腔骨盆三维复合体（TPC）稳定的位置。对于右边图中的患者，如果把手臂完全放在头顶，他将在胸腰部交界处过度伸展，以维持他的 TPC（图 c）。该患者应该使用较轻的哑铃，以免脊柱受到试图实现垂直过顶负重位置的有害影响。

坐姿和站姿哑铃过顶推举

坐姿和站姿过顶推举，是坐在练习凳上有支撑的传统哑铃推举的一个很好的替代方式，因为它们比有支撑和在器械上的练习，具有更大的稳定性要求。患者必须在整个模式中保持拉长的脊柱和 TPC 的激活。

执行站姿哑铃推举具有比坐姿版本更大的优势。这些优势包括：

- 增加对核心的要求——当手臂过顶伸展时，增加对胸部核心稳定肌的要求；
- 整个运动链的整合——站姿整合肩部复合体、胸部、髋部和下肢，模拟许多日常生活活动；
- 能够执行水平面模式——鼓励整合髋关节旋转和脊柱稳定；
- 减少腰椎压力——与坐姿相比，站立时脊柱压力较小；
- 可以在双侧、交替和单侧模式下进行，渐进性地增加对核心稳定性的要求。

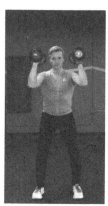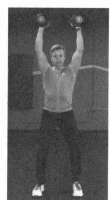

哑铃过顶推举：矢状面

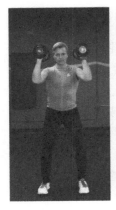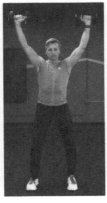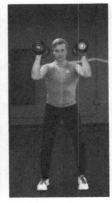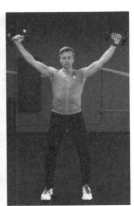

哑铃过顶推举：额状面——V 形推举　　哑铃过顶推举：额状面——Y 形推举

表现的关键
肩上推举

患者激活深层颈屈肌、前锯肌和躯干稳定肌。在整个模式中保持这种激活和拉长的脊柱。

患者感受：患者应该感觉到在过顶推举时保持激活状态。他们应该感觉到在整个模式中躯干和肩部稳定肌的显著张力。

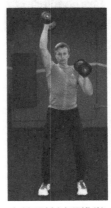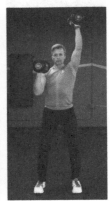

作者注：对于肩部失稳的患者，请使用矢状面和额状面模式。V 形和 Y 形推举适合肩关节稳定性较好的个体采用。

交替哑铃过顶推举：矢状面

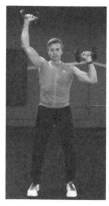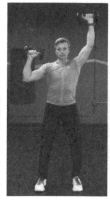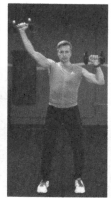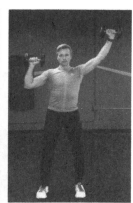

交替哑铃过顶推举：额状面——V 形推举　交替哑铃过顶推举：额状面——Y 形推举

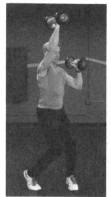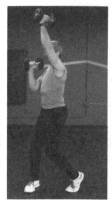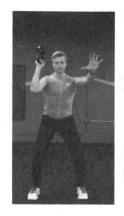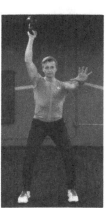

交替哑铃过顶推举：水平面　　　　　　　　倒置壶铃托举

　　倒置壶铃托举需要整个肩部复合体以及手腕和肘部具有非常好的稳定性。这是一个很好的运动模式，它通过使用一只手握紧壶铃手柄，来帮助稳定肩关节。确保患者在整个模式中保持肩胛骨控制和手腕中立位置，并使用对侧肢体稳定胸部和颈部。由于这种模式的苛刻和不稳定性，开始时使用一个较轻的壶铃，直到患者具备对这种运动模式向心和离心阶段的控制能力。

由于抓握方式的独特性，药球过顶推举增加了独特的挑战，它成为复制日常生活活动（如举起孩子）的有效模式。

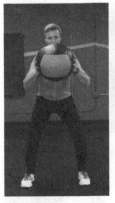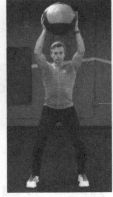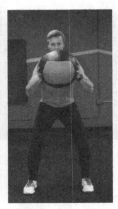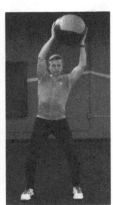

药球过顶推举：矢状面　　　　　　　　　药球过顶推举：额状面

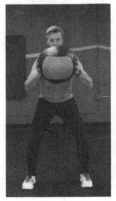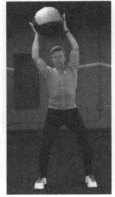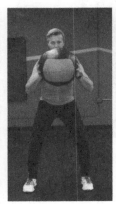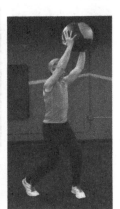

药球过顶推举：额状面　　　　　　　　　药球过顶推举：水平面

水平拉动模式

描述： 阻力被拉向身体（沿着水平面）或身体被拉向固定手（当身体处于倾斜或水平位置时）的所有模式。

例如： 哑铃或杠铃俯身划船；坐姿或站姿缆绳或弹力带划船；使用杠铃架或 TRX 设备的斜向引体上拉。

拉动模式是另一种基本运动模式，它针对整个伸肌链、后肩胛骨稳定肌和 TPC 稳定肌。在技术方面，拉动模式相对容易执行，但依然有许多人执行不正确。拉动模式有三个常见错误。

1. 肩胛骨不稳定： 患者被提示向下向后拉回肩胛骨。回想一下，肩胛骨稳定肌的作用——稳定，它们不是主要的内收肌或后缩肌。结果：造成肩胛下回旋、内收和下降。

2. 盂肱关节不稳定： 肘部被拉伸得远远超出身体，扰乱理想的盂肱关节旋转轴，在关节窝中驱动肱骨头向前移（图 a 和图 c）。结果：盂肱关节不稳定。

3. 脊柱不稳定： 患者经常被提示挺起胸部，导致胸腰段伸展（图 c）。由于大多数患者的髋关节屈曲不足，对齐的妥协方式是腰椎弯曲，无论是坐姿还是站姿俯身划船。结果：胸椎伸展，腰椎屈曲和骨盆后倾，导致 TPC 不稳定。

4. 肩胛骨和躯干稳定性差： 在坐姿划船中，患者肩胛骨在离心阶段（图 b）过度外展，在向心阶段脊柱过度伸展，且肩胛骨过度内收（图 c）。

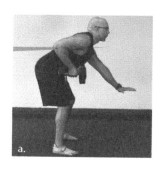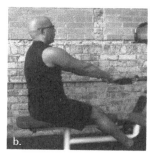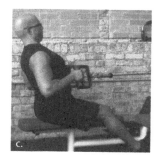

图 a 中，患者在一侧手臂拉动期间，无法保持右肩胛胸廓关节和颈胸段交界处的稳定位置。此外，患者的肘部超过身体，将肩胛骨推向过度内收位，并导致肱骨头在关节窝中前移。

这种模式会造成患者颈椎超负荷，导致运动功能障碍和早期脊椎退化。图 a 中的患者，被提示保持脊柱的拉长位置，并将肩胛骨包绕胸廓，从而改善了颈部和肩胛骨的姿势。

做正面划船时，患者不能维持肩胛骨或脊柱稳定，导致肱骨向前滑移和颈侧屈（图 b）。通过提示患者保持拉长脊柱和肩胛骨稳定，并且提示他"拉长手臂"，改进了关节对位方式和拉动模式（图 c）。

作者注释：拉动模式的目标是使肩关节和脊柱保持中立位或最小伸展位置，不要拉到肩关节末端或使脊柱伸展。

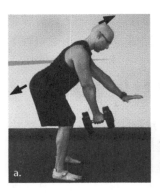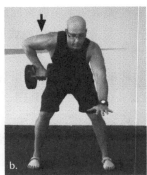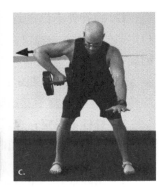

哑铃划船

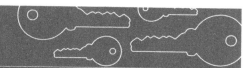

表现的关键
哑铃划船

患者激活深层颈屈肌、前锯肌和躯干稳定肌，并在整个模式中保持拉长的脊柱。

通过做髋部铰链向前倾至最远处，确定髋关节可达到屈曲程度。确定这个极限位置可让患者蹲到最深处，此时患者仍然可以保持中立脊柱，骨盆向前倾斜。

患者手臂保持伸直，肩胛骨必须处于中立位置，不允许过度外展，帮助患者保持肩胛骨稳定肌的等长控制。

将手臂伸向两边，肘部靠近，肩胛骨被拉开，而不是拉回，运动与拉锯动作相似。此位置有助于维持前锯肌、斜方肌中部和下部的激活。

盂肱关节应该在关节窝中绕运动轴旋转，不能向前驱动，当患者被提示"将肩胛骨挤压在一起，肘部向后拉"时，常发生肱骨向前移动。

一旦患者掌握了有支撑的模式，就可以进阶到无支撑的、单侧的、旋转的、分腿站位的、额状面的和单腿支撑的模式。

患者感受：患者应该感觉他们保持激活，并想要把肩胛骨拉宽。他们应该感觉到在伸肌链上肩胛骨稳定肌的显著张力，即使他们不直接内收肩胛骨。

支撑哑铃划船：患者做俯身划船时常用一只手臂和一侧膝关节支撑在长凳上。过度使用长凳支撑，会失去无支撑模式的许多优势。如果患者要求支撑，他们应该采用先前描述的俯身位置，一只手臂支撑在长凳或架子上，确保支撑臂和工作臂保持激活。

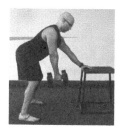
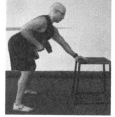
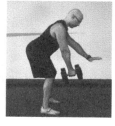
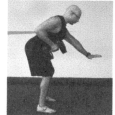

单侧哑铃划船：有支撑　　　　　　　　单侧哑铃划船：无支撑

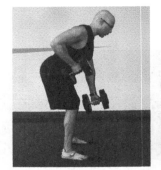 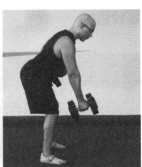

交替哑铃划船

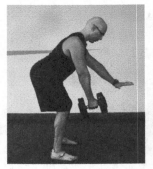 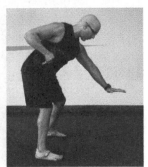

单侧哑铃划船与旋转：单侧模式加入需要控制的旋转力。患者保持脊柱中立和对齐，核心激活，并绕着纵轴旋转胸腔

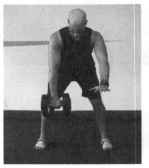 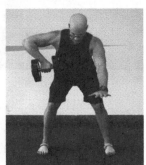

单侧哑铃划船：额状面

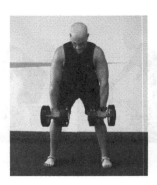 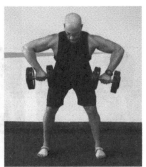

双侧哑铃划船：额状面

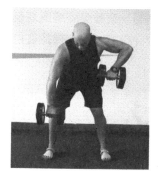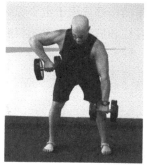

交替哑铃划船：额状面

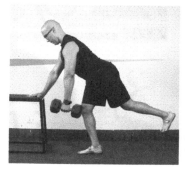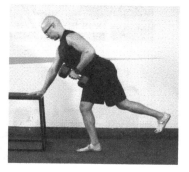

单腿支撑单侧哑铃划船：同侧支撑

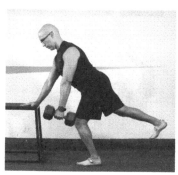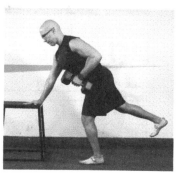

单腿支撑单侧哑铃划船：对侧支撑

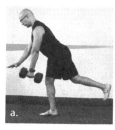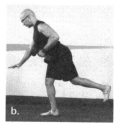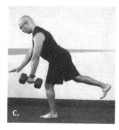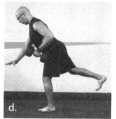

单腿单侧哑铃划船：同侧支撑（图 a-b）；对侧支撑（图 c-d）

上一页中描述的所有技术动作都适用于坐姿缆绳划船。交替坐姿缆绳划船的理想模式：患者保持中立脊柱和肩胛骨位置，将肩胛骨拉宽，躯干保持在拉长的脊柱姿势。

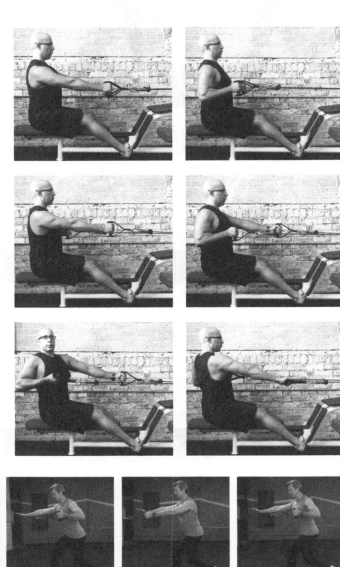

缆绳划船：双侧

缆绳划船：交替

缆绳划船：旋转

缆绳划船：同侧支撑（图 a-b）；对侧支撑（图 c-d）

弹力带或缆绳弓箭式划船

弹力带或缆绳弓箭式划船，是训练后斜链加减速的一种非常有效的方式。该模式包括髋部运动 - 髋外旋与步进版本和髋内旋与转动版本，为传统划船练习提供了额外的好处。

运动表现

患者从骨盆开始，然后是躯干，最后手臂，启动拉动模式。他们像拉开弓箭（白色箭头）一样拉长肘关节。

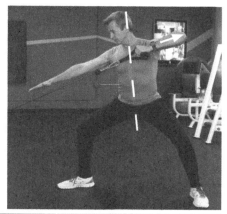

从低到高模式中，肘部略高于手腕，而从高到低模式中，肘部略低于手腕，手臂成为缆绳或弹力带的延伸。手腕保持正直，脊柱保持中立。旋转是发生在固定的髋关节的周围，髋、膝和踝保持对齐。在拉动结束时，患者重心应在两脚之间平均分布（虚线）。然后有控制地回到起始位置。

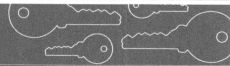

表现的关键
弹力带或缆绳拉动与旋转

患者激活前锯肌和躯干稳定肌。在整个模式中保持这种激活和拉长的脊柱。
患者拉动弹力带或缆绳，沿身体的平面拉伸手臂。前臂与缆绳保持在一条直线上，基本上成为缆绳的延伸。

患者感受： 患者应该感觉到他们在拉动缆绳或弹力带时保持激活状态。运动通过髋部和胸部发动和控制，而不是手臂。

弓箭式划船：从低
到高

弓箭式划船：从高
到低

交替缆绳划船：带
转动（髋内旋）

斜向引体上拉

斜向引体上拉基本是俯卧撑的反向运动，它是一种混合式运动，结合了引体向上和俯身划船的优点。

它可以帮助患者初步掌握引体向上所需的肩胛胸廓关节精准控制。对于伸肌链和后肩胛骨稳定肌来说，这是一个很好练习模式，几乎可以让任何患者，甚至未经训练者和老年人获得拉动模式的好处。可以在杠铃架、双缆绳器械或TRX等悬吊系统上进行斜向引体上拉，通过训练可以让患者逐渐完成身体与地面平齐位置的练习，这个练习也被称为"反向划船"。

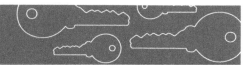

表现的关键
斜向引体上拉

患者激活前锯肌和躯干稳定肌。在整个模式中保持这种激活和拉长的脊柱。

患者抓住手柄，向后倾斜，直到得到支撑。

他们将自己拉向缆绳，然后放松回到起始位置。

随着患者的进步，身体被降低到更低的位置，然后在台阶或平台上抬高他们的腿。

他们将自己拉升到仅能维持盂肱关节最佳旋转位置，或者上臂与躯干一致的位置。

在执行此运动模式时，必须遵守以下准则。

- 脊柱保持中立，核心保持激活。
- 脚踝保持背屈，手腕保持直立。
- 肩胛骨保持激活。随着患者的拉升，肩胛骨稍微内收；随着患者的下降，肩胛骨轻微地外展，并且总是保持在中立和后倾位置。

患者感受： 患者应该感觉到随着身体被拉向固定手，他们始终保持激活，并想象着拉宽肩膀和拉长脊柱。

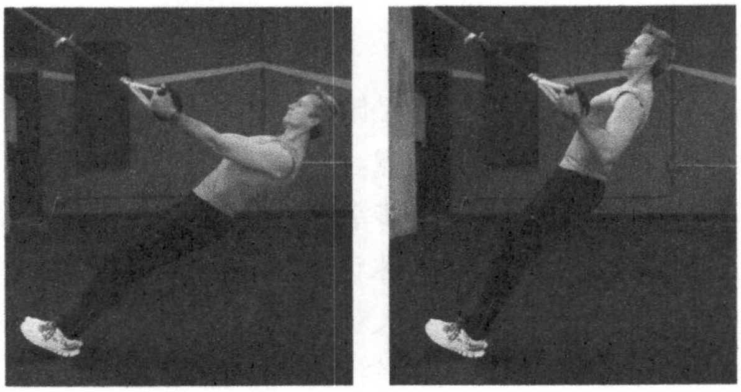

斜向引体上拉：TRX

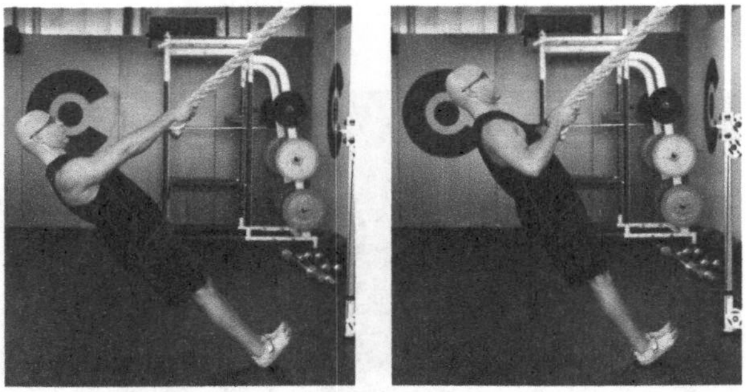

斜向引体上拉：缆绳

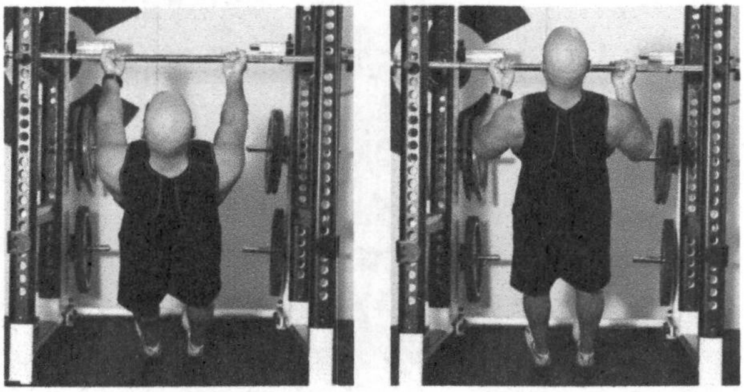

斜向引体上拉：杠杆——反握，后面

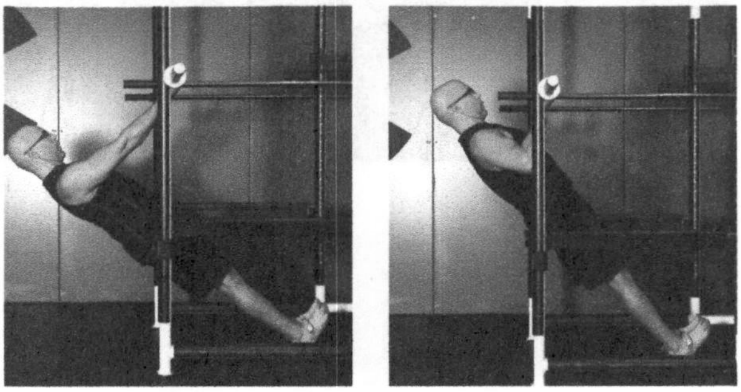

斜向引体上拉：杠杆——反握，侧面

　　反手握方式将募集更多的背阔肌和屈肘肌工作，对后肩胛骨稳定肌和肩部复合体很有益处。当身体被拉向杠杆时，患者应该拉宽肘部，不应该过度内收肩胛骨。

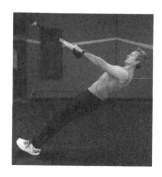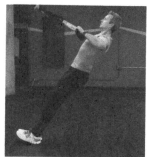

斜向引体上拉：
TRX——正握

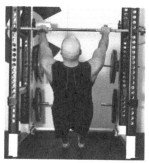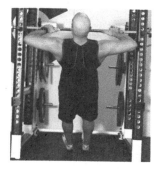

斜向引体上拉：杠杆——正握，后面

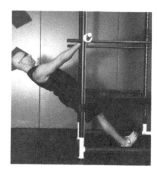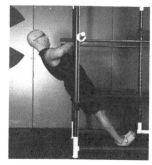

斜向引体上拉：杠杆——正握，侧面

单臂旋转

　　单臂旋转是一种不适合具体分类的混合式运动；由于身体被拉向固定臂，因此更多人认为这种运动属于拉动模式。单臂旋转是针对整个肩部复合体的高水平运动模式，同时能以闭链方式有效地训练肩袖肌群。换句话说，与传统的手臂绕着固定躯干旋转的模式相反，这种模式是躯干围绕固定上肢旋转，训练闭链内旋运动。它可以改善腕/手、肩袖和肩胛胸廓复合体之间的协调，是恢复高运动水平的理想选择。由于单臂固定和自由臂运动，该模式在执行引体向上之外，还有利于"松解"胸部。可以使用史密斯机、TRX或类似的缆绳装置来执行运动。

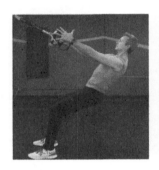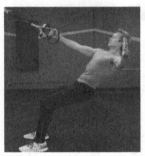

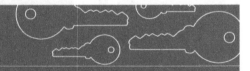

表现的关键
TRX 单臂旋转模式

　　患者抓握 TRX 的一个手柄，确保有力地握紧以及保持肘部和手腕正直。
　　激活深层颈屈肌、前锯肌和深层腹壁肌。
　　保持拉长的脊柱，单臂旋转，伸展手臂同时打开胸廓。
　　手臂向天花板伸展，回到起始位置。
　　脊柱必须保持拉长，并且在整个模式中肩胛骨必须在胸廓上保持稳定。
　　请注意：躯干的旋转由盂肱关节内旋肌和肩胛胸廓稳定肌执行，主要是前锯肌、胸大肌、胸小肌、肩胛下肌、背阔肌、大圆肌和喙肱肌。

患者感受：患者应该感觉保持拉长的脊柱和前锯肌激活，动作由固定手臂完成。

垂直拉动模式

描述：手臂沿垂直面（重力）拉动阻力的模式，或者身体沿着垂直面（重力）被拉向固定手臂的所有模式。

例如：引体向上、缆绳或弹力带下拉。

引体向上

引体向上是基本模式之一，也是训练躯干和肩部复合体的非常好的运动。除了背阔肌，引体向上还锻炼三角肌后束、肱三头肌以及所有屈肘肌的肌力和双手握力，使其成为一个完整的功能性上肢运动。引体向上的挑战是，许多患者缺乏正确完成动作所需的脊柱和肩胛骨稳定性。对于这些人来说，斜向引体上拉（前面已讨论）是一个很好的选择，尽管它在技术上不是垂直拉动模式。

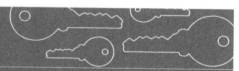

表现的关键
引体向上

患者抓住手柄将肩胛骨拉下来并围绕胸廓周围（见下页图片）。

将自己拉向杠杆，并释放返回到起始位置，而不会失去肩胛胸廓关节控制或盂肱关节旋转轴。

在整个模式中必须遵守以下准则。

- 脊柱保持中立，核心保持激活。
- 肩胛骨保持激活；随着患者拉升，肩胛骨稍微内收，随着下降，肩胛骨稍微外展，肩胛骨总是保持在后倾位置。
- 患者将自己拉升到仅能维持盂肱关节最佳旋转位置，或者上臂与躯干一致。
- 保持拉长的脊柱，注意不要在胸腰段交界处过度伸展。

患者感受：患者应该感觉到将身体拉向杠杆时保持激活和拉长的脊柱。患者可视化想象拉宽肩胛骨，并将肩胛骨包绕胸廓，而不是向下和向后拉动。

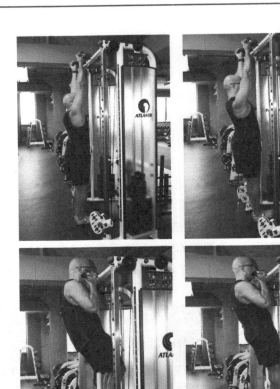

不正确的肩胛骨位
置（左）；正确的
肩胛骨位置（右）

反手引体向上：不
正确的头部和躯干
位置（左）；正确
的头部和躯干位置
（右）

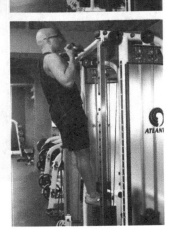

反手引体向上

缆绳下拉

垂直拉动，通常称为缆绳下拉，以过顶方式挑战肩胛骨稳定肌，对于运动范围减少或肩部失稳的患者来说是有效的可选择方案。患者可以通过改变角度，来适应不同运动平面以及适应自己的运动和控制水平。当肩胛骨起始位置在上回旋位时，这种模式相对容易学习和控制。它也是将背阔肌和肩胛骨稳定肌连接到 TPC 的好模式。

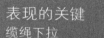
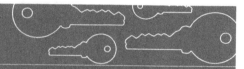

表现的关键
缆绳下拉

患者激活前锯肌和躯干稳定肌。在整个模式中保持这种激活和拉长的脊柱。

患者将缆绳向下拉动，肘尖朝向地板，同时保持稳定的肩胛骨。他们可视化想象拉宽肩胛骨，并将肩胛骨围绕胸廓，而不是向下和向后拉。

患者不应该将肩胛骨向下拉，或者将肘部拉到身体后面，因为这样会造成肩胛骨下回旋和肱骨向前滑移。

他们应该保持拉长的脊柱，注意不要在胸腰段交界处过度伸展。

可以执行坐姿和站姿模式。

患者感受： 患者应该感觉到，当他们将手臂拉向身体时保持激活和拉长的脊柱。他们想象拉宽肩膀，肘部应该在肩关节前面，并在运动向心阶段末期指向地板。

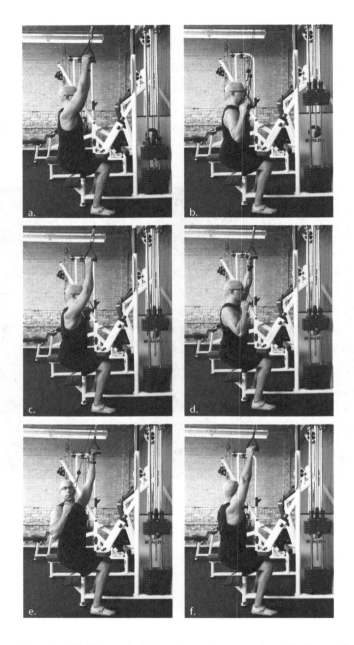

缆绳下拉：在交替缆绳下拉期间理想的肩胛骨和躯干模式——脊柱中立姿势（图 c-d）和躯干旋转（图 e-f）。交替的变化和旋转优于双侧模式（图 a-b），因为在交替模式期间产生胸部的运动。患者在所有模式中都应保持拉长的脊柱。

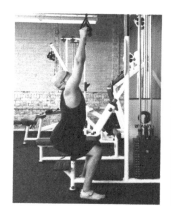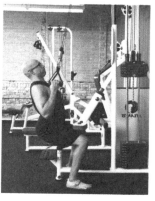

不正确的肩胛骨和脊柱模式：患者在下拉的离心阶段失去肩胛骨控制和过度外展肩胛骨（左上图），并且在向心阶段过度伸展胸腰段和给肩胛骨过度施加压力（右上图）。

成功的关键
推动练习和拉动练习的比例

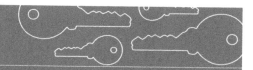

在健身行业中，关于推动练习和拉动练习的恰当比例有很多争议。关注点不应该是比例，而应该是肩胛骨的控制。出现肩胛胸廓关节功能障碍的多数普通人并不一定是推动时"强壮"和拉动时"薄弱"，而有可能是他们在推动和拉动动作时出现不良的运动控制。推动模式以及拉动模式都需要优化训练对肩胛胸廓关节的控制。以牺牲推动模式为代价过度依赖拉动模式，并不能确保最佳的肩胛胸廓关节控制，这样会使许多患者的正常力学机制遭到破坏。如果肩胛骨稳定，患者进行全面发展的健身训练方案，是没有争议的。

关键：练习应专注于改善肩胛骨的控制，而不是担心推动和拉动练习的次数。如果还有问题的话，宁可做更多的肩胛骨稳定练习（在第七章中的纠正性练习部分）。改善肩胛骨力学，改善功能，比任何更高级别的基本模式都要好。

第九章

髋部复合体和下肢的关键模式和运动进阶

章节目标

确定髋部复合体和下肢的关键模式

制定发展髋部复合体和下肢基本运动模式的具体策略

无论是在工作中还是体育运动中，发展下肢模式都非常重要。本章将介绍髋部和下肢的基本运动模式，包括下蹲、弓步、台阶、硬拉、桥式和伸展。

髋关节主导与膝关节主导模式

根据大部分运动发生的部位和主要利用的肌肉系统，下肢模式通常被分为髋关节主导和膝关节主导两类。髋关节主导是骨盆围绕股骨头旋转的模式，膝关节通常不直接参与。臀大肌和腘绳肌（后链肌肉）离心拉动骨盆向前旋转，并向心拉动骨盆向后旋转，因此这些模式有时被称为拉动模式。膝关节主导模式通常是膝关节直接参与的负荷运动，并且更多的是股四头肌活动。这些模式有时被称为推动模式，包括下蹲、弓步和上台阶/下台阶。

髋关节主导	膝关节主导
桥式	下蹲
伸展	弓步
硬拉	上台阶/下台阶

设计良好的健身方案，应强调相等数量的髋关节主导和膝关节主导模式。虽然对这两种模式的描述不相同，但是每种下肢模式都应该强调髋关节的参与。

髋关节和踝关节灵活性不佳，是患者在下蹲或下楼梯时膝关节疼痛的常见原因。对于这些患者来说，改善髋部和肩部的灵活性应该首先被重视，然后再采取稳定策略。对于患有膝关节问题或膝关节负荷时疼痛的患者，髋关节主导模式通常是开始时最好的模式，因为这些模式不涉及直接在膝上负重。背痛患者在学习中立位脊柱和骨盆的控制之后，一般应先采取膝关节主导模式，因为在下蹲和弓步时控制中立位脊柱姿势，是通过练习使脊柱免于受伤的最佳策略。这种策略还适用于下背痛患者的日常生活活动。

髋关节主导模式

桥式训练

桥式训练是一种非常受欢迎的训练，在下背痛和髋部疼痛的康复中常常被使用。通常进行桥式训练可以改善髋关节伸展能力，特别是臀大肌的功能。患者在物理治疗师或私人教练的指导下，按照"挤压臀部"或"臀部抬高"的指示进行桥式训练。以这种方式进行确实会增加臀肌活动，但是也优先增加了臀肌表面纤维的激活，对改善股骨髋臼关节的功能控制几乎没有作用。本节将介绍两种不同的桥式训练模式，并提供使用该模式改善髋部功能的策略。

一级：桥式和旋转桥式

一级桥式训练模式被用于改进核心肌群的功能，主要是腹肌和腘绳肌，同时降低竖脊肌紧张度并增加其长度。对于那些需要解压／放松脊柱（由于竖脊肌弹性增加）和髋部疼痛（由于臀大肌表面纤维和深层髋回旋肌过度挤压）以及协调核心活动的患者来说，这是一个非常好的锻炼。

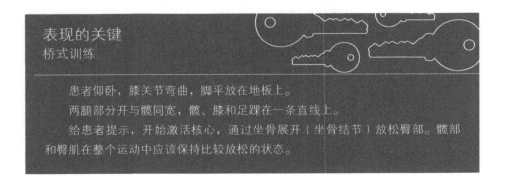

表现的关键
桥式训练

患者仰卧，膝关节弯曲，脚平放在地板上。
两腿部分开与髋同宽，髋、膝和足踝在一条直线上。
给患者提示，开始激活核心，通过坐骨展开（坐骨结节）放松臀部。髋部和臀肌在整个运动中应该保持比较放松的状态。

接下来，患者执行小范围的骨盆前后倾斜，同时确保髋外旋肌、臀肌和竖脊肌的放松。

随着运动表现的提高，开始一节一节将脊柱从地板上卷起（脊柱弯曲），类似于剥离地板的一条胶带。

患者用相反方式，将脊柱一节一节放回到地板上，直到脊柱和骨盆处于中立的休息位置。普拉提和瑜伽教练通常将其称为将脊柱"刻印"到地板上。

当脊柱转动离开地板时，患者呼气；当脊柱转动回到地板时，患者吸气。

患者从地板上提升到通过脊柱分段的弯曲或"滚动"能够到达的最高点，同时保持核心激活并且不会过度激活臀肌和髋回旋肌。

整个模式中髋、膝和足踝在一条直线上。

患者感受： 患者应该感觉到，他们进行运动时通过髋部和脊柱放松，并应该感觉到他们变得更容易通过髋部和脊柱分段地运动。

旋转桥式训练，是通过骨盆与股骨的灵活来改善髋关节旋转灵活性的极好方法。站立式脊柱旋转模式从上往下的方式产生旋转，反之，仰卧式从下往上旋转腰椎骨盆 - 髋部复合体。

两种方式都是很好的运动模式，尤其对于表现出髋部和脊柱旋转受限的个体，特别是运动员，如需要骨盆和股骨头之间非常灵活的高尔夫球手和棒球投手。

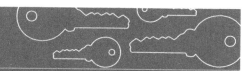

表现的关键
旋转桥式训练

患者吸气，呼气时将骨盆朝向一侧髋关节旋转；吸气，骨盆旋转回到中立位。

在相反方向重复以上步骤。

患者的脚应平坦地放在地板上，并且在整个运动中膝关节和大腿应保持平行和固定。确保旋转通过髋关节完成，而不是移动下肢。

患者感受： 患者应该感觉到髋部放松，并围绕下肢旋转。

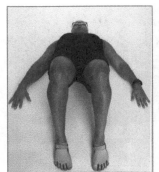 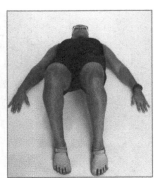

旋转桥式训练

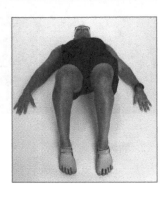

股骨髋臼关节灵活不良和 / 或 TPC 稳定性差的患者，通常会以横向摆动骨盆来代偿，而不是进行纯粹的髋关节旋转

二级：臀部伸展桥式

桥式训练的一级版本强调髋关节和脊柱灵活性，利用该模式来帮助患者减少整体绷紧感。二级版本旨在改善髋关节伸展能力，特别是臀肌复合体的功能。事实上，二级桥式是改善髋关节伸展能力和臀肌（臀大肌和臀中肌）稳定功能的最佳方式之一。

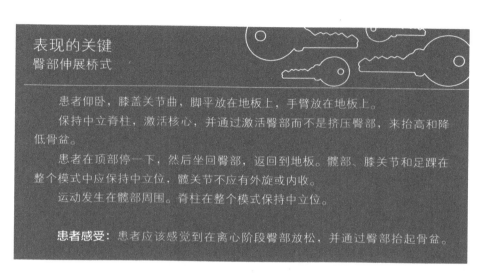

表现的关键
臀部伸展桥式

患者仰卧，膝盖关节曲，脚平放在地板上，手臂放在地板上。

保持中立脊柱，激活核心，并通过激活臀部而不是挤压臀部，来抬高和降低骨盆。

患者在顶部停一下，然后坐回臀部，返回到地板。髋部、膝关节和足踝在整个模式中应保持中立位，髋关节不应有外旋或内收。

运动发生在髋部周围。脊柱在整个模式保持中立位。

患者感受：患者应该感觉到在离心阶段臀部放松，并通过臀部抬起骨盆。

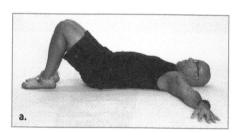

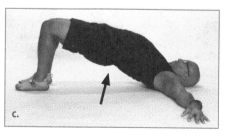

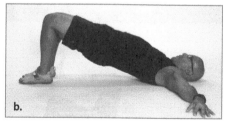

请注意，图 c 中患者的胸腰段过度伸展，他被提示"用力挤压臀部"。这样会造成腹壁分离，并在髋臼内向前驱动股骨头，破坏 TPC 和髋部的稳定性。

三级：行进桥式

在步态周期的脚跟着地阶段，随着辅助髋关节伸展，臀大肌表现出明显的活动，表明臀大肌有帮助控制单侧髂骨的功能。行进桥式是训练臀大肌功能的最佳方法，并在较低负荷水平将髋部伸展、核心稳定和单侧负荷的益处结合。然而，重要的是要注意，尽管几乎每个教练和治疗师都让患者执行它们，但是，这并不是一个低水平练习。下面列出了几个关键点，以提高这种模式的有效性，这些关键点必须被仔细监控，以确保从中获得最大收益。

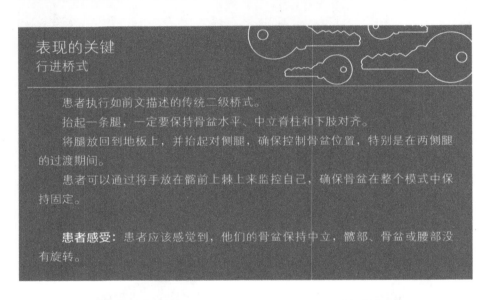

表现的关键
行进桥式

患者执行如前文描述的传统二级桥式。

抬起一条腿，一定要保持骨盆水平、中立脊柱和下肢对齐。

将腿放回到地板上，并抬起对侧腿，确保控制骨盆位置，特别是在两侧腿的过渡期间。

患者可以通过将手放在髂前上棘上来监控自己，确保骨盆在整个模式中保持固定。

患者感受： 患者应该感觉到，他们的骨盆保持中立，髋部、骨盆或腰部没有旋转。

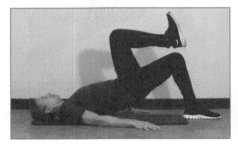
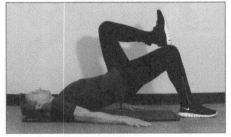

四级：单腿桥式

单腿桥式是具有挑战性的臀大肌练习之一，是患者进行直立姿势之前，在单腿力学中强化骨盆稳定性的优秀模式。为了确保从模式中获得最大收益，患者必须遵循以下准则。在整个模式中，患者必须能够：

- 保持髋、膝和足踝在一条直线上；
- 保持骨盆水平和脊柱中立姿势；
- 绕着髋关节旋转并收缩臀部，而不会在髋臼内向前方驱动股骨头。

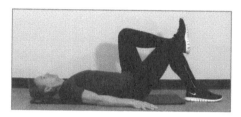 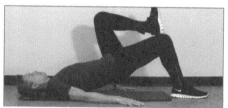

球桥

球桥训练是发展三重伸展性即踝关节、膝关节和髋关节伸展性的主要练习。这种模式还有助于训练腘绳肌伸展功能、伸肌链稳定性以及核心的整体激活。这种模式中保持中立脊柱和骨盆位置变得越发重要，这样可以优化力量的产生，并且尽量减少对脊柱、髋部和骶髂关节的旋转压力。

一、二级

该模式以脚跟放在球上（一级，图 a-b）开始，进展到脚趾放在球上（二级，图 c-d）。患者应该能够通过髋关节伸展来运动，没有过度伸展腰椎，也没有使球过度晃动。

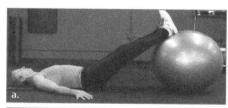 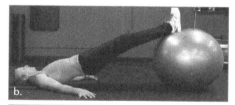
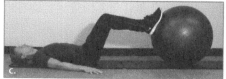 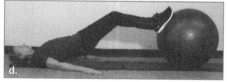

三级

提升桥式训练结合了单腿三重伸展模式的好处和腰椎骨盆 - 髋部复合体的稳定性。

与单腿桥式一样，当一条腿抬起时，患者必须能够保持骨盆和脊柱的稳定。在此模式中，脊柱或骨盆位置不应有变化。患者在进阶到以不稳定的表面练习之前例如平衡球，应先从稳定表面开始练习例如台阶。

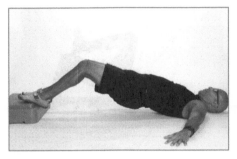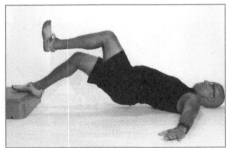

单腿提升桥式训练：稳定表面

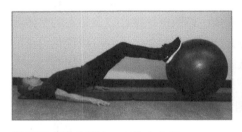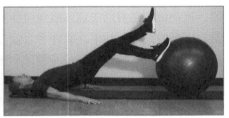

单腿提升桥式训练：不稳定表面

平衡球弯腿

在运动器材发明之前，腘绳肌的训练在很大程度上，是由非功能性的坐位或仰卧位的各种抗阻屈膝练习组成。单独屈膝训练只应在腘绳肌真正无力的情况下进行，例如膝关节损伤或手术后，平衡球弯腿可以在传统桥式模式中增加所需的膝关节屈曲练习难度。除了桥式模式的上述优点之外，膝关节屈曲还有助于改进腘绳肌的离心控制，并且是改善前十字韧带和后交叉韧带康复的有价值模式。这种模式可以进展到使用滑板或 TRX 设备。

重要的是要注意，虽然平衡球卷曲是一种常见模式，但很少能被正确执行。平衡球卷曲模式中最常见的运动错误是当教练提示患者保持髋部提升时，患者用腰椎伸展替代髋关节伸展。

患者呈现出胸廓向前扩张的姿势时，表明他们已经失去了对 TPC 的控制，用腰部伸展来代替髋关节伸展。在下面的图片中，患者看起来好像没有完全伸展髋关节；但是，他们的髋关节位置允许他们在整个模式中保持脊柱中立、肋骨前面近尾部位置以及 TPC 的稳定。

一级

患者执行一个桥式模式，将球向髋部卷曲；骨盆或脊柱姿势不应有变化。患者应当在基本不改变骨盆或脊柱位置的情况下伸长双腿。

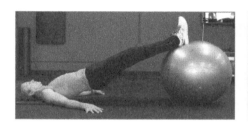 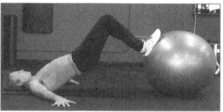

二级

单腿卷曲模式是最高级的髋部伸展模式。这种模式需要超常的核心稳定和髋部控制，并且只能由已掌握平衡球弯腿一级以及臀部伸展桥式一级至三级训练模式的患者才能执行。确保患者在整个运动过程中保持骨盆水平、脊柱中立和核心激活。

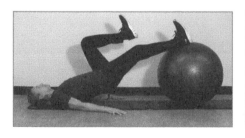 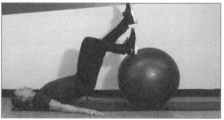

伸展

如前所述，髋部受限是背部和膝部损伤的最大原因之一，它限制了患者和运动员的发展，限制了安全执行多种运动模式如下蹲、弓步和硬拉等所需的正确力学。向前伸展是一种使患者从髋部铰链进展到硬拉的训练方法，同时有助于理想的髋关节力学的发展。

这种模式对于提示髋臼内股骨头向后滑动和髋关节后囊松解特别有效。使用适当的进程，几乎任何人都可以完成伸展训练，包括需要改善平衡或下肢损伤恢复的患者，或者需要更大功能挑战的运动员。

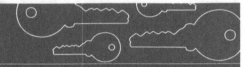

表现的关键
伸展训练

患者在开始执行此模式时，两脚分开与髋同宽，保持脊柱中立和核心激活。膝关节应微屈，在整个运动模式中保持不变。

患者开始在髋关节屈曲，同时手臂向前伸展到肩关节的高度。当手臂向前伸时，髋部向后方驱动。手臂越向前方，髋部越向后移动。

确保患者在整个运动过程中保持髋部铰链、核心激活和脊柱中立。提示患者保持他们的臀部放松并通过坐骨结节展开。

一旦患者可以执行 15 次重复，就可以让他们进展到缆绳、分腿站位、单腿、平衡球和过顶姿势等模式。

患者感受：患者应该感觉到能够在整个模式中保持关节对位，并且应该感觉到臀部后方在做大部分的工作。

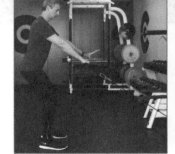
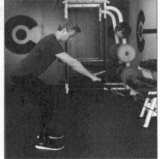

一级：缆绳抗阻双侧伸展

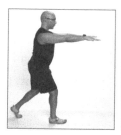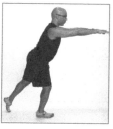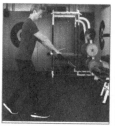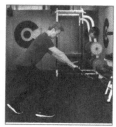

二级：分腿站位伸展——无负荷　　　二级：分腿站位伸展——缆绳抗阻

三级：单腿伸展

患者首先伸展到肩部或腰部的高度，当他们能够完成此模式时，向地板伸展（图 a-d）。

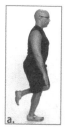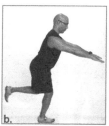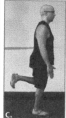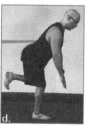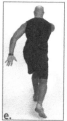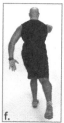

伸展时维持骨盆的正确位置：患者在单侧站位时不能保持闭合的髋部位置，在站立腿上外旋髋关节（图 e）；患者激活深层臀大肌下部和深层髋外旋肌，以稳定骨盆（图 f）。如果患者不能通过语言或运动知觉提示来实现骨盆中立位，那么他们必须退回到上一级模式。

一旦患者能够在单腿伸展模式时保持自身稳定，就可以使用药球或哑铃来添加阻力。使用缆绳会增加后链的挑战。

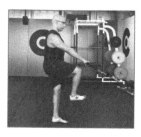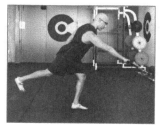

四级：过顶伸展

过顶伸展结合了向前伸展和过顶推举的两个方面的动作。它是功能最强大的练习之一，整合了核心区以及上下肢运动链。这是每个运动员必须掌握的一种模式，因为所有运动都需要这个练习的某些方面，即使不是全部。首先由自身体重和伸展手臂过顶动作开始执行模式。添加双侧负荷（药球），向天花板伸展。最后进展是向后方伸展的单侧负荷。在所有的动作模式中，大多数动作应该在髋部和肩部复合体完成，同时在整个模式中始终保持拉长脊柱。

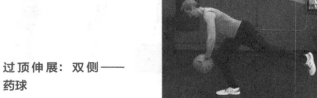
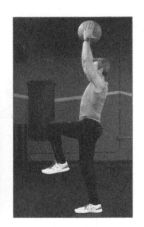

过顶伸展：双侧——
药球

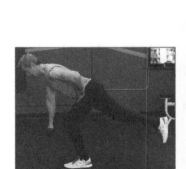
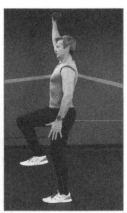

过顶伸展：单侧——
哑铃

风车式训练

　　风车式训练模式本质上是伸展的混合版本，它有助于改善单腿支撑中的髋部灵活性。重要的是，患者在整个模式中保持 TPC 以及股骨髋臼关节的稳定。

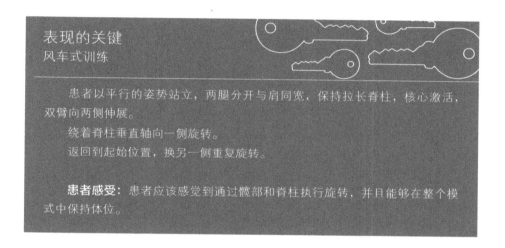

表现的关键
风车式训练

　　患者以平行的姿势站立，两腿分开与肩同宽，保持拉长脊柱，核心激活，双臂向两侧伸展。
　　绕着脊柱垂直轴向一侧旋转。
　　返回到起始位置，换另一侧重复旋转。

　　患者感受： 患者应该感觉到通过髋部和脊柱执行旋转，并且能够在整个模式中保持体位。

　　任何单腿模式都需要旋转稳定性，单腿风车式模式为更高级别的患者和运动员引入纯粹的横向平面旋转。与所有单腿旋转模式一样，重要的是运动发生在垂直轴上，并且骨盆在整个模式中保持"方形"。

　　向内旋转帮助改善运动所需的内旋技术。向外旋转有助于训练在单腿姿势下，保持下肢稳定性所需的后部外旋转链。

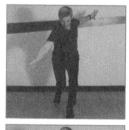
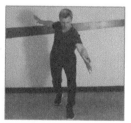

风车式——分腿站位：内旋（左）；外旋（右）

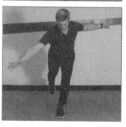
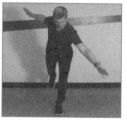

风车式——单腿站位：内旋（左）；外旋（右）

硬拉和下蹲的力学

硬拉和下蹲是两个基本运动模式。虽然硬拉是一个髋关节主导模式，重点发展后链，下蹲是膝关节主导模式，但是同样都强调这两个部位。它们都是改善髋部伸展性以及改善脊柱和肩胛骨稳定性的好方法。不幸的是，许多健身专业人士所教授的错误模式可能是导致客户的颈部、肩部和背部问题的主要原因。这些模式中有几个因素应引起注意，将在下面讨论。

- **脊柱过度伸展和臀部绷紧**：在这些模式下，患者通常被指示挺起胸部并将肩胛骨向下拉回。这导致脊柱过度伸展并且在功能上"锁定"胸椎。

  虽然这似乎是拉起重物的一个好策略，但它导致许多患者"断开"或失去前腹部的控制，影响胸腔骨盆三维复合体的功能稳定。时间久了，将导致脊柱失稳、脊柱过度压缩以及腰椎骨盆区域代偿性过度活动。此外，患者经常被要求在拉起动作的顶部"挤压臀部"，这将使他们在髋臼内向前驱动股骨头，直接导致髋关节压缩综合征、臀肌稳定性不良和骨盆后倾。

- **骨盆后倾和腰椎屈曲**：骨盆后倾和腰椎屈曲是当患者"尽量达到髋关节屈曲最大范围"后的常见代偿方式。换句话说，当患者在超过其可用的髋关节屈曲范围执行硬拉或下蹲时，他们必将经历强制性骨盆后倾和腰部屈曲（右下图）。这个问题，被上述胸椎过度伸展进一步加剧，是导致腰椎间盘损伤、关节突关节过度拉伸和骶髂关节问题的主要原因。

- **颈部过度伸展和肩胛骨失稳**：患者被提示"眼睛与地平线保持水平"，甚至在下蹲和硬拉模式期间"保持抬头"。在硬拉时采用肩部负重杠铃或手臂持重物，将导致颈胸段的过度伸展。而且在硬拉时患者往往会拉起对肩胛骨稳定性来说太重的负荷，进一步加重颈胸段的压力。

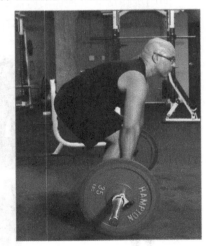

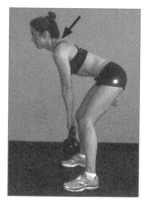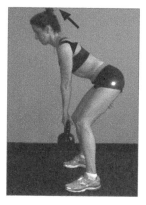

- **硬拉模式中的颈胸段对齐**：患者在单侧硬拉模式中过度伸展颈部，过度外展肩胛骨（左图）。被提示要保持脊柱拉长和激活肩胛骨稳定肌后，患者改进了关节对位方式，减轻颈胸椎交界处的压力（右图）。

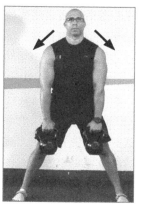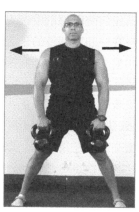

- **硬拉模式中的肩胛骨稳定**：在左图中当患者被提示"把肩胛骨放下来"时，损失了肩胛骨的稳定性并导致肩胛骨下回旋。在右边的图中，患者激活前锯肌和斜方肌下部，并可视化想象肩膀变宽。

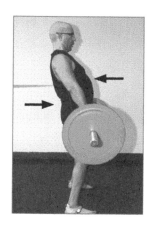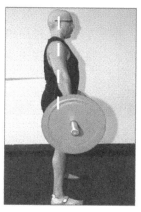

- **硬拉模式中的脊柱稳定**：左图中当患者被提示"挺起胸部并挤压臀部"时，损失了前部稳定性（水平向左箭头），骨盆向后旋转和胸腰段过度伸展（水平向右箭头）。右边图的患者实现"拉长脊柱"姿势（垂直虚线），并保持胸腔骨盆三维复合体稳定。

尽管这些是在常规教学中的常见提示，并且允许患者提拉较重的负荷，但是这样做会导致运动控制能力较差的患者的严重功能障碍。为了改进后链功能和姿势控制，必须在改良硬拉和下蹲模式中遵循以下提示。

- 脊柱和骨盆必须在整个模式中保持中立对齐。在运动的顶部位置不应该有过度伸展，在底部位置不应该失去对齐。患者必须了解如何进行髋部铰链，以及在何时达到可用运动范围的末端。可用运动范围的末端是患者不能再保持共轴性关节或中立脊柱的位置。随着患者的拉升，拉起负荷直到站立于正直的脊柱姿势——胸腰椎不会过度伸展。
- 必须在整个模式保持控制肩胛骨稳定。拉起的重量不应该太大，以免影响维持肩胛骨中立位置的能力。
- 核心必须保持激活。运动任何阶段都不应该失去核心激活。通常需要使用较轻的负荷来帮助保持脊柱和肩胛骨的位置以及理想的胸腔骨盆三维复合体的稳定。另外，如果患者在运动的底部位置后倾，需要减小运动范围。

作者注释：举重"纯粹主义者"对上面讨论的头部、颈部和胸部位置往往持有不同的看法，认为这将导致执行力差和力量丧失。然而以伤害为代价举起更重的重量，只对自我驱动型举重者是重要的。以上这些修正使脊柱压力减少，是康复患者和一般人群构建纠正性练习和训练计划的最重要决定因素。

硬拉

患者必须在做负重硬拉之前，能够完美执行侍者式鞠躬（髋部铰链）和自重下蹲。在开始硬拉模式之前，静态方式要通过简单的活动范围评估，动态方式要通过侍者式鞠躬和自重下蹲，来确定患者髋关节活动范围。

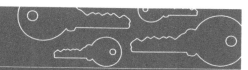

表现的关键
硬拉

患者两腿分开稍宽于髋部站立，将膝关节弯曲大约45度，执行髋部铰链来抓握杠铃、哑铃或壶铃的把手。

骨盆和脊柱包括头部和颈部，必须在整个模式中保持中立。眼睛应该向上看，以激活伸肌反射。

肩胛骨稳定肌必须被激活，并在整个模式中保持激活。重量不应过大，以免肩胛骨向下回旋。

一旦就位，膝关节、脊柱或骨盆不应该再有移动，只有纯粹的髋关节屈曲。

教练或治疗师应触诊腰椎，以确保其中立；并触诊侧腹壁，确保在整个模式中侧腹壁激活。

如果患者失去控制力，提示患者激活，如果不能，需要停止该模式。

患者伸展髋关节将杠铃从地板上拉起，但不应过度伸展髋部或胸腰椎区域。

一般来说，在下降时吸气，在拉起时呼气。但是，这种模式在康复和纠正性练习中可以改变。

在执行单腿模式时，骨盆必须保持"方形"，并且脊柱必须保持中立。

患者感受： 患者应该感觉到他们的核心在整个模式中保持激活，臀肌和腘绳肌承担绝大部分的负荷。

他们不应该有过多的腰部动作，因为腰部肌肉应该等长收缩以稳定脊柱。

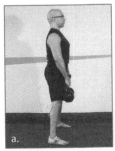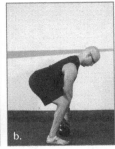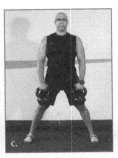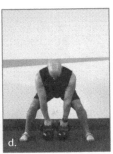

上图为硬拉模式的侧视图（图 a-b）和前视图（图 c-d）。注意整个模式中保持拉长脊柱位置。

执行单侧硬拉模式将让躯干和脊柱纳入旋转动作。这种模式可以加载一个壶铃或哑铃。患者必须保持 TPC 中立，在硬拉模式中通过髋部旋转。

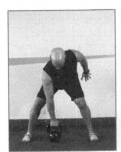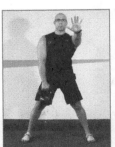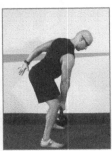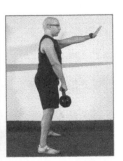

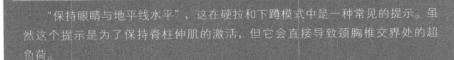

成功的关键
硬拉和下蹲模式中的脊柱稳定

"保持眼睛与地平线水平"，这在硬拉和下蹲模式中是一种常见的提示。虽然这个提示是为了保持脊柱伸肌的激活，但它会直接导致颈胸椎交界处的超负荷。

关键： 伸肌反射可以通过提示患者"眼睛向上看"来引发，同时保持头部、颈部和上胸椎的相对中立位置。

膝关节主导模式

下蹲

下蹲被认为是膝关节主导模式，如果正确地执行，它是除了躯干之外，同时加载腰椎骨盆 - 髋部复合体的原动肌和稳定肌的最有效的模式之一。下蹲模式对于腰椎骨盆 - 髋部复合体损伤患者的康复是不可缺少的，甚至老年人也可以通过改变深度和稳定水平来执行下蹲模式。

虽然几乎每个教练和治疗师都有一些独特的见解，但是对于正确执行下蹲，仍然存在许多误解。例如其中一些误解是：下蹲时膝关节不应该超过脚趾；下蹲时应该抬起头；在向心阶段随着个体提升应该挤压臀部。

为了确保有效性，在决定患者使用哪种下蹲模式时，需要考虑几个变量。在教练或治疗师决定患者使用哪种模式时，运动史、灵活性水平、运动控制水平、身体意识和锻炼预期结果都会起到特定的参考作用。

本节将对下蹲最基本版本进行评估和建议，因为这是最安全、最容易教授给大多数人的模式。然而这并不意味着其他版本不安全或无效，对于一些人来说甚至基本版本都难以完成。有些人可能会选择执行奥林匹克式、力量举重式或者屈膝式下蹲，以下列出的大多数内容也适用于其他版本。

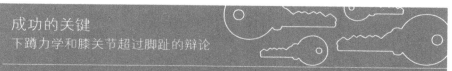

成功的关键
下蹲力学和膝关节超过脚趾的辩论

教练和治疗师常常在下肢模式中如下蹲、弓步和蹬台阶等，指导患者将膝关节保持在脚趾的后面，认为保持膝关节在脚趾后方会降低膝关节压力。然而，这真的是一个正确的解释吗？这个提示真的可以改进下肢力学吗？弗拉等（Fry et al.，2003）研究了此观点，确实发现，与允许膝关节不受限制地向前移动的参与者相比，胫骨较垂直的位置（向前较少）对于减轻膝关节压力有效。但是，这不是结论。还应注意到膝关节受到限制的参与者髋关节和下背部的压力增加。

关键： 限制膝关节向前移动，可能是减轻膝关节疼痛患者膝关节压力的可行策略。然而，这种策略会增加背部和髋关节的压力，这往往是患者开始出现膝关节痛的潜在原因。因此，鼓励教练或治疗师评估髋部和膝部力学，对正在经历膝关节疼痛的患者使用"膝关节在脚趾后面"提示，是明智的。

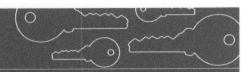

表现的关键
下蹲模式

患者以平行姿势站立，保持脊柱中立姿势，两脚分开与肩同宽或者稍宽于肩。双手握于体前。

头部、躯干和骨盆应处于中立位置，始终保持相对固定。

头部和眼睛应与地平线水平。患者不应该抬头，以避免颈胸段过度伸展。

在整个运动过程中应保持核心激活。

下蹲时患者的躯干和骨盆应该在两脚之间等距下降。

患者的膝关节应该与脚在同一个平面上（膝关节轨迹约在脚的 1～3 足趾之间）。

膝关节在整个运动过程中都不应该向内侧（内收）或向外侧（外展）偏离。

胫骨（小腿）和脚应该在整个运动中保持中立。

患者在整个模式中保持足部三点稳定支撑。

患者下蹲，直到大腿大致平行地面或略低。下蹲深度取决于患者维持中立对齐的能力。一旦不能维持上述任何一个关键点，患者应停止下降。

患者从髋部抬起，确保不要在动作顶部过度激活臀肌。

患者感受： 患者应该感觉到他们能够在整个模式中保持关节对位。

注意： 在涉及下蹲、硬拉和伸展的所有下肢模式中，髋部应向后移动以启动运动。一定要注意观察患者是否通过弯曲膝关节启动这些模式，提示他们优先考虑髋部运动。

一级：健身球下蹲

对于刚刚学习下蹲技术的人，或由于不稳定或疼痛不能自由下蹲的人，抑或尚未进展到执行无支撑下蹲模式的人，健身球下蹲练习是一个很好的选择。

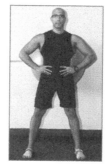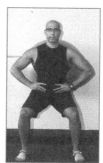

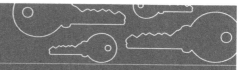

表现的关键
健身球下蹲

患者以平行姿势站立，保持脊柱中立姿势，两脚分开与肩同宽或者稍宽于肩。球被放置在骶骨上方，手放在身体前方或两侧。

头部、躯干和骨盆应处于中立位置，以便始终保持相对固定。

头部和眼睛应与地平线水平。患者不应该抬头，以免颈胸段伸展。

在整个运动过程中应保持核心激活。

在下蹲时患者的躯干和骨盆应该在两脚之间等距下降。

膝关节应该与脚在同一个平面上（膝关节轨迹应该约在脚的 1 ~ 3 足趾之间）。

膝关节在整个运动过程中都不应该向内侧（内收）或向外侧（外展）偏离。

胫骨（小腿）和脚应在整个运动中保持中立。

患者应该能够在整个模式中保持足部三点稳定支撑。

患者下蹲，直到大腿大致平行于地面或略低。下蹲深度取决于患者维持中立对齐的能力。一旦不能维持上述任何一个关键点，患者应停止下降。

患者从髋部抬起，确保不要在动作顶部过度激活臀肌。

患者感受： 患者应该感觉到他们能够在整个模式中保持关节对位。

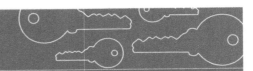

成功的关键
确定下蹲的深度

近来，在培训行业中患者执行深蹲动作即在模式的下降阶段让臀部接近脚踝，已经变得相当流行。这种现象似乎有两个驱动因素。

格雷·库克（Gray Cook）利用深蹲作为功能运动筛查的一部分，因此培训师们认为这意味着他们的患者应该深蹲。然而，格雷·库克从来没有说过，这应该是训练患者的一种模式，除非患者具有适当的稳定性和灵活性，并获得了许可，否则不应该使用。

培训师经常指出，研究表明，与小幅度下蹲相比，下蹲深度的增加显示出更好的肌电图活动（Caterisano et al.，2002）。

然而，这些研究通常不考虑患者是否可以或者更准确地说是否应该进行深蹲。换句话说，的确，一个特定运动的运动范围越大（在这种情况下是下蹲），原动肌（即下蹲的臀大肌）的激活就越强。

然而，问题是患者是否具有足够的髋关节运动范围以正确地执行下蹲，而不产生骨盆的后旋，或者是否具有足够的脚踝背屈，以防止膝关节的代偿性外翻和／或内旋。因此，虽然对于那些具有理想运动范围和稳定模式的患者来说，深蹲能非常好的激活臀大肌，但是对于不具有相同能力的患者，深蹲可能对腰部、骨盆和／或膝关节不利。

关键： 应该指导患者下蹲到可以保持脊柱、骨盆和下肢运动链所有关节的理想对位和共轴性的深度。

替代方案

将手臂支撑在稳定表面或 TRX 上，可以帮助患者发展下蹲的能力和信心，也可以使患者在运动过程中更容易地维持 TPC 稳定。患者下蹲到尽可能的深度，同时保持下肢关节共轴性和 TPC 稳定性。在任何一种模式中，患者在其运动范围的底部保持等长收缩，并进行 3 ～ 5 次深呼吸。这有助于协调髋部负荷和膈肌呼吸，对日常生活活动有一定帮助。

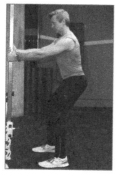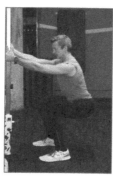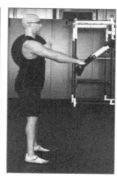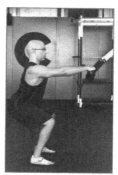

支撑式下蹲　　　　　　　　　　　　TRX 支撑式下蹲

一旦患者掌握了如何通过支撑式下蹲来维持动作模式，就可以进展到无支撑版本。患者可以把一只手放在胸前，一只手放在腹部，以帮助在下蹲时正确地维持 TPC 稳定。

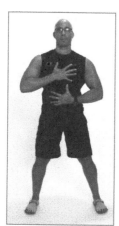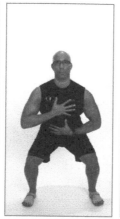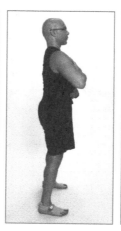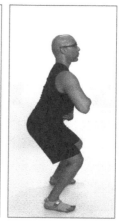

下蹲时保持 TPC 稳定（前面）　　　　下蹲时保持 TPC 控制稳定（侧面）

二级：加载下蹲模式

一旦患者能够实现完美下蹲，可以使用加载哑铃、缆绳拉力器或药球等负荷的模式。将杠铃置于胸椎上往往会固定胸椎，因此那些 TPC 稳定性差的人不建议做杠铃下蹲。此外，一般人群进行训练时，把手放在身体前面或侧面有助于消除负重杠铃下蹲对脊柱的有害影响。

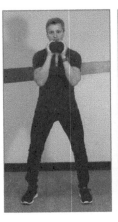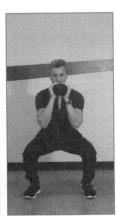

高脚杯下蹲和哑铃下蹲是比杠铃式下蹲更安全的模式，并且患者可以维持 TPC 稳定性（右图）。

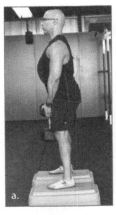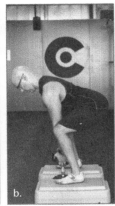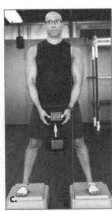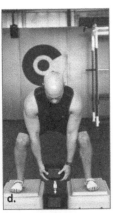

上图是哑铃下蹲的侧视图（图 a-b）和前视图（图 c-d）。图中显示的哑铃下蹲类似于第 278 页中描述的硬拉模式。最大的不同在于在该下蹲模式中膝关节屈曲比较多。为了使其更像传统的下蹲模式，应将躯干保持在比较直立的位置。

三级：过顶下蹲

考虑到对核心肌群和肩胛骨稳定肌的要求，只建议能够完美下蹲的患者执行过顶下蹲。另外，过顶下蹲需要肩部和髋部复合体具有较好的灵活性，以使脊柱和骨盆保持在中立位置，因此在运动期间应密切监视这些位置。

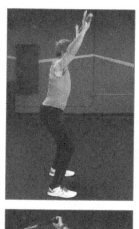
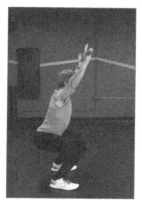

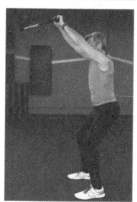
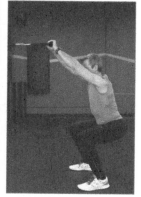

对抗阻力的过顶下蹲需要更大的肩部和核心稳定性以及上肢灵活性。要求患者能够上回旋并后倾肩胛骨，同时将上臂保持在锁定的顶部位置。重要的是，患者需要下蹲到可以始终保持其脊柱、骨盆以及下肢和上肢的中立对齐的位置。

确保患者在整个模式中，始终保持中立的脊柱和肩胛骨。

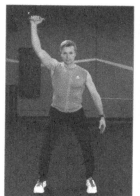
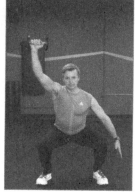

因为不对称的过顶下蹲是要求最苛刻的综合模式之一，所以只能让那些表现出核心、肩胛骨和下肢充分稳定性的个体进行。

四级：单腿下蹲

对于已经进展到更高级别的患者，没有任何运动比单腿下蹲对现实生活和运动具有更好的功能性。单腿下蹲可以直接改善下肢的各个方面，从脚到骨盆。此外，单腿下蹲增加了下肢负荷，而且没有伴随传统杠铃下蹲的额外脊柱负荷。单腿下蹲还可以是患者或运动员重返运动场的检测方式。如果他们不能完成完美地执行单腿下蹲，那么他们还没有准备好重返运动场。执行单腿下蹲有几个关键点，如下所述。

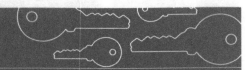

表现的关键
单腿下蹲

患者以一条腿支撑站立，足部、膝部和髋部对齐。

头部、躯干和骨盆必须保持在中立位置，并在整个运动中保持相对固定。

头部和眼睛应与地平线水平。患者不应该抬头，以免颈胸段过度伸展。

在整个运动过程中应保持核心激活。

膝关节应该与脚在同一个平面上（膝关节的轨迹应约在脚的 1 ～ 3 足趾之间）。

膝关节在整个运动过程中都不应该向内侧（内收）或向外侧（外展）偏离。

胫骨（小腿）和足在整个运动中保持中立。

患者应该能够在整个模式中保持足部三点稳定支撑。

患者蹲下，直到大腿大致平行于地面或略低。下蹲深度取决于患者维持中立对齐的能力。一旦不能维持上述任何一个关键点，患者应停止下降。

患者从髋部抬起，确保不要在动作顶部过度激活臀肌。

该模式可以引入手臂和腿部运动，模拟跑步的步态。从分腿站位开始到单腿支撑模式，进展到维持整个运动的单腿下蹲。

如果患者不能维持脊柱或下肢对齐，或者下肢、骨盆或躯干显示出过度不稳定性，那么必须退回到分腿蹲式或支撑下蹲模式。

患者感受：患者应该感觉到能够在整个模式中保持关节对位。他们应该觉得臀部后方在做大部分的工作。

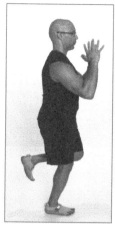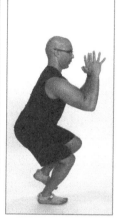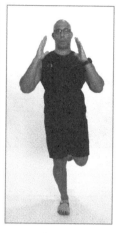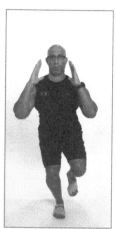

单腿下蹲（侧视图）　　　　　　　　　　单腿下蹲（前视图）

分腿蹲

　　分腿蹲是基础下蹲模式的进展，是训练腰椎骨盆 - 髋部复合体的另一种有效方法，因为生活中很少是以平行位置来执行动作的。平衡球分腿蹲模式对于刚开始学习动作、损伤康复或有稳定性问题的患者是很好的练习方法。

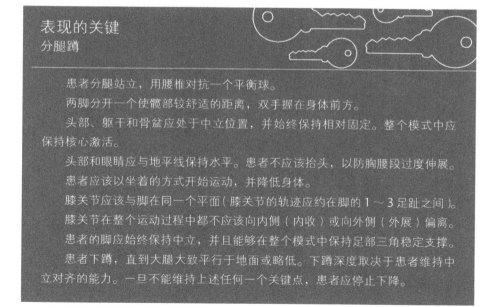

表现的关键
分腿蹲

　　患者分腿站立，用腰椎对抗一个平衡球。

　　两脚分开一个使髋部较舒适的距离，双手握在身体前方。

　　头部、躯干和骨盆应处于中立位置，并始终保持相对固定。整个模式中应保持核心激活。

　　头部和眼睛应与地平线保持水平。患者不应该抬头，以防胸腰段过度伸展。

　　患者应该以坐着的方式开始运动，并降低身体。

　　膝关节应该与脚在同一个平面（膝关节的轨迹应约在脚的 1～3 足趾之间）。膝关节在整个运动过程中都不应该向内侧（内收）或向外侧（外展）偏离。

　　患者的脚应始终保持中立，并且能够在整个模式中保持足部三角稳定支撑。

　　患者下蹲，直到大腿大致平行于地面或略低。下蹲深度取决于患者维持中立对齐的能力。一旦不能维持上述任何一个关键点，患者应停止下降。

让患者从髋关节抬起，确保不要在动作顶部过度激活臀肌。

一旦学习了该模式后，还可以使用加载药球、壶铃或哑铃等负荷的模式。

这种模式可以进展到无支撑、后脚高架和单腿站立的模式。

患者感受：患者应该感觉到自己能够在整个模式中保持关节对位，并且应该感觉到髋部在做大部分的工作。

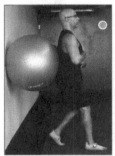 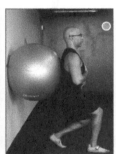 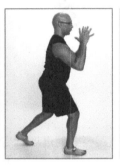

一级：背靠球分腿蹲　　　　　二级：无支撑分腿蹲

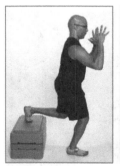 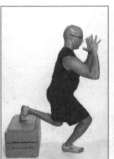 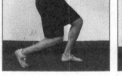 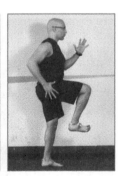

三级：后脚高架下蹲　　　　　四级：单腿站立到分腿蹲

弓步

弓步是针对核心和下肢运动链的最高级功能练习之一。无论是抱起孩子还是拾起一袋杂物或是在体育运动中做一个侧向移动动作，都需要适当的弓步技术。弓步非常有用的原因是，它强调髋关节、膝关节和脚踝的负荷，并且可以在几个运动平面上执行。额状面和水平面模式可以改进运动员动作，例如网球跨步、篮球切入或者足球防守的转身和移动。

在整个运动的加载（离心）和卸载（向心）阶段，保持中立脊柱位置。该模式的重点是通过髋关节运动，同时保持中立和稳定的脊柱位置，这有助于避免脊柱负荷和下肢不稳定。

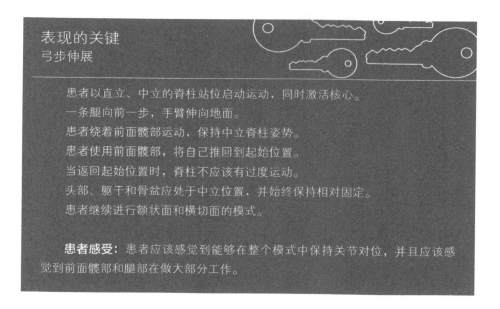

表现的关键
弓步伸展

患者以直立、中立的脊柱站位启动运动，同时激活核心。
一条腿向前一步，手臂伸向地面。
患者绕着前面髋部运动，保持中立脊柱姿势。
患者使用前面髋部，将自己推回到起始位置。
当返回起始位置时，脊柱不应该有过度运动。
头部、躯干和骨盆应处于中立位置，并始终保持相对固定。
患者继续进行额状面和横切面的模式。

患者感受： 患者应该感觉到能够在整个模式中保持关节对位，并且应该感觉到前面髋部和腿部在做大部分工作。

弓步：矢状面；额
状面；水平面（前
视图）

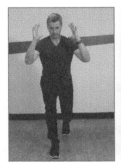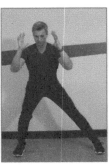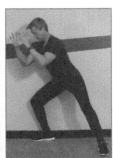

弓步：矢状面；额
状面；水平面（侧
视图）

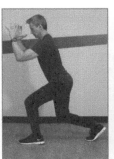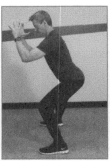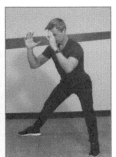

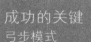

成功的关键
弓步模式

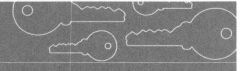

　　弓步模式是训练整个伸肌链的极好的方法，同时还有助于改善下肢整体平衡和灵活性。通过改变长度和深度，几乎所有人都可以从中受益。较小的长度、深度和速度适用于老年患者，或腰部或髋部不稳定的患者，而较大的长度、深度、速度和增加外部负荷将更适合运动员。

　　掌握自重弓步运动模式后，可以使用加载哑铃、重量背心、药球或弹力带等负荷的模式，增加对整个伸肌链的锻炼。

　　确保患者在整个模式中保持脊柱和肩胛骨中立位置。同样，自重和负重模式中下肢位置都不应有改变。

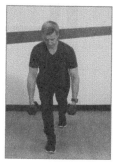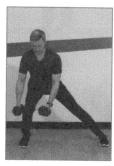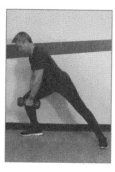

弓步: 矢状面（左）;
额状面（中）; 水平
面（右）

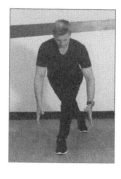

　　弓步交叉增加了髋部复合体的额外挑战，使其成为理想的重返运动场或更高级别的训练模式。关键是要确保旋转来自髋部而不是膝部。髋、膝和足踝在整个模式中应该保持在一条直线上。

弓步旋转

　　利用弓步旋转来改进髋部内旋和前髋关节减速机制。患者以脊柱中立和核心激活开始，然后向前迈进一步同时朝向前腿转动骨盆。患者稳定后通过髋部和大腿推动回到起始位置。旋转来自髋关节，脊柱旋转要尽量小。在运动过程中，膝关节转动和踝关节内旋都要在最小限度内，这两者都是正常生物力学的必要部分。

　　患者将手放在骨盆上，以便监控骨盆在固定下肢周围的运动。头部朝前，脊柱随着骨盆转动，这是一个训练躯干灵活性的好方法。

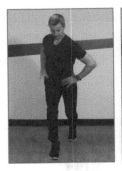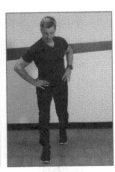

前进弓步旋转：内旋（左）；外旋（右）

　　此外，弓步旋转也是训练下肢稳定技术的好方法。患者首先将手臂放在身体前方，平行于地板。患者向前一步呈弓步姿势，同时朝向前腿转动，引起髋关节向内旋转。然后回到起始位置，并重复。使用相同模式执行在前腿上进行反向旋转动作，用于训练前腿髋关节外旋能力。旋转应通过前髋关节和脊柱发生，患者必须保持脚踝、膝部、髋部和骨盆的对位。如果患者难以维持平衡或稳定性，请缩小站立距离和／或躯干旋转量。

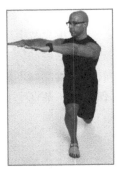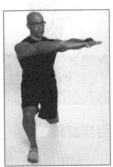

前进弓步旋转：内旋（左）；外旋（右）

滑板和平衡球弓步模式

　　可以在滑板或平衡球上执行基本的矢状面和额状面弓步，以此增加额外挑战。患者前髋关节开始屈曲，另一只脚沿着板滑动。决定滑板或平衡球弓步活动范围的因素，包括患者维持中立脊柱和骨盆的能力；前髋关节屈曲的可活动范围；后腿的股直肌和髋屈肌的可伸展长度（矢状面动作）；以及滑动腿的髋关节内收肌的可伸展长度（额状面动作）。

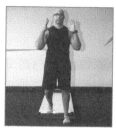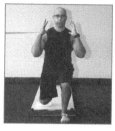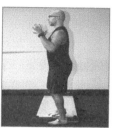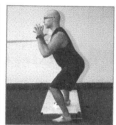

矢状面和额状面滑板弓步：前面（左）；侧面（右）

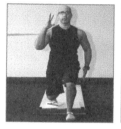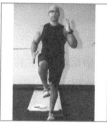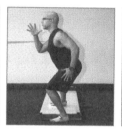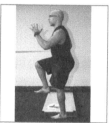

矢状面和额状面滑板弓步到单腿站立：前面（左）；侧面（右）

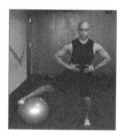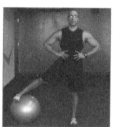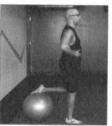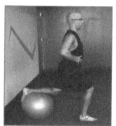

矢状面和额状面平衡球弓步：前面（左）；侧面（右）

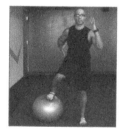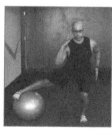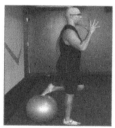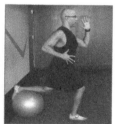

矢状面和额状面平衡球弓步带手臂摆动：前面（左）；侧面（右）

蹬台阶

无论走下楼梯还是蹬上台阶，都是现代生活中的必要活动。不幸的是，楼梯对许多膝关节疼痛的患者来说是一个真正的挑战。蹬台阶模式是改善患者力学机制，使他们可以成功地上下楼梯或上下台阶的好方法。此外，蹬台阶是训练整个伸肌链（臀大肌、腘绳肌和腓肠肌／比目鱼肌复合体）的绝佳方式，通过脚踝、膝部和髋部复合体的正确活动来确保正确的力学。

几乎所有患者，无论能力如何，只要进度恰当都可以执行蹬台阶运动。蹬台阶对踝关节或髋关节灵活性不良的患者是一种挑战。髋关节和／或踝关节运动范围受限的患者常用膝关节运动来代偿，通常产生膝关节的剪切力。患者常犯的另一个错误是通过伸展膝关节，而不是通过髋关节向上提升身体，从而将蹬台阶转化为膝关节主导的动作。改进蹬台阶模式的关键在于改善踝关节和／或髋关节灵活性，从而改进技术。同样重要的是使用适合患者髋关节运动范围的台阶高度，使其能够保持骨盆中立位和成为髋关节主导动作（见下图）。

在蹬台阶模式期间要维持骨盆中立位。患者不能维持骨盆中立位，是因为对于其可用的髋关节屈曲范围来说，该台阶太高（左），造成骨盆不平衡。如果患者不能从中立的骨盆位置开始运动，在蹬台阶时将通过脊柱或下肢进行代偿。注意，一旦台阶降低到其可用的运动范围，患者就能够维持骨盆中立位（右）。

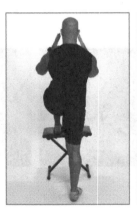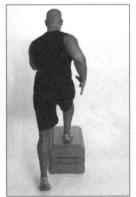

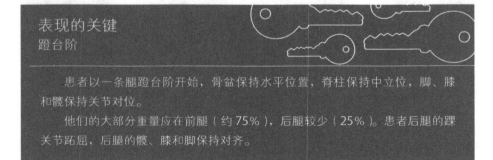

表现的关键
蹬台阶

患者以一条腿蹬台阶开始，骨盆保持水平位置，脊柱保持中立位，脚、膝和髋保持关节对位。

他们的大部分重量应在前腿（约75%），后腿较少（25%）。患者后腿的踝关节跖屈，后腿的髋、膝和脚保持对齐。

患者通过内侧稳定链发力蹬上台阶，然后通过内侧稳定链离心控制从台阶上退下来。即使下台阶阶段，重量始终保持在前腿。从台阶退下来时，将脚趾放回地板，保持大部分重量在前腿上。

在整个模式中应保持骨盆水平和脊柱中立。

一旦患者可以完成 20 次重复，就可以进入单侧模式的版本。

患者感受： 患者应该感觉到他们通过髋关节用力抬高身体，并且在蹬台阶（向心）和下台阶（离心）阶段大部分重量保持在前腿上。

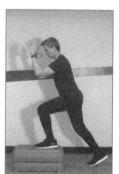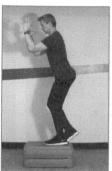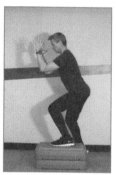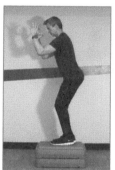

蹬台阶：矢状面（左）；额状面（右）

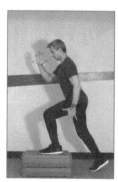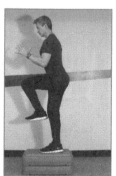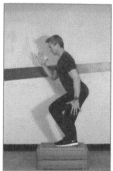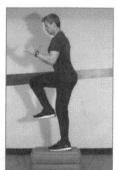

单腿姿势：矢状面（左）；额状面（右）

农夫行走、推雪橇和拉雪橇

　　农夫行走和推、拉雪橇是改善躯干和髋部稳定性，以及发展全身功能性力量的最有效的功能模式，它们可以避免传统杠铃蹲起和硬拉产生的潜在脊柱负荷过重。虽然这些是相对较高级别的功能模式，但是已经具备基本稳定性和力量的患者可以安全地执行。单侧农夫行走是发展胸腔骨盆三维复合体（TPC）旋转稳定性的极好模式。与所有模式一样，患者应该能够在整个模式中保持拉长脊柱、理想的肩胛骨对齐和 TPC 稳定。

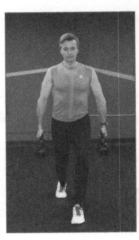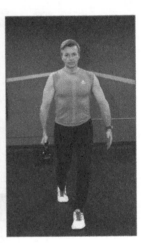

农夫行走：双侧模式（左）；
单侧模式（右）

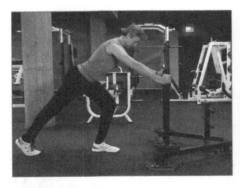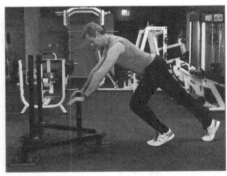

推雪橇：高握　　　　　　　　　　　　　推雪橇：低握

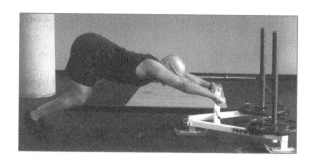

　　上图中的患者腰椎弯曲和胸椎过度伸展。这在胸部和髋部僵硬、腰椎过度运动的患者中是常见的姿势。此外，患者过度提升肩胛骨并且颈胸椎交界处过度伸展，肩部和颈部的负荷过重。

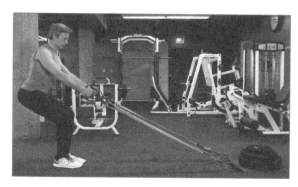

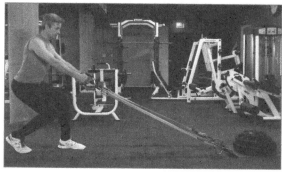

　　拉雪橇模式，对于下肢控制较好的患者提高膝关节稳定性非常有效。患者在整个模式中保持中立脊柱和对肩胛骨胸廓的控制。患者必须通过踝关节和脚向后退，然后伸展膝关节。在整个模式中保持髋、膝和足踝的关节对位。

本体感觉神经肌肉促进技术的屈曲和伸展模式

本体感觉神经肌肉促进技术（PNF）的屈曲和伸展模式，是推和拉模式的功能性进展。它们是功能性最强的核心练习之一，因为它们协调整个上、下运动链之间的运动。伸展模式对整个伸肌链和后肩袖肌群进行调节，同样，屈曲模式适用于整个屈肌链和前肩袖肌群。通过增加负荷或加快速度，可以使这些模式更具挑战性。在将进行以下模式之前，要确保个人可以单独执行和控制肩部和髋部复合体。

PNF 屈曲模式

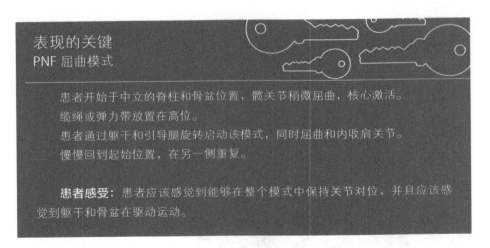

表现的关键
PNF 屈曲模式

患者开始于中立的脊柱和骨盆位置，髋关节稍微屈曲，核心激活。
缆绳或弹力带放置在高位。
患者通过躯干和引导腿旋转启动该模式，同时屈曲和内收肩关节。
慢慢回到起始位置，在另一侧重复。

患者感受：患者应该感觉到能够在整个模式中保持关节对位，并且应该感觉到躯干和骨盆在驱动运动。

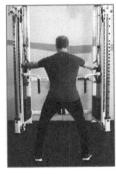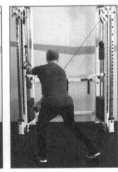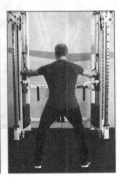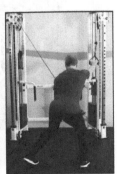

PNF 屈曲模式：训练前斜链

PNF 伸展模式

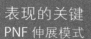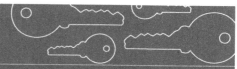

表现的关键
PNF 伸展模式

患者开始于中立的脊柱和骨盆位置，髋关节稍微屈曲，核心激活。
缆绳或弹力带放置在低位。
患者通过躯干和引导腿旋转启动该模式，同时伸展肩关节。
慢慢回到起始位置，另一边重复。

患者感受： 患者应该感觉到能够在整个模式中保持关节对位，并且应该感觉到躯干和骨盆在驱动运动。

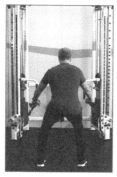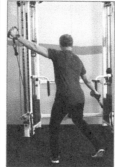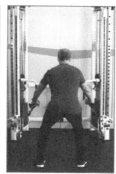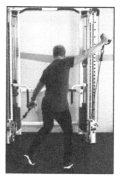

PNF 伸展模式：训练后斜链

第十章

禁忌运动

章节目标
为肩部或髋部功能障碍的患者确定禁忌模式

尽管将练习分为"好"或"不好"（或者归类为"合适"或"不合适"）是不正确的，但是对于本书中讨论的常见运动功能障碍的患者和客户，确实有几项运动是禁忌的。

肩关节功能故障患者的禁忌模式

对于肩关节疼痛和 / 或不稳定的患者，有几项禁忌练习，包括直立划船和耸肩、双臂屈伸、哑铃前平举和侧平举，以及杠铃卧推。这些练习的一个问题是，肩胛胸廓关节不稳定的患者在执行这些模式时，将易于造成颈椎和上胸椎以及盂肱关节的超负荷。这些患者通过本书前面讨论的纠正性练习模式，将得到更好的锻炼效果。患者应根据为体育或美学目的想要或需要的运动表现，执行不那么具有挑战性的模式。下面列出了这些练习为何是禁忌模式的原因。

直立划船和耸肩

直立划船对于疼痛和不稳定的肩关节是一种很差的运动，因为它将盂肱关节置于外展和内旋位置，造成肩袖肌群和肩峰下关节囊的撞击。

通常，当患者提拉杠铃时，通过抬高肩胛骨来代偿肩胛胸廓关节失稳或盂肱关节内旋，并且头部向前伸。这种模式的另一个问题是躯干是固定的，手臂是运动的，持续造成胸部僵硬和肩胛胸廓关节过度活动。

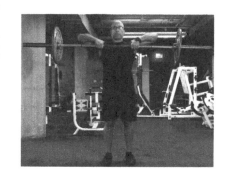

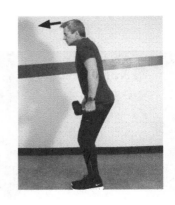

虽然健美运动员过度追求肌肉发达的"陷阱"已被普及，但是任何负重耸肩（右图）都应被禁止使用，除了身体接触型运动项目如美式橄榄球、足球、摔跤和武术。这种动作绝对没有任何好处，实际上它会导致颈椎超负荷，推动头前伸，并造成肩胛骨不稳定。头部向前剪切是执行耸肩模式时常见的错误动作。

双臂屈伸

传统的双杠臂屈伸（左下图）和练习凳臂屈伸（右下图）都对肩关节非常有害，因为大部分动作源自肱骨头在关节窝中向前推移。大多数肩关节疼痛或不稳定的患者，不能够在不稳定的盂肱关节或肩胛胸廓关节上对抗额外阻力，更不用说整个体重。这项运动可以直接导致或延续肱骨前滑综合征、肩胛骨抬高和头前伸姿势。请注意双杠和练习凳臂屈伸的头前伸和肩胛骨前倾位置。

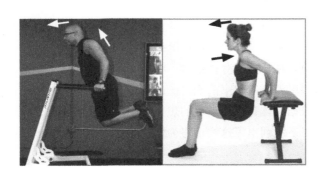

哑铃前平举和侧平举

尽管哑铃前平举和侧平举是常见的运动，但是对于颈部和肩部不稳定的患者，它们是最有害的两项练习。该运动不仅增加了颈椎的压缩负荷，而且还导致肩胛骨不稳定。在哑铃前平举和侧平举期间，颈部成为活动手臂的锚点，长杠杆的手臂只是增加了

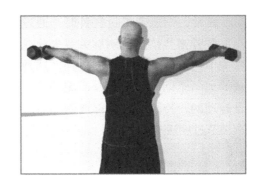

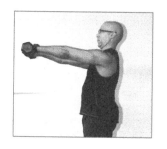

颈部的压力。即使对于那些没有颈部和肩胛骨问题的患者来说，离心负荷也是非常具有挑战性的。在前平举期间（左图），患者通过颈胸段和胸腰段过度伸展来代偿负荷和长杠杆手臂，增加了胸腔骨盆三维复合体的不稳定。

杠铃卧推

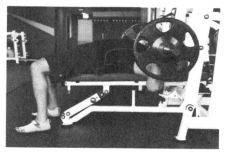

杠铃卧推对肩关节不稳定也是一个挑战，因为除了胸部之外，肩胛胸廓关节也是固定的，盂肱关节通常在大负荷下被动员起来。由于使用的负荷量大，肩袖肌肉和关节囊负荷过重。此外，大多数患者执行卧推时背部过度弯曲，基本上"阻断"胸 - 骨盆稳定肌的功能，并增加胸大肌和胸小肌的活动，进一步造成肩胛骨前倾和肱骨前移。就像前面垂直划船所描述的一样，胸部变成固定锚点，肩胛胸廓和盂肱关节在这个运动过程中成为移动点，对于有肩关节不稳定或胸部可动性减少的患者，是一个问题。

额外的注意事项：任何在颈部后面执行的练习，例如颈后下拉、引体向上和过顶推举，都要从患者的训练计划中删除。以这种颈后方式进行锻炼，颈部和肩关节的受伤风险很大，绝对没有好处。应该坚持做更安全版本的练习。

髋部功能障碍患者的禁忌模式

与肩部复合体一样，髋部复合体也有几种禁忌练习，包括举腿、深蹲、侧蹬台阶、腿部推举和腿部训练机练习。

举腿

虽然举腿及其相关版本练习、斜面举腿和腿部抛出术（训练者或治疗师在患者抬起腿之后，将腿向下压）不是单纯的髋关节运动，但是对于缺乏最佳的胸 - 骨盆稳定性和髋关节灵活性的患者来说是糟糕的锻炼选择。这些模式相对于其他的腹部运动，它们在脊柱上施加的压力非常大。髋关节灵活较差的患

者优先从腰椎开始增加运动，这
种模式只会使功能障碍延续，还
会使稳定性策略较差的患者的胸
腔骨盆三维复合体（TPC）丧失
控制，导致浅表髋屈肌的过度
活动。

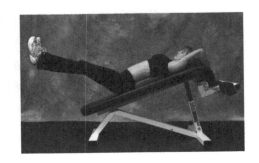

深蹲

深蹲虽然是评估髋关节和踝关节运动范围，以及患者稳定 TPC 能力的一
个良好评估工具，但它并不能促进大多数髋部和 TPC 功能障碍患者改进生物
力学模式。在髋关节灵活性不佳情况下，患者进行深蹲将直接导致腰椎和 / 或
骶髂关节不稳定，因为他们会试图代偿运动范围的缺失。很少有患者拥有足够

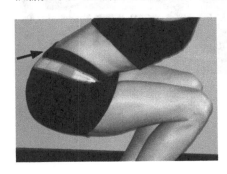

的髋关节屈曲运动范围，使深蹲成为
他们纠正性练习或健身计划的可接受
内容。深蹲时，患者会采取骨盆后倾
和腰椎屈曲来代偿。患者必须能够在
整个模式中保持中立脊柱和骨盆，一
旦不能保持对 TPC 的控制，就必须
停止下蹲。注意，当这个患者下蹲至
"平行"时骨盆后倾和腰椎屈曲。

侧蹬台阶

虽然它本身并不是一个糟糕的练习，
但是大多数人执行这种模式的方式，肯定
会让他们的理疗师和整脊治疗师一脸无
奈。虽然它旨在让臀肌工作，但是大多数
患者在长凳上执行的侧蹬台阶模式，对于
其可用髋关节运动范围和稳定性来说要求
太高。因此他们将整个下肢和 TPC 分解，
来执行这种模式（注意当他刚要跨过长凳
时，膝关节的共轴性丧失和过度伸展）。
什么类型的运动导致了最多的半月板和前
十字韧带损伤？那些加载半月板和十字韧

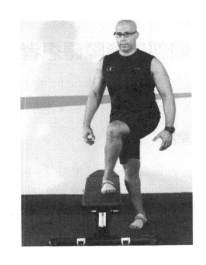

带，然后重复地压缩和过度伸展的运动。大多数患者的执行方式几乎不可避免地造成他们将在几年内寻医问病。

腿部推举

腿部推举对于髋关节灵活性受限和腰部不稳定性的患者或慢性膝关节疼痛的患者来说，是一种糟糕的运动选择。大多数患者缺乏有效的髋关节屈曲范围，因此当重心下降并且膝关节被抬到胸部时，不能保持中立的脊柱和骨盆位置。他们通过骨盆后倾和腰椎弯曲来代偿。这对腰椎造成巨大的压力，并使功能障碍模式持续下去。这也是垂直版本腿部推举存在的问题。然而，这些练习的更大挑战是，对于

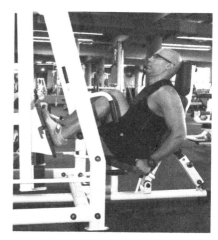

患有退行性膝关节疾病的患者来说，通过膝关节的剪切力增加。回想一下，大多数患有膝关节问题的患者需要改善髋部功能，而腿部推举没有解决这个问题。腿部推举的另一个问题是，很多人通过紧紧握住手柄来锁定肩胛胸廓关节，反而使颈胸段伸展增加。

腿部训练机练习

本节将分析腿部训练机的利弊，包括坐姿腿部伸展（图 a）、坐姿腿部弯举（图 b）和外展 / 内收训练机。虽然它们非常有效地分隔腿部肌肉，并且在康复早期阶段或作为纠正运动策略的一部分发挥作用，但是它们改善长期功能的整体有效性是值得怀疑的。第一，即使有作用也很少，膝关节下面阻力比上面更多（除非一个人的下肢被孩子或对手抱住不放）。换句话说，在日常活动和体育运动中，负荷通常在髋

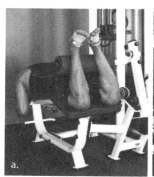
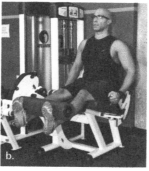

部。第二，由于患者坐着练习，这些训练机无法协调运动链之间的活动，并可能破坏下肢运动链的正常运动学排序。第三，因为脚离开地面，即使下肢仍然负重，但从脚到中枢神经系统的反馈回路是无效的。虽然有研究表明使用训练机，力量和运动表现会有短期改善，但并没有研究可以证实长期使用会比其他下肢锻炼更加有效。毫无疑问，训练机能提高力量和肌肉质量，在现实中具有功能益处，但它们在纠正性练习和改善基础运动方面的实际应用仍然有一定局限性。

概要

本章内容的目的并不是要说明哪些练习不好，或者不能由健康人来执行。相反，目的是指出康复和健身常见练习存在的几个问题。这意味着临床医生、教练和培训师需要仔细阅读练习建议，根据患者和客户的实际情况，评估他们进行练习之后的风险与回报。

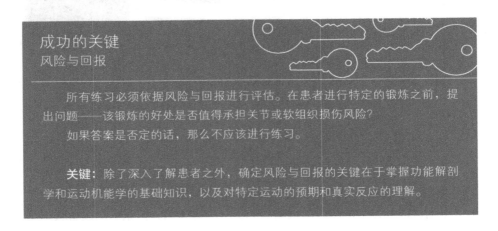

成功的关键
风险与回报

所有练习必须依据风险与回报进行评估。在患者进行特定的锻炼之前，提出问题——该锻炼的好处是否值得承担关节或软组织损伤风险？

如果答案是否定的话，那么不应该进行练习。

关键：除了深入了解患者之外，确定风险与回报的关键在于掌握功能解剖学和运动机能学的基础知识，以及对特定运动的预期和真实反应的理解。

第十一章

结论

章节目标
总结本书提出的改进功能和发展最佳运动
模式的关键原则

"如果能给每个人适量的营养和运动，不多也不少，我们就会找到最安全的健康方法。"——希波克拉底（Hippocrates）

功能运动原理

这本书的基本原理，建立在康复、纠正和健身行业中经常被忽视的三个基本运动原则之上。在寻求解决患者的多重功能障碍的方法时，这些原则似乎太过简单，不值得考虑。然而，一旦理解这些小失误对神经和神经肌肉筋膜系统产生的影响，就会认识到如果锻炼计划忽视这些简单的原则，可能是有害的。进而思考，许多最常见的运动处方和纠正性提示，实际上可能加剧而不是纠正功能障碍模式。

本书的关键在于人类的运动原则，无论其功能目标如何，它们是适用于所有患者的普遍法则。它们不仅是用于达到暂时目标的技术、策略或方法，例如促进减肥或改善运动表现，而且可以帮助患者实现功能目标，无论是减肥、改善高尔夫挥杆，还是创建一个全面的健身计划，使自己轻松地度过日常生活活动和减少不适。这三个原则是：1）呼吸模式必须首先改善；2）关节必须有共轴性；3）在弓步、下蹲、推、拉、旋转和步态的基本运动模式中，患者必须能够整合呼吸并维持关节共轴性。

1. 呼吸

功能性呼吸的重要性怎么强调都不为过。在努力创建核心稳定时，如果忽视了整合呼吸，身体会优先选择调节呼吸而不是维持稳定，并且患者每次呼吸都会使躯干和脊柱的稳定性受到影响。

膈肌附着于胸腔内部，从剑突到四周肋骨，连接于胸腰段交界处。当完全放松时，膈肌的中心肌腱位于高处。当它收缩时，膈肌下降到下肋骨水平位置，并变得平坦。为了使膈肌变平，腹肌必须离心拉长以允许腹腔内容物下移（如膈肌呼吸技术所述）。经常被忽视的是，下肋部必须向前、向后以及向外侧移动以适应和协助增加膈肌的周长。最后，在呼气时前肋部必须下降到起始位置，使膈肌在下一个呼吸周期中最佳地对位。

这种呼吸方法的额外好处是：增加细胞的氧合，促进副交感神经系统活动，以及由于对整个淋巴系统的"挤压"作用而改善淋巴功能。无论如何，功能性呼吸具有改善胸部灵活性，同时增强脊柱和躯干稳定性的好处。

日常生活活动的一些因素造成许多患者的胸部都很僵硬，原因包括错误姿势的过度矫正、肋骨和胸椎固定的运动、不良的呼吸模式、外科手术以及重复性或累积性创伤等。由于运动链的力量传递的改变，胸部僵硬导致更多运动区域的故障（包括腰椎骨盆 - 髋部复合体）。这也导致其他运动区域包括腰椎骨盆区域、膝关节和肩胛骨用于提供稳定性的代偿运动，。

也许最重要的是，当这种类型的呼吸与激活局部肌肉系统相结合时（主要是腹横肌、多裂肌、腰大肌和盆底肌），被称为"腹内压力机制"的强大的稳定策略被激活。局部肌肉系统共同收缩导致将这些结构连接在一起的胸腰筋膜收紧。当膈肌在功能性呼吸期间收缩时，它与骨盆底部平行排列，产生了一个稳定"筒"，支撑躯干、脊柱和骨盆。在这个位置上，有力地增强了由膈肌、盆底肌、腹横肌和多裂肌构成的"筒"的内部压力，其功能是拉长并减压脊柱，同时实现纯粹的旋转运动。肌肉推进 TPC 的筋膜系统为四肢的工作奠定了坚实的基础，而不必过度使用四肢来帮助 TPC 稳定。

当连接胸腰筋膜的多裂肌和腰部竖脊肌收缩，以及腹横肌收缩时，发生液压放大器效应，拉紧胸腰筋膜，从而对胸腔骨盆三维复合体产生加固作用。这提供了躯干、脊柱和骨盆同时稳定的能力并且减轻脊柱压力，是保持整体肌肉骨骼筋膜系统长期健康的关键。

2. 共轴性

人体实现最佳运动的目标是最佳地改善关节灵活性和使关节对位，并能够通过关节连接处延长，为纯轴向旋转提供基础。许多核心稳定策略中忽视的一个重要概念是各个关节的共轴性和局部稳定系统。局部肌肉靠近旋转轴线，没有特定的方向，这意味着它们的收缩对关节的位置没有影响。这些肌肉能够有效地起到稳定关节运动的作用。当较大的整体系统肌肉作用超过局部系统，破坏最佳旋转轴线时，关节共轴性受到影响。虽然整体系统的肌肉在产生全身稳定方面非常有效，但是它们的附着点比局部稳定肌距离旋转轴线更远，不能提供足够的节段间稳定，并且当这种稳定策略变为常态时身体会产生过度压缩关节的倾向，这在慢性疼痛的患者中很常见。

关节共轴性的第二部分内容，是关节应该在神经肌肉控制下彼此独立地运动，这被称为"灵活"。这实质上意味着在恰当的区域、适当的时间内，关节在有效地控制下产生运动。例如，患者应该能够启动髋关节屈曲，而不会后倾骨盆；能够产生肩关节屈曲，而不必过度抬高肩胛骨。

当关节稳定并且能够从相邻的关节连接处适当地灵活时，其周围肌肉组织共同收缩并且通过关节结构延长，产生该部位运动链上每个关节的高效、协调和流畅的运动。

3. 整合

一旦解决了前两项原则，就意味着患者可以以合适的方式进行呼吸和稳定，以及可以在运动链的适当部分有效地稳定和灵活，这些原则必须整合到功能运动模式中。呼吸、稳定和灵活之间的最佳协调模式是产生平稳、高效运动的关键。

随着社会的不断发展进步，现代便利设施的采用，如婴儿活动装置（约翰尼吊篮等类似设备）、矫正支具、平坦的地面、计算机、电梯及汽车等，许多患者在发育中已经丧失了这些最佳模式［回想沃伊塔（Vojta）提到的，三分之一的孩子没有发展出最佳的神经运动模式］。所有这些因素促使功能障碍产生并使其延续，造成许多在现代社会非常普遍的肌肉不平衡综合征。为了给这些患者提供成功的最佳机会，跟上不断变化的环境——久坐和缺乏自然发育活动，健身专家、理疗师和运动专家应帮助这些人重建失去的运动模式，并整合到他们的日常生活中。当这个目标完成后，患者将有机会获得成功，过上充实丰富的生活。

最终的结论

这些观念推动了本书中提出的纠正性练习和功能性训练的基本思想，在确保方法有效性方面，最后一点同样重要。治疗师或教练都愿意成为这样的人——当一天结束的时候他们尽了最大的努力为患者服务，这将是成功的最大决定因素。著名诗人拉尔夫·沃尔多·爱默生如此生动地总结："生活的目的不是为了快乐。它应该是有价值的、值得尊重的、富有同情心的，它让你的生活有所不同，并且使每一天变得更加美好。"

实例探究

本节将介绍三个案例研究，其目的不是对每个患者进行深入的分析，也不是为每个患者提供精确的纠正性练习和渐进的训练计划，而是演示一个指导方法，说明如何将本书中提出的原则用于重建普通患者的功能，并帮助患者恢复高水平功能。

1. 肩袖撕裂和胸痛的患者

一名中年女性出现左肩痛，MRI 诊断结果是冈上肌撕裂。主诉在肩关节撕裂的同一侧胸痛。这些症状在过去三个月里一直存在，患者对保守的物理治疗和深层肌筋膜松解治疗没有积极的反应。她需要长时间在计算机前工作，不适感限制了她工作的时间。由于症状很严重，她一直无法运动。曾做过的手术包括大约五年前的左脚手术和双侧隆胸术。

主要发现

患者左胸部僵硬和左肩复合体向前滑动、内旋。她的呼吸模式不良，表现为左侧膈肌的使用不畅，辅助呼吸的肌肉过度使用。她的左脚踝背屈受限和肩关节的整体运动范围受限。在左腿单腿站立时，患者出现躯干向左侧横向移位和脚趾抓紧的症状。

主要治疗

初步治疗的重点是松解软组织的限制，松动左侧胸部。患者需要建立膈肌呼吸和核心激活，以恢复系统平衡，并改善左侧胸 - 骨盆稳定性。要求患者在家中练习。指导患者停止深层组织按摩，采用间接的肌筋膜技术以帮助进一步镇静神经系统，并提供一种更温和的肌筋膜松解方式。经过最初几周的治疗，她可以进展到小幅度下蹲的功能模式，着重于保持轴向旋转的坐姿躯干转动，以及等长位置墙板支撑来恢复肩胛骨的控制。在接下来的几周里，她能够在最佳神经肌肉控制下执行每个基本运动模式。经过八周的治疗，患者可以开始与健身专业人士合作，继续推进运动模式。

2. 膝关节内侧痛的患者

一名 30 岁男子铁人三项运动员出现右膝关节内侧疼痛，在最后两个月的铁人三项训练中出现疼痛症状约三周。疼痛局限于膝关节的内侧区域，骑自行车或游泳时没有感到疼痛。他的膝关节大约十年前受过伤，但他没有回想到伤害带来的任何明显的残留影响。他曾尝试保守治疗，包括按摩和物理治疗，没有显著的缓解。

主要发现

患者进行姿势评估，呈现胸部脊柱前凸和右侧髋关节内旋。他采用辅助呼吸肌主导的呼吸模式。他在右腿单腿站立时，表现出髋关节的内旋增加和脚趾抓紧的症状。肌肉测试有双侧臀中肌抑制现象。

主要治疗

最初，不允许患者跑步，可以继续游泳和骑自行车。治疗包括对胸部进行松动和软组织技术。指导患者进行恰当的膈肌呼吸和核心激活。在初期阶段，指导患者执行单独的闭合式蛙式和支撑式下蹲模式，然后进展到分腿下蹲和蟹行模式。两周后，他从分腿下蹲进展到单腿下蹲，重点是保持拉长脊柱、骨盆中立位和足部三点稳定支撑。他可以重新回到跑步训练中，恢复跑步。这位患者进展顺利，能够完成铁人三项运动。

3. 双侧足底筋膜炎的患者

一名 53 岁的女性患有双侧足底筋膜炎。她对保守物理治疗方法包括软组织技术以及超声波和锻炼没有反应。可的松注射和矫正术只提供较小的缓解。曾有过一次剖腹产和一次阴道分娩。在出现脚痛的前几年，她曾做过子宫切除手术。患者脚部的不适使她难以忍受步行，并且由于疼痛而无法锻炼身体。她的工作需要每天站立几个小时。

主要发现

患者呈现胸部过度伸展（脊柱前凸），骨盆后倾，胸腰段过度伸展并通过胸部伸肌和腹外斜肌绷紧。她的胸部因摇晃而变得僵硬，呼吸过程中膈肌向外侧和向后偏移非常小。足底筋膜附着处有明显的压痛感，双足内侧肌张力高。腰方肌和臀中肌以及足固有肌都存在双侧抑制。

主要治疗

鉴于患者外科病史，对保守治疗缺乏反应，以及曾经的手术方式，她的治疗方法包括腹部软组织松解的特定技术、松动胸部、可视化技术和膈肌呼吸，以平息躯干整体肌肉的过度活动。

要求患者每天例行练习这些可视化技术和膈肌呼吸。躯干是训练目标，因为在过去 18 个月内她的脚和脚踝接受了大量的治疗干预，但获益微乎其微。两周后，她的足部压痛减少了 50%，能够更长时间站立且疼痛减少。采用特定的软组织技术来激活被抑制的足部肌肉。她被指示以足部三点稳定支撑姿势站立，并保持这种等长位置，同时坚持十秒重复站立三次，每天五次。她的疼痛在接下来的几周内继续减少，在结束治疗之前她最终可以恢复到无痛的步行。

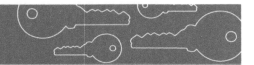

成功的关键

在处理慢性损伤时，特别是那些以前接受过大量治疗的患者，有时寻找与疼痛区域无关的其他原因，往往是有帮助的。在慢性疼痛和功能障碍中，疼痛区域很少是直接导致因素——如果是，由于以前的治疗干预，患者一般会得到康复。

关键：了解患者全面的病史，进行彻底的评估，特别注意看起来可能不相关的情况和区域，包括以前的手术（腹部）、创伤（急性和骨折）和锻炼（如他们是年轻的运动员、舞蹈演员等）。这些往往是发现导致当前问题的关键，并且往往被忽视。

主要术语

缩写

AC——肩锁关节

GH——盂肱关节

FA——股骨髋臼关节

FMT——功能肌肉测试

LPH——腰椎骨盆 - 髋部复合体

MMT——手法肌力测试

NMS——神经肌肉筋膜系统

SIJ——骶髂关节

SC——胸锁关节

ST——肩胛胸廓关节

TL——胸腰椎

TPC——胸腔骨盆三维复合体

激活

刺激本体感觉系统以增加肌肉系统的力量或反应的技术。激活技术包括可视化、等长收缩、触诊（肌筋膜附着点、韧带、皮肤或关节囊）和呼吸。

关节源性抑制

由于关节的过度伸展、过度压缩、肿胀和 / 或内部结构紊乱引起的肌肉抑制。

自生抑制

一种腱梭的保护性反射调节，由于肌肉张力过度增加而引起的肌肉抑制。

旋转轴

穿过关节的、关节围绕其旋转的假想中心点或线。旋转轴由关节的形状以及关节周围软组织结构（关节囊和韧带）决定。保持理想的旋转轴取决于理想的肌肉协同作用、最佳运动控制和随后的关节共轴性控制。

支撑策略

关节周围的肌肉共同收缩，以改善整体的稳定性。例如，围绕躯干和脊柱腹肌和竖脊肌的共同收缩，以改善躯干稳定性。如果长期保持这种策略和 / 或个人唯一的稳定策略，可能会有害。

中枢神经系统

神经系统的主要部分，包括脑和脊髓。

共轴性

在确保最佳旋转轴的同时保持关节面之间的最佳一致性。依赖于获得最佳神经运动控制的能力以稳定和灵活关节结构。

同步激活

围绕关节的肌肉收缩以保持最佳旋转轴和关节共轴性。

向心收缩

肌肉收缩，其中肌肉的附着点越来越靠近在一起，以进行移动或加速阻力。

纠正性练习

旨在专门处理姿势改变，以及不稳定和 / 或功能障碍运动模式的运动，其主要目的是提高神经肌肉骨骼系统的效率，并且对关节和软组织结构施加较少的不利应力。

灵活

在最佳的运动控制下移动关节的一块骨独立于另一块骨的能力。

驱动因素

驱动因素是在体内产生特定反应的情况、条件或策略。例如，腹部手术是腰部功能障碍的强力驱动因素，因为它可能导致局部系统的抑制和对腰椎骨盆 - 髋部复合体的整体系统的影响。有助于运动功能障碍的其他驱动因素包括运动模式表现不佳、习得行为不佳、不良提示、疲劳、情绪压力和营养不良。

离心收缩

肌肉收缩，其中肌肉附着点越来越分开，以减缓运动。

促进

加速或增强反射性反应。可以通过使用触诊和反射性伸展以及触觉、口头提示和 / 或可视化提示来促进运动和 / 或活动。

反馈

由本体感受系统在周边的各种本体感受器检测到的感觉反应，并将特定身体区域的方向、速度、振幅以及动力或阻力传递给中枢神经系统。

前馈机制

为了稳定关节结构，发生主动运动之前几毫秒，某些肌肉（通常是单关节肌肉）预先收缩。例如，研究已经证明，在没有疼痛或创伤的个体中，在肢体运动开始之前，腹横肌和盆底肌被激活。

屈曲不耐受

无法忍受屈曲位置。由于关节和 / 或软组织承受压力，受影响的个体将倾向于丧失运动范围和 / 或力量。个体需要以适宜的人体工程学和运动模式来改进稳定策略和训练方式。

足部三点稳定支撑

足部稳定的位置，其中脚上的压力平衡并支撑在第一跖趾关节、第五跖趾和跟骨的足底面上。

力偶

两个或两个以上的肌肉相对平等地相反地拉动，产生旋转。例如，斜方肌上部和斜方肌下部的收缩导致肩胛骨上回旋。

基本运动模式

形成所有功能运动的基础的运动模式。这些模式包括下蹲、弓步、推、拉、旋转、呼吸和步态。

希尔顿定律

支配特定关节的神经也支配与关节相关的肌肉和皮肤。这是利用动觉反馈的好处，例如敲击、摩擦和肌内效贴布。

过度活动

由于关节囊、韧带的被动约束和 / 或运动控制不足，关节活动过于自由。

可动性减少

由于关节囊或肌筋膜挛缩以及瘢痕组织或粘连而不具备足够移动性的关节。

抑制

身体的收缩单位（肌筋膜）灵敏性降低或缺乏最佳神经学输入，与单纯的肌肉薄弱不同。在受抑制的肌肉中，对肌筋膜结构有足够的神经生理支持，而肌肉薄弱通常继发于缺乏理想的生理支持。测试显示弱的抑制肌肉通常在激活策略之后测试直接显示强，例如起止点触诊、等长位置、关节共轴性或其他类型的运动知觉（触觉）促进法。

整合

基本运动模式的最佳共轴性、稳定的理想序列、灵活和呼吸的协调。

等长收缩

肌肉收缩时肌肉长度没有任何变化。此类型的收缩用于稳定关节或身体位置以及帮助向心和离心收缩之间的过渡。

运动链

相连的骨、关节、肌筋膜和神经结构是相互关联的，并且一同起作用产生动作。例如，足、踝、膝、髋和骨盆的所有结构构成下肢运动链，而胸、肩胛骨、肱骨、肘、腕和手的所有结构构成上肢运动链。

易化定律

当神经冲动反复传导通过某个神经通路时，它倾向于以更容易的方式沿着该路径传导，在依次传导时阻力减少。等长位置、触觉、运动知觉触诊或肌内效贴布是易化肌肉收缩的有效途径。

辐射定律

辐射是整个神经系统兴奋的传播。

沿着运动链肌肉的促进作用或一个关节共轴性可以改善功能性肌肉激活或沿着整个运动链的关节共轴性。例如，踝关节共轴性可以帮助膝关节、髋关节和骨盆的灵活。类似地，肩胛骨稳定肌的激活可以促进整个上臂稳定肌的激活。

相继诱导定律

主动肌收缩随后其功能性拮抗肌的收缩，将导致主动肌更强的收缩。例如，臀大肌收缩随后腰大肌收缩，将导致臀大肌在随后的尝试中更强的收缩。

拉长脊柱

脊柱位于骨盆上方的中立对齐，其中每个区域具有最大长度和稳定性。个体可视化想象一条在枕骨后部向头部（向上）牵引的绳子，以及一条在尾骨向尾端（向下）拉动的绳子。

外周神经系统

神经系统的一部分，包括脑神经和脊神经。

本体感受器

通过各种本体感受器检测身体各部位的感知意识，并通过中枢神经系统进行处理。改善本体感觉是运动控制中的一个重要概念，因为损伤及单关节稳定肌萎缩等因素都已被证明可以降低关节位置和肌肉活动的本体感知意识。

交互抑制

主动肌收缩引起的拮抗肌的正常肌肉抑制。例如，髋关节屈肌的收缩抑制髋伸肌。

反射性抑制

关节损伤继发的肌肉抑制，这通常导致对关节稳定最重要的肌肉的选择性萎缩。

肌肉反向功能

将肌肉的近端部分拉向肌肉远端附着点。例如，胫骨前肌的跖骨附着点将胫骨向前拉，以在步态周期中帮助踝背屈。

骨盆中立位

当以两条腿或者以一条腿站立时，骨盆处于相对中立的对齐位置并且位于两个髋关节之间的位置。

稳定

为完成当前任务，以适当的张力和运动控制来维持和保持关节位置的能力。

综合征

综合征是一组体征和症状，共同表示特征性病理或神经肌肉筋膜功能障碍。综合征往往是稳定性不良和运动策略不佳的综合结果。

协同肌主导

在存在肌肉或关节抑制的情况下，协同肌主要起稳定肌或原动肌的作用。例如，臀大肌抑制会使腘绳肌成为伸髋的原动肌。

参考文献

Arnason, A., Sigurdsson, S.B., Gudmundsson, A., Holme, I., Engebretsen, L., Bahr, R.: 2004. Risk factors for injuries in football; *American Journal of Sports Medicine*; 32(1 Suppl): 5S–16S.

Askling, C., Tengvar, M., Sarrtok, T., Thorstensson, A.: 2000. Sports related hamstring strains-two cases with different etiologies and injury sites; *Scandinavian Journal of Medicine & Science in Sports*; 10(5): 304–307.

Baechle, T.R., Earle, R.W.: 2000. *Essentials of Strength Training and Conditioning*. Human Kinetics, Champaign, IL.

Bandy, W.D., Sanders, B.: 2001. *Therapeutic Exercise: Techniques for Intervention*. Lippincott Williams & Wilkins, Baltimore, MD.

Barker, K.L., Shamley, D.R., Jackson, D.: 2000. Changes in the cross-sectional area of multifidus and psoas in patients with unilateral back pain: the relationship to pain and disability: *Clinical Journal of Sport Medicine*; 10(4): 239–244.

Batmanghelidj, F.: 1995. *Your Body's Many Cries for Water: You Are Not Sick, You Are Thirsty! Don't Treat Thirst With Medications*. Global Health Solutions, Falls Church, VA.

Beardall, A.G.: 1982. *Clinical Kinesiology Instruction Manual*. A.G. Beardall, D.C., Lake Oswego, OR.

Beardall, A.G.: Beardall C.A.: 2006. *Clinical Kinesiology Vol I: Low Back and Abdomen*. Woodburn, OR.

Beardall, A.G.: Beardall C.A.: 2006. *Clinical Kinesiology Vol II: Pelvis and Thigh*. Woodburn, OR.

Beardall, A.G.: Beardall C.A.: 2006. *Clinicial Kinesiology Vol III: TMJ, Hyoid, and Other Cervical Muscles and Cranial Manipulation*. Woodburn, OR.

Beardall, A.G.: 1983. *Clinical Kinesiology Vol IV: Muscles of the Upper Extremities, Shoulder, Forearm, and Hand*. Lake Oswego, OR.

Beardall, A.G.: 1985. Clinical Kinesiology Vol V: *Muscles of the Lower Extremities, Calf, and Foot*. Lake Oswego, OR.

Beckman, S.M., Buchanan, T.S.: 1995. Ankle inversion injury and hypermobility: effect on hip and ankle muscle electromyography onset latency; *Archives of Physical Medicine and Rehabilitation*; 76(12): 1138–1143.

Binningsley, D.: 2003. Tear of the acetabular labrum in an elite athlete; *British Journal of Sports Medicine*; 37: 84–88.

Biondino C.R.: 1999. Anterior cruciate ligament injuries in female athletes. *Conn Med*. 63(11):657–660.

Bogduk, N.: 2005. *Clinical Anatomy of the Lumbar Spine and Sacrum. 4th ed.*

Elsevier Churchill Livingstone, Philadelphia, PA.

Borich, M.R., Bright, J.M., Lorello, D.J., Cieminski, C.J., Buisman, T., Ludewig, P.M.: 2006. Scapular angular positioning at end range internal rotation in cases of glenohumeral internal rotation deficit; *Journal of Orthopaedic & Sports Physical Therapy*; 36(12): 926–934.

Boyle, M.: 2010. *Advances in Functional Training: Training Techniques for Coaches, Personal Trainers and Athletes*. On Target Publications, Aptos, CA.

Buhler, C.: 2004. *The Evaluation and Treatment of Low Back & Abdomen*. Course handouts, Kaysville, UT.

Burstein, A.H.: 1989. "The spine engine: a unified theory of the spine?" *Journal of Bone & Joint Surgery*; 71: 1580.

Caterisano, A., Moss, R.F., Pellinger, T.K., Woodruff, K., Lewis, V.C., Booth, W., Khadra, T.: 2002. The effect of back squat depth on the EMG activity of 4 superficial hip and thigh muscles; *Journal of Strength & Conditioning Research*; 16(3): 428–32.

Caulfield, B., Garrett, M.: 2004. Changes in ground reaction force during jump landing in subjects with functional instability of the ankle joint; *Clinical Biomechanics (Bristol Avon)*; 19(6): 617–21.

Cech, D., Martin, S.: 1995. *Functional Movement Development Across the Life Span*. W.B. Saunders, Philadelphia, PA.

Chek, P.: 2000. *Movement That Matters: a Practical Approach to Developing Optimal Functional Movement Skills*. C.H.E.K. Institute, Encinitas, CA.

Chek, P.: 2004. *How to Eat, Move and Be Healthy!: Your Personalized 4-step Guide to Looking and Feeling Great From the Inside Out*. C.H.E.K. Institute, San Diego, CA.

Cholewicki, J., Silfies, S.P., Shah, R.A., Greene, H.S., Reeves, N.P., Alvi, K., Goldberg, B.: 2005. Delayed trunk muscle reflex responses increase the risk of low back injuries; *Spine*; 30(23): 2614–2620.

Cohen, R.: 2010. *Introduction to Reflex Locomotion According to Vojta*. Course handouts. Philadelphia, PA.

Cole Lukasiewicz, A., McClure, P., Michener, L. Praff, N., Senneff, MD, B.: 1999. Comparison of 3-dimensional scapular position and orientation between subjects with and without shoulder impingement; *Journal of Orthopaedic & Sports Physical Therapy*; 29(10): 574–586.

Comerford, M.J., Mottram, S.L., Gibbons, S.G.T.: 2008. *Motor Control & Functional Stability Retraining for Sacro-Iliac Joint and Pelvic Stability Dysfunction*. Northeast Seminars, East Hampstead, NH.

Comerford, M.J., Mottram, S.L.: 2005. *Diagnosis & Musculoskeletal Management of*

Shoulder Impingements and Instabilities. Northeast Seminars, East Hampstead, NH.

Comerford, M.J.: *Core Stability: Priorities in Rehabilitation of the Athlete.*

Comerford, M.J.: *Screening to Identify Injury and Performance Risk: Movement Control Testing – The Missing Piece of the Puzzle.*

Cook, G.: 2003. *Athletic Body in Balance.* Human Kinetics, Champaign, IL.

Cowling, E.J., Steele, J.R., McNair, P.J.: 2003. Effect of verbal instructions on muscle activity and risk of injury to the anterior cruciate ligament during landing; *British Journal of Sports Medicine*; 37(2): 126–30.

Cowling, E.J., Steele, J.R.: 2001. Is lower limb muscle synchrony during landing affected by gender? Implications for variations in ACL injury rates; *Journal of Electromyography and Kinesiology*; 11(4): 263–8.

Cowling, E.J., Steele, J.R.: 2001. The effect of upper-limb motion on lower-limb muscle synchrony. Implications for anterior cruciate ligament injury; *Journal of Bone & Joint Surgery*; 83A(1): 35–41.

Coyle, D.: 2009. *The Talent Code.* Bantam Bell, New York, NY.

Croce, R.V., Russell, P.J., Swartz, E.E., Decoster, L.C.: 2004. Knee muscular response strategies differ by developmental level but not gender during jump landing; *Electromyography Clinical Neurophysiology*; 44(6): 339–348.

Cuthbert, S.C., Goodheart, Jr., G.J.: 2007. On the reliability and validity of manual muscle testing: a literature review; *Chiropractic & Osteopathy*; 15(4).

Cuthbert, S.C.: 2009. What are you doing about muscle weakness: Part I? *Dynamic Chiropractic*; 27(10).

Cuthbert, S.C.: 2009. What are you doing about muscle weakness: Part II: cervical spine? *Dynamic Chiropractic*; 27(14).

Cuthbert, S.C.: 2009. What are you doing about muscle weakness: Part III: lumbar spine? *Dynamic Chiropractic*; 27(18).

Dadebo, B., White, J., George, K.P.: 2004. A survey of flexibility training protocols and hamstring strains in professional football clubs in England; *British Journal of Sports Medicine*; 38(4): 388–394.

Dangaria, T.R. & Naesh, O.: 1998. Changes in cross-sectional area of psoas major muscle in unilateral sciatica caused by herniation. *Spine*; 15:928–931.

Dash, M., Telles, S.: 2001. Improvement in hand grip strength in normal volunteers and rheumatoid arthritis patients following yoga training; *Indian Journal of Physiology & Pharmacology*; 45(3): 355–360.

Decker, M.J., Hintermeister, R.A., Faber, MD, K.J. Hawkins, MD, R.J.: 1999. Serratus Anterior Muscle Activity During Selected Rehabilitation Exercises; *The American Journal of Sports Medicine*; 27(6): 784–791.

Decker, M.J., Tokish, MD, J.M., Ellis, H.B., Torry, M.R., Hawkins, MD, R.J.: 2003. Subscapularis muscle activity during selected rehabilitation exercises; *The American Journal of Sports Medicine*; 31: 126–134.

de Marche Baldon, R., Helissa Nakagawa, T., Batista Muniz, T., Ferreira Amorim, C., Dias Maciel, C., Viadanna Serra˜ o, F.: 2009. Eccentric hip muscle function in females with and without patellofemoral pain syndrome; *Journal of Athletic Training*; 44(5): 490–496.

Eliasz, J., Mikuliszyn, R.S., Deren, M.: 2004. Measurement of force exerted on footplates by centrifuge subjects; *Aviation, Space and Evironmental Medicine*; 75(6): 551–553.

Ellison, J.B., Rose, S.J., Sahrmann, S.A.: 1990. Patterns of hip rotation range of motion: a comparison between healthy subjects and patients with low back pain; *Physical Therapy*; 70(9): 537–541.

Fagenbaum, R., Darling, W.G.: 2003. Jump landing strategies in male and female college athletes and the implications of such strategies for anterior cruciate ligament injury; *American Journal of Sports Medicine*; 31(2): 233–240.

Fagerson, T.L.: 1998. *The Hip Handbook*. Butterworth-Heinemann, Woburn, MA.

Farrokhi, S., Pollard, C.D., Souza, R.B., Chen, Y.J., Reischl, S., Powers, C.M.: 2008. Trunk position influences the kinematics, kinetics, and muscle activity of the lead lower extremity during the forward lunge exercise; *Journal of Orthopaedic & Sports Physical Therapy*; 38(7): 403-409.

Forda, K.R., Manson, N.A., Evansa, B.K., Myera, G.D., Gwinnb, R.C., Heidtb, R.S., Hewetta, T.E.: 2006. Comparison of in-shoe foot loading patterns on natural grass and synthetic turf; *Journal of Science and Medicine in Sport*; 42: 1–8.

Franklin, E.N.: 2004. *Conditioning for Dance: Training for Peak Performance in All Dance Forms*. Human Kinetics, Champaign, IL.

Franklin, E.N.: 1996. *Dynamic Alignment Through Imagery*. Human Kinetics, Champaign, IL.

Frost, R.: 2002. *Applied Kinesiology: a Training Manual and Reference Book of Basic Principles and Practice*. North Atlantic, Berkeley, CA.

Fry, A.C., Smith, J.C., Schilling, B.K.: 2003. Effect of knee position on hip and knee torques during the barbell squat; *Journal of Strength & Conditioning Research;* 17(4): 629–33.

Gabbe, B.J., Finch, C.F., Bennell, K.L., Wajsweiner, H.: 2005. Risk factors for hamstring injuries in community level Australian football; *British Journal of Sports Medicine;* 39(2): 106–110.

Gibbons, S.: 2005. *Assessment & Rehabilitation of the Stability Function of the Psoas Major & the Deep Sacral Gluteus Maximus Muscles*. Kinetic Control,

Ludlow, UK.

Gibbons, S.G.T., Comerford, M.J., Emerson, P.L.: 2002. Rehabilitation of the stability function of psoas major; *Orthopaedic Division Review;* January / February: 9–16.

Gibbons, S.G.T., Comerford, M.J.: 2001. Strength versus stability: part 1: concepts and terms; *Orthopaedic Division Review;* March / April: 21–27.

Gibbons, S.G.T., Comerford, M.J.: 2001. Strength versus stability: part 2: limitations and benefits; *Orthopaedic Division Review;* March / April: 28–33.

Gibbons, S.G.T., Mottram, S.L., Comerford, M.J., Phty, B.: 2001. Stability and movement dysfunction related to the elbow & forearm; *Orthopaedic Division Review;* Sept/Oct, 2001.

Gladwell, M.: 2005. *Blink.* Time Warner Book Group. New York, USA.

Gracovetsky, S.: 2008. *The Spinal Engine.* Serge Gracovetsky, PhD, St. Lambert, Q.C., Canada.

Grandjean, A.C., Reimers, K.J., Haven MC, Curtis G.L.: 2003. The effect on hydration of two diets, one with and one without plain water; *Journal of the American College of Nutrition;* 22(2): 165–173.

Grandjean, A.C., Reimers, K.J., Bannick, K.E., Haven, M.C. 2000. The effect of caffeinated, non-caffeinated, caloric and non-caloric beverages on hydration. *Journal of the American College of Nutrition;* 19(5):591–600.

Grimaldi, A, Richardson, C, Stantonb, W, Durbridgec, G, Donnellyd, W, & Hidesab, J.: 2009. The association between degenerative hip joint pathology and size of the gluteus medius, gluteus minimus and piriformis muscles. *Manual Therapy*, 14(6); p.605–610.

Groh, M.M., Herrera, J.: 2009. A comprehensive review of hip labral tears; *Current Reviews in Musculoskeletal Medicine;* 2:105–117.

Guyton, A.C.: 1991. *Textbook of Medical Physiology. 8th ed.* W.B. Saunders, Philadelphia, PA.

Hagins, M., Pietrek, MD, M., Sheikhzadeh, A., Nordin, M., Axen, K.: 2004. The effects of breath control on intra-abdominal pressure during lifting tasks; *Spine*; 29(4): 464–469.

Hannaford, C.: 1995. *Smart Moves: Why Learning Is Not All in Your Head.* Great Ocean, Alexander, NC.

Harris-Hayes, M., Sahrmann, S.A., Van Dillen, L.R.:2009. Relationship between the hip and low back pain in athletes who participate in rotation-related sports; *Journal of Sport Rehabilitation;* 18(1): 60–75.

Health, United States, 2008: *With Special Feature on the Health of Young Adults.* National Center for Health Statistics, Hyattsville, MD, 2009.

Hodges, P.W., Heijnen, I., Gandevia, S.C.: 2001. Postural activity of the diaphragm is reduced in humans when respiratory demand increases; *Journal of Physiology;* 537(3): 999–1008.

Hoskins, W., Pollard, H.: 2005. The management of hamstring injury – part 1: issues in diagnosis; *Manual Therapy;* 10(2): 96–107.

Hoskins, W., Pollard, H.: 2005. The management of hamstring Injury – part 2: issues in diagnosis; *Manual Therapy;* 10(3):180–190.

Hulme, J.A.: 2008. *Beyond Kegels: Bladder Health and the Pelvic Muscle Force Field*. The Prometheus Group; Chicago, IL.

Hungerford, B.: 2007. *Functional Load Transfer Through the Pelvic Girdle: An Overview of the Research Applicable to the Stork (One Leg Standing) Test*. 6th World Congress of Low Back & Pelvic Pain, Barcelona, Spain.

Kendall, F.P., McCreary, E.K., Provance, P.G., Rodgers, M.M., Romani, W.A.: 2005. *Muscles: Testing and Function With Posture and Pain*. 5th ed. Lippincott Williams & Wilkins, Baltimore, MD.

Khan, K.M., Cook, J.K.: 2004. Overuse tendon injuries: where does the pain come from? *Spine;* 29(22): E515–E519.

Kibler, MD, W.B, Ludewig, P.M., McClure, P., Uhl, T.L., Sciascia, A.: 2009. Scapular Summit 2009; *Journal of Orthopaedic & Sports Physical Therapy;* 39(11): A1–A13.

Kolar, P., Holubcova, Z., Frank, C., Liebenson, C., Kobesova, A.: 2009. *Exercise & the Athlete: Reflexive, Rudimentary & Fundamental Strategies*. International Society of Clinical Rehabilitation Specialists – course handouts, Chicago, IL.

Kolar, P., Kobesova, A., Holubcova, Z.: 2009. *Dynamic Neuromuscular Stabilization: A Developmental Kinesiology Approach*. Rehabilitation Institute of Chicago – course handouts, Chicago, IL.

Kujala, U.M., Orava, S., Jarvinen, M.: 1997. Hamstring injuries. Current trends in treatment and prevention; *Sports Medicine*. 23(6): 397–404.

Langevin, H.: 2002. Relationship of Acupuncture Points and Meridians to Connective Tissue Planes; The *Anatomical Record;* 269: 257–265.

Leaf, D.: 1995. *Applied Kinesiology Flowchart Manual*. David W. Leaf, Plymouth MA.

Lee, D.: 2003. *The Thorax: An Integrated Approach. 2nd ed*. Diane G. Lee Physiotherapist Corp, White Rock, BC.

Lee, D.: 2004. *The Pelvic Girdle: An Approach to the Examination and Treatment of the Lumbopelvic-Hip Region. 3rd ed*. Churchill Livingstone, Edinburgh.

Lee, L.: 2008. *Discover the Sports Pelvis: The Role of the Pelvis in Recurrent Groin, Knee, and Hamstring Pain & Injury*. The Mid-Atlantic Physical Therapy

Associates course handouts, LLP.

Lee, L.: 2008. Is it time for a closer look at the thorax? *InTouch;* 1: 13-16.

Leetun, D.T., Ireland, M.L., Willson, J.D., Ballantyne, B.T., Davis, I.M.: 2004. Core stability measures as risk factors for lower extremity injury in athletes; *Medicine & Science in Sports & Exercise;* 36(6): 926–934.

Lephart, S.M., Ferris, C.M., Riemann, B.L., Myers, J.B., Fu, F.H.: 2002. Gender differences in strength and lower extremity kinematics during landing; *Clinical Orthopaedics and Related Research;* (401): 162–169.

Levine, S., Nguyen, T., Kaiser, L.R., Rubinstein, N.A., Maislin, G., Gregory, C., Rome, L.C., Dudley, G.A., Sieck, G.C., Shrager, J.B..: 2003. Human diaphragm remodeling associated with chronic obstructive pulmonary disease: clinical implications; *American Journal of Respiratory Critical Care Medicine;* 168(6):706–713.

Lewis, C.L., Sahrmann, S.A., Moran, D.W.: 2007. Anterior hip joint force increases with hip extension, decreased gluteal force, or decreased iliopsoas force; *J Biomech;* 40(16): 3725–3731.

Lewis, J.S., Wright, C., Green, A.: 2005. Subacromial impingement syndrome: the effect of changing posture on shoulder range of movement; *Journal of Orthopaedic & Sports Physical Therapy;* 35(2): 72–87.

Lewit, K.: 1994. The functional approach; *The Journal of Orthopaedic Medicine;* 16(3): 73–74.

Lewit, K.: 2008. Lessons for the future; *International Musculoskeletal Medicine;* 30(3): 133–140.

Liebenson, C.: 2007. *Rehabilitation of the Spine: a Practitioner's Manual. 2nd ed.* Lippincott Williams & Wilkins, Philadelphia, PA.

Lindsay, M.: 2008. *Fascia – Clinical Applications for Health and Human Performance.* Cengage Learning. Clifton Park, NY.

Lombard, W.P., & Abbott, F.M.: 1907. The mechanical effects produced by the contraction of individual muscles of the thigh of the frog. *American Journal of Physiology,* 20, 1–60.

Lubeck, D.P.: 2003. The costs of musculoskeletal disease: health needs assessment and health economics; *Best Practice & Research Clinical Rheumatology;* 17(3): 529–539.

Lum, L.C.: 1987. Hyperventilation syndromes in medicine and psychiatry: a review; *Journal of the Royal Society of Medicine;* 80: 229–231.

Lunden, J.B., Braman, J.P., Laprade, R.F., Ludewig, P.M.: 2010. Shoulder kinematics during the wall push-up plus exercise; *Journal of Shoulder and Elbow Surgery*; 19(2):216–23.

Magarey, M.E., Jones, M.A.: 1995. Dynamic evaluation and early management of altered motor control around the shoulder complex. *Applied Kinesiology Flowchart Manual – 3rd Edition,* David Leaf, Plymouth, MA – self published.

Malliaropoulos, N., Papalexandris, S., Papalada, A., Papacostas, E.: 2004. The role of stretching in rehabilitation of hamstring injuries: 80 athletes follow-up; *Medicine & Science in Sports & Exercise;* 36(5): 756–759.

Massery, M. The patient with multi-system impairments affecting breathing mechanics and motor control. In: Frownfelter D, Dean E, eds. *Cardiovascular and Pulmonary Physical Therapy Evidence and Practice, ed. 4.* St. Louis, MO.: Mosby & Elsevier Health Sciences; 2006:Chapter 39:695–717.

Massery, M.: 2009. *If You Can't Breathe, You Can't Function – Integrating the Pulmonary, Neuromuscular, and Musculoskeletal Systems in Pediatric Populations.* Pathways Center – course handouts, Glenview IL.

McClure, P.W., Michener, L.A., Karduna, A.R.: 2006. Shoulder function and 3-dimensional scapular kinematics in people with and without shoulder impingement syndrome; *Physical Therapy;* 86(8): 1075-1090.

McGill, S.: 2004. *Ultimate Back Fitness and Performance.* Wabuno, Waterloo, Ont.

McGill, S.: 2007 *Low Back Disorders: Evidence-based Prevention and Rehabilitation. 2nd ed.* Human Kinetics, Champaign, IL.

McGuine, T.A., Greene, J.J., Best, T., Leverson, G.: 2003. Balance as a predictor of ankle injuries in high school basketball players; *Manual Therapy;* 8(4): 195–206.

Meyerowitz, S.: 2001. *Water – The Ultimate Cure.* Sproutman Publications, Great Barrington, MA.

Michaud, T.C.: 1997. *Foot Orthoses and Other Forms of Conservative Foot Care.* T.C. Michaud, Newton, MA.

Mitchell, L.C.J., Ford, K.R., Minning, S., Myer, G.D., Mangine, R.E., Hewett, T.E.: 2008. Medial foot loading on ankle and knee biomechanics; *North American Journal of Sports Physical Therapy;* 3(3): 133–40.

Moeller, J., Lamb, M.M.: 1997. Anterior cruciate ligament injuries in female athletes: why are women more susceptible? *The Physician and Sports Medicine;* 25(4).

Muscolino, J.E.: 2006. *Kinesiology: the Skeletal System and Muscle Function.* Mosby Elsevier, St. Louis, MO.

Myer, G.D., Chu, D.A., Brent, J.L., Hewett, T.E.: 2008. Trunk and hip control neuromuscular training for the prevention of knee joint injury; *Clinics in Sports Medicine;* 27(3): 425–448.

Myer, G.D., Paterno, M.V., Ford, K.R., Hewett, T.E.: 2008. Neuromuscular training techniques to target deficits before return to sport after anterior cruciate ligament reconstruction; *Journal of Strength and Conditioning Research;* 22(3) 1–28.

Myer, G.D., Paterno, M.V., Ford, K.R., Quatman, C.E., Hewett, T.E.: 2006. Rehabilitation after anterior cruciate ligament reconstruction: criteria-based progression through the return-to-sport phase; *Journal of Orthopaedic & Sports Physical Therapy*; 36(6): 385–402.

Myers, J.B., Ju, Y., Hwang, J., McMahon, MD, P.J., Rodosky, MD, M.W., Lephart, S.M.: 2004. Reflexive muscle activation alterations in ahoulders with anterior glenohumeral instability; *The American Journal of Sports Medicine;* 32(4): 1013–1021.

Myers, J.B., Pasquale, M.R., Laudner, K.G., Sell, T.C., Bradley, J.P., Lephart, S.M.: 2005. On-the-field resistance-tubing exercises for throwers: an electromyographic analysis; *Journal of Athletic Training;* 40(1): 15–22.

Myers, T.W.: 2009. *Anatomy Trains: Myofascial Meridians for Manual and Movement Therapists. 2nd ed.* Elsevier, Edinburgh.

Nadler, S.F., Malanga, G.A., Bartoli, L.A., Feinberg, J.H., Prybicien, M., Deprince, M.: 2002. Hip muscle imbalance and low back pain in athletes: influence or core strengthening; *Medicine & Science in Sports & Exercise;* 34(1): 9–16.

Nadler, S.F., Malanga, G.A., Feinberg, J.H., Rubanni, M., Moley, P., Foye, P.: 2002. Functional performance deficits in athletes with previous lower extremity injury: *Clinical Journal of Sports Medicine;* 12(2): 73–78.

Nelson-Wong, E., Flynn, T., Callaghan, J.P.: 2009. Development of active hip abduction as a screening test for identifying occupational low back pain; *Journal of Orthopaedic & Sports Physical Therapy;* 39(9): 649-657.

O'Dell: 2006. *A Comprehensive Approach to Shoulder Training and Injury Resistance.* Explosively fit Strength Training, Nine Mile Falls, WA.

Page, P., Frank, C.C., Lardner, R.: 2010. *Chapter 10 - Restoration of Muscle Balance. Assessment and Treatment of Muscle Imbalance: the Janda Approach.* Human Kinetics, Champaign, IL. pp. 145.

Petersen, J, Holmich, P. Evidence based prevention of hamstring injuries in sports; *British Journal of Sports Medicine;* 39(6): 319–323.

Richardson, C., Hides, J., Hodges, P.W.: 2004. *Therapeutic Exercise for Lumbopelvic Stabilization: a Motor Control Approach for the Treatment and Prevention of Low Back Pain. 2ND ed. u.a.:* Churchill Livingstone, Edinburgh.

Roussel, N., Nijs, J., Truijen, S., Vervecken, L., Mottram, S., Stassijns, G.: 2009. Altered breathing patterns during lumbopelvic motor control tests in chronic low back pain: a case study; *European Spine Journal;* 18(7): 1066_1073.

Sahrmann, S.: 2002. *Diagnosis and Treatment of Movement Impairment Syndromes.*

Mosby, St. Louis, MO.

Salci, Y., Kentel, B.B., Heycan, C., Akin, S., Korkusuz, F.: 2004. Comparison of landing maneuvers between male and female college volleyball players; *Clinical Biomechanics (Bristol, Avon);* 19(6): 622_628.

Schleip, R., Klingler, W., and Lehmann-Horn, F.: 2004. *Active Contraction of the Thoracolumbar Fascia - Indications of a New Factor in Low Back Pain Research With Implications for Manual Therapy, 5th Interdisciplinary World Congress on Low Back & Pelvic Pain.* Downloaded June 1, 2010.

Schleip, R., Klingler, W., and Lehmann-Horn, F.: 2004. Active fascial contractility: fascia may be able to contract in a smooth muscle-like manner and thereby influence musculoskeletal dynamics. *Medical Hypotheses;* 65: 273–277.

Schleip, R., Klingler, W., and Lehmann-Horn, F.: 2007. *Fascia Is Able to Contract in a Smooth Muscle-like Manner and Thereby Influence Musculoskeletal Mechanics.* 5th World Congress of Biomechanics; MEDIMOND International Proceedings; Munich, Germany. Downloaded June 1, 2010.

Schleip, R., Klingler, W.,: 2005. Active fascial contractility: fascia is able to contract and relax in a smooth muscle-like manner and thereby influence biomechanical behavior. Department of Applied Physiology, Ulm University, Ulm, Germany. Downloaded June 1, 2010.

Schleip, R., Naylor, I., Ursu, D., Melzer, W., Zorn, A., Wilke, H-J., Lehmann-Horn, F., Klingler, W.: 2006. Passive muscle stiffness may be influenced by active contractility of intramuscular connective tissue; *Medical Hypotheses;* 66: 66–71.

Schmidt, R.A., Wrisberg. C.A.: 2008. *Motor Learning and Performance: a Situation-based Learning Approach. 4th ed.* Human Kinetics, Champaign, IL.

Scott, M., Comerford, M.J., Mottram, S.L.: 2006. Transversus training – a waste of time in the gym; *Fitpro Network;* 30-32.

Sharkey, J.: 2008. *The Concise Book of Neuromuscular Therapy: a Trigger Point Manual.* Lotus Pub., Chichester, England.

Sher, J.S., Uribe, J.W., Posada, A., Murphy, B.J., Zlatkin, M.B.: 1995. Abnormal findings on magnetic resonance images of asymptomatic shoulders; *Journal of Bone and Joint Surgery:* 77: 10–15.

Sherry, M.A., Best, T.M.: 2004. A comparison of 2 rehabilitation programs in the treatment of acute hamstring strains; *Journal of Orthopaedic & Sports Physical Therapy;* 34(3): 116–125.

Shier, D., Butler, J., Lewis, R.: 2007. Hole's Human Anatomy & Physiology. 11th ed. McGraw-Hill, Dubuque, IA.

Shultz, S.J., Carcia, C.R., Perrin, D.H.: 2004. Knee joint laxity affects muscle activation patterns in the healthy knee; *Journal of Electromyography and Kinesiology;* 14(4): 475–483.

Smith, M., Coppieters, M., Hodges, P.: 2005. Effect of experimentally induced low back pain on postural sway with breathing; *Experimental Brain Research;* 166(1): 109–117.

Smith, M., Russell, A., Hodges, P.: 2006. Disorders of breathing and incontinence have a stronger association with back pain than obesity and physical activity; *Australian Journal of Physiotherapy;* 52(1): 11–16.

Stedman, TL. 1990. *Stedman's Medical Dictionary – 25th Edition.* Williams and Wilkins, Baltimore MD.

Strachan, D.P.: 1991. Ventilatory function as a predictor of fatal stroke; *BMJ;* 302(6768): 84–87.

Swartz, E.E., Decoster, L.C., Russell, P.J., Croce, R.V.: 2005. Effects of developmental stage and sex on lower extremity kinematics and vertical ground reaction forces during landing; *Journal of Athletic Training;* 40(1): 9–14.

Taleb, N. 2007. *The Black Swan: The Impact of the Highly Improbable.* Random House, New York, NY.

Taunton, J.E., Ryan, M.B., Clement, D.B., McKenzie, D.C., Lloyd-Smith, D.R., Zumbo, B.D.: 2002. A retrospective case-control analysis of 2002 running injuries; *British Journal of Sports Medicine;* 36: 95–101.

Thie, J.F., Thie., M.: 2005. *Touch for Health: the Complete Edition : a Practical Guide to Natural Health With Acupressure Touch and Massage.* DeVorss, Camarillo, CA.

Umphred, D. A.: 2007. *Neurological Rehabilitation.* 5th ed. Mosby Elsevier, St. Louis, MO.

Valtin, H. 2002. "Drink at least eight glasses of water a day." Really? Is there scientific evidence for "8x8"? *American Journal Regulatory, Integrative and Comparitive Physiology;* 283: R993–R1004.

Van Dillen, L.R., Bloom, N.J., Gombatto, S.P., Susco, T.M.: 2008. Hip rotation range of motion in people with and without low back pain who participate in rotation-related sports. *Phys Ther Sport;* 9(2): 72–81.

Verall, G.M., Slavotinek J.P., Barnes, P.G.: 2005. The effect of sports specific training on reducing the incidence of hamstring injuries in professional Australian Rules football players; *Br. J Sports Med;* 39(6): 363–368.

Verrall, G.M., Slavotinek, J.P., Barnes, P.G., Fon, G.T., Spriggins, A.J.: 2001. Clinical risk factors for hamstring muscle strain injury: a prospective study with correlation of injury by magnetic resonance imaging; *British Journal of Sports Medicine;* 35: 435–440.

Verrall, G.M., Slavotinek, J.P., Barnes, P.G., Fon, G.T.: 2003. Diagnostic and prognostic value of clinical findings in 83 athletes with posterior thigh injury: comparison of clinical findings with magnetic resonance imaging documentation of hamstring muscle strains; *American Journal of Sports Medicine;* 31(6): 969–973.

Walther, D.S.: 2000. *Applied Kinesiology: Synopsis. 2nd ed.* Systems DC, Pueblo, CO.

Ward, M.Glasoe, W.M., Yack, H.J., Saltzman, C.L.: 1999. Anatomy and biomechanics of the first ray physical therapy; *Physical Therapy;* 79 (9): 854–859.

Woods, C., Hawkins, R.D., Maltby, S., Hulse, M., Thomas, A., Hodson, A.: 2004. The Football Association Medical Research Programme: an audit of injuries in professional football—analysis of hamstring injuries; *British Journal of Sports Medicine;* 38: 36–41.

Xu, M.D., J.Kochanek, K.D., Murphy, S.L.; Tejada-Vera, B.: 2010. *Deaths: Final Data for 2007;* National Vital Statistics Report; 58(19).

Zanulak, B.T., Ponce, P.L., Straub, S.J., Medvecky, M.J., Avedisian, L., Hewett, T.E.: 2005. Gender comparison of hip muscle activity during single-leg landing; *Journal of Orthopaedic & Sports Physical Therapy;* 35(5): 292–299.

Zazulak, B.T., Hewett, T.E., Reeves, N.P., Goldberg, MD, B., Cholewicki, J.: 2007. Deficits in neuromuscular control of the trunk predict knee injury risk: a prospective biomechanical-epidemiologic study; *The American Journal of Sports Medicine;* 35(7): 1123-1130.